国医名师

脾胃病诊治绝技

主编 谭海彦 冯淬灵 陈斌 周赛男

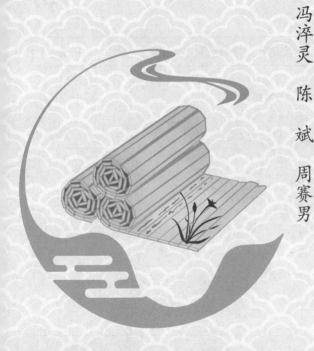

U0302508

科学技术文献出版社
SCIENTIFIC AND TECHNICAL DOCUMENTATION PRESS
·北京·

图书在版编目（CIP）数据

国医名师脾胃病诊治绝技 / 谭海彦等主编. —北京：科学技术文献出版社，
2022.9
ISBN 978-7-5189-8553-1

Ⅰ.①国… Ⅱ.①谭… Ⅲ.①脾胃病—中医治疗法 Ⅳ.① R256.3

中国版本图书馆 CIP 数据核字（2021）第 220489 号

国医名师脾胃病诊治绝技

策划编辑：薛士滨　　责任编辑：刘英杰　张雪峰　　责任校对：张永霞　　责任出版：张志平

出　版　者	科学技术文献出版社	
地　　　址	北京市复兴路15号　邮编 100038	
编　务　部	(010) 58882938，58882087（传真）	
发　行　部	(010) 58882868，58882870（传真）	
邮　购　部	(010) 58882873	
官 方 网 址	www.stdp.com.cn	
发　行　者	科学技术文献出版社发行　全国各地新华书店经销	
印　刷　者	北京时尚印佳彩色印刷有限公司	
版　　　次	2022 年 9 月第 1 版　2022 年 9 月第 1 次印刷	
开　　　本	710×1000　1/16	
字　　　数	303千	
印　　　张	18.75　彩插 2 面	
书　　　号	ISBN 978-7-5189-8553-1	
定　　　价	49.80元	

版权所有　违法必究

购买本社图书，凡字迹不清、缺页、倒页、脱页者，本社发行部负责调换

《国医名师脾胃病诊治绝技》编委会

主　编　谭海彦　湖南中医药大学附属醴陵医院（醴陵市中医院）

　　　　冯淬灵　北京大学人民医院

　　　　陈　斌　湖南中医药大学第一附属医院

　　　　周赛男　湖南中医药大学第一附属医院

副主编　陈建勇　湖南中医药大学附属醴陵医院（醴陵市中医院）

　　　　邓　磊　湖南中医药大学附属醴陵医院（醴陵市中医院）

　　　　郭　武　湖南中医药大学附属醴陵医院（醴陵市中医院）

　　　　廖　沙　湖南中医药大学附属醴陵医院（醴陵市中医院）

　　　　周　萍　湖南中医药大学附属醴陵医院（醴陵市中医院）

主　审　廖立梅　湖南中医药大学附属醴陵医院（醴陵市中医院）

编　委　曾孟晖　湖南中医药大学第一附属医院

　　　　陈思思　湖南中医药大学第一附属医院

　　　　陈祥军　湖南中医药大学附属醴陵医院（醴陵市中医院）

　　　　丁　伟　湖南中医药大学附属醴陵医院（醴陵市中医院）

　　　　杜　珊　湖南中医药大学第一附属医院

　　　　冯婧丽　北京大学人民医院

　　　　郭　杨　湖南中医药大学第一附属医院

　　　　郝若冰　湖南中医药大学第一附属医院

　　　　何文涛　湖南中医药大学附属醴陵医院（醴陵市中医院）

　　　　胡　政　湖南中医药大学附属醴陵医院（醴陵市中医院）

　　　　李冀京　北京大学人民医院

　　　　刘伏春　湖南中医药大学附属醴陵医院（醴陵市中医院）

刘亚倩　北京大学人民医院

刘子情　湖南中医药大学第一附属医院

罗宏茂　湖南中医药大学附属醴陵医院（醴陵市中医院）

马晨曦　北京大学人民医院

孟玉凤　北京大学人民医院

米　芳　北京大学人民医院

闵　璐　北京大学人民医院

彭　杰　湖南中医药大学第一附属医院

彭丽萍　湖南中医药大学附属醴陵医院（醴陵市中医院）

漆　思　湖南中医药大学附属醴陵医院（醴陵市中医院）

石文静　湖南中医药大学第一附属医院

谭　芳　湖南中医药大学附属醴陵医院（醴陵市中医院）

谭年花　湖南中医药大学第一附属医院

滕　然　湖南中医药大学第一附属医院

汪　甜　湖南中医药大学第一附属医院

王　锋　湖南中医药大学附属醴陵医院（醴陵市中医院）

王文华　湖南中医药大学附属醴陵医院（醴陵市中医院）

夏建文　湖南中医药大学附属醴陵医院（醴陵市中医院）

阳一帆　湖南中医药大学附属醴陵医院（醴陵市中医院）

杨倩怡　北京大学人民医院

杨天地　北京大学人民医院

杨婉露　湖南中医药大学附属醴陵医院（醴陵市中医院）

易妙敏　湖南中医药大学附属醴陵医院（醴陵市中医院）

张忠国　北京大学人民医院

赵旭一　北京大学人民医院

周　姝　湖南中医药大学第一附属医院

主编简介

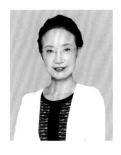

冯淬灵　医学博士，二级教授，主任医师、博士研究生导师、全国名老中医药学专家学术继承人，入选全国优秀中医临床人才计划，北京市中医药管理局重点专科学科带头人、首届北京市东城区名中医、东城区中医传承指导老师。1993—2016年在北京中医药大学东直门医院呼吸科工作，2016年9月调至北京大学人民医院任中医科主任。

主要学术兼职：中华中医药学会肺系病分会副秘书长、世界中医药联合会肺康复专业委员会副会长、中国民族中医药学会热病专业委员会副会长、中国医师协会中西医结合呼吸病专家委员会常委兼副秘书长、中国中西医结合学会呼吸专业委员会常委兼慢阻肺学组副组长、中国民族中医药学会肺系病专业委员会常委兼肺康复学组组长、中国中西医结合学会变态反应专业委员会常委等。

主持科研项目20余项，其中国家重点研发计划1项，国家自然科学基金项目5项。以第一或通讯作者在国内外期刊发表学术论文60余篇。主编科普书籍3部。荣获中国中西医结合学会科技进步二等奖1项。

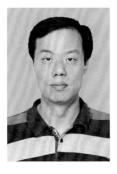

陈　斌　教授，主任医师，博士生导师。国家自然科学基金评审专家，湖南省科技成果奖评审专家。湖南省高层次卫生人才"225"工程学科带头人。主要专业方向为中医药防治肝病的临床与研究，尤其在重型肝炎研究方面有较深的造诣。

主要学术兼职：中国中医药研究促进会肝胆病分会副主任委员、中华中医药学会感染病分会常委、中国中药协会肝病药物研究专业委员会常委、中国中西医结合学会肝病专业委员会委员、中国中西医结合学会传染病专业委员会委员、湖南省中西医结合学会感染病专业委员会副主任委员、亚太肝病联盟湖南省联盟常务理事。

承担国家级科研项目 5 项（含国家自然科学基金面上项目 1 项），承担和参加省部级科研项目 15 项，参与中药新药研制 1 个，负责中药新药的临床研究项目 2 项，获国家发明专利和外观专利各 1 项，获省部级科技成果及进步奖各 4 项，发表学术论文 60 余篇。

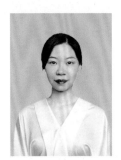

周赛男 医学博士，副主任医师，硕士研究生导师，湖南省重点专科——脾胃病科学术继承人。从事脾胃（消化内科）及消化内镜临床工作十余年，长期工作在临床、教学和科研的第一线，深入研究《伤寒论》等中医经典，擅长以经方辨治消化系统疾病。

兼任中国中西医结合学会消化系统疾病专委会GERD 专家委员会委员、中国研究型医院学会中西医整合脾胃消化病专业委员会委员、中国中西医结合学会虚证与老年医学专业委员会青年委员、湖南省中医药和中西医结合学会消化系统疾病专业委员会委员、中国民族医药学会神志病分会理事。

主持及参与国家、省部及厅局级课题 10 余项，获得湖南省科学技术进步奖三等奖 1 项，湖南省中医药科技进步奖二等奖、三等奖各 1 项，2018年带领科室团队获得全国中医住培教学查房竞赛二等奖。以第一作者在国家级、省级医学刊物发表论文 15 篇，参编医学著作 3 部。

《中华人民共和国中医药法》迎来了自 2017 年 7 月 1 日起正式实施的五周年，正值千古以来未有之中医药传承创新发展天时、地利、人和兼具的历史机遇期。在中医药抗疫、临床、教育、科研、生产、科普、改革等各领域和各优势病种之中，如何遵循规律、传承精华、守正创新，特别是如何在基层发挥中医药特色优势以维护人民群众健康，是新时代中医人应有的历史使命和责任担当。国家中医药管理局第四批全国中医临床优秀人才、湖南省醴陵市中医院院长谭海彦主任医师及其学术团队所编写的《国医名师脾胃病诊治绝技》，就是奉命履责的生动实践。

纵观古今，数千年来中医药源远流长、根深叶茂、普救含灵、惠泽群生，古代、近代、当代医家读书临证、溯本求源、上下求索、融会新知、学以致用，留下了宝贵的"理、法、方、药"的诊疗经验。古人云："世无难治之病，有不善治之医；药无难代之品，有不善代之人。"医者基础理论扎实，临床经验丰富，可依古训而不落窠臼，传经验之方以融会贯通，临证中方能见微知著、取之不竭。一名真正的中医医师必须熟谙经典、勤于临证，以中医经典理论为指导临证思辨，熟四诊合参、明病性病位、辨病因病机、定治则治法、知组方用药。

《国医名师脾胃病诊治绝技》，遴选诸多中医名家关于脾胃病及其兼变病证的临床诊治验案，中西互参。论病证，明辨治；选医案，示实例；列验方，知组方用药。然后，引经据典加按语以明晰诊疗思路。通观全书，贵在从临床实践中总结、提炼而来，折衷诸家、举纲提要、井然有序，致辨治之要蕴于其中矣。所载验方均有详尽的配伍剂量，且参以临证经验。实用、管用、好用，既可供读者学习中医理法方药，亦可从中医名家对脾胃病的辨证论治中学习常见病、难治病的诊疗思路与方法。因此，《国医名师脾胃病诊治绝技》堪称中医药求知者和中医师，特别是基层中医工作者的临床参考书。

有感于吾徒谭海彦及其团队在中医临床一线为基层百姓解除疾病痛苦，励志传承弘扬中医，虚心求真、勤求博采、团结奋进，所为初成，爱为之序。

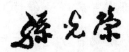

【序言作者】孙光荣，北京中医药大学教授。第二届国医大师，第五届中央保健专家组成员，首届全国中医药杰出贡献奖获得者，首届中国中医科学院执行学部委员，国家中医药管理局全国中医临床优秀人才中医药经典培训班班主任。

前言

中医延绵数千载，根深叶茂，博大精深。医者于临床，或异病而同施，或同病而异治，察其旨趣稍殊，方药治法迥异，皆各有其所精。或因师承不同，或因学悟有异，中医学说纷呈，流派林立，百花争艳，交相辉映。

数千年来，无数能人志士，驻足岐黄之道，悬壶济世于天下，普救含灵于水火，著书立说，留下璀璨明珠以启后。业界前辈学验俱丰，毕生精力倾注杏林，欲提明灯于暗室，欲昭梯航于后昆，拳拳之心，后辈颇为感怀，传承守正，时不我待！

中医复兴几经曲折，时过境迁，盛世开来，临丰履泰之际，适值中医复兴之机，吾辈常思守正创新，为中医药文化传承以尽绵薄之力。机缘正当，现就脾胃肝胆系统诸疾，采撷当代诸多国医名师临床之验案，以病为纲，先总后分，中西互参。先总论其中医学术渊源与发展，再例其病因病机，提领挈纲以知疾病之所生，陈国医名师辨治之概要于其中，述疾病临床相关研究之进展，举国医名师主要学术思想于其后，再分章述诸多国医名师于食管、胃、小肠、大肠、肝、胰胆、腹膜等疾病之验案。于一病之中，先论其病以助读者明其临床诊断，述其源流、病因病机以知其病之渊源，案例之下示辨治之法则，录国医名师临床之验方秘方，或数病而方同，以病因病机为类常，或一病而数方，以尽各师辨治之细详，再添按语于其后，引经据典加以剖析，传承国医名师学术思想以启后贤。书中层次可观，纲举而目张，内容深入浅出，适合各阶段中医学者学习，服务验证于临床，读者可觅其径而循其源，开卷之际，犹如国医名师亲临授教于目前，传其道、授其业、解其惑。

中医生命力在于临床，凡名医大家，无一不是在继承前人理论与经验基础之上而成一代宗师。学有所思，思有所悟，研读医案亦不失学医之门径，况有名师指路，早到家山。

书虽以成，全藉众人之功，于此一一深表谢意！然书不尽言，言不尽意，仁者见仁，智者见智，读者于此若能开卷而获益，得意而忘言，亦是我等之幸事也！限于鄙者学识粗浅，书中内容尚需日臻完善，希望业界同人及广大读者，读后不吝赐教。

书于瓷城醴陵

目录

第一章 脾胃肝胆系学术理论的起源与发展

脾胃肝胆系统疾病早在《黄帝内经》等中医经典著作中就论述颇多、内容详细，其中《黄帝内经》有关于"黄疸""鼓胀"等诸多疾病病名的记载及论述，为后世医学在这方面的发展奠定了基础。随着历史的变迁，脾胃肝胆系统疾病的理论及治法亦日趋丰富，现浅梳于下。

《黄帝内经》非常重视脾胃肝胆的功能，书中有诸多脾胃肝胆相关论述的文献记载。脾、胃二者之间的关系极为密切，《素问·太阴阳明论》有"太阴阳明为表里""脾与胃以膜相连""四肢皆禀气于胃而不得至经，必因于脾乃得禀也"，又《素问·厥论》云"脾主为胃行其津液"，脾胃同居中焦，以膜相连，经络互为络属，二者关系极为密切。

《黄帝内经·灵枢》玉版中就有言"人之所受气者，谷也，谷之所注者，胃也。胃者，水谷气血之海也"，人禀谷气而生，气血生化于胃，"五脏皆得胃气，乃能通利"，《素问·阴阳应象大论》有"谷气通于脾"，《素问·灵兰秘典论》有"脾胃者，仓廪之官，五味出焉"。可见，脾胃在饮食水谷的消化吸收过程中起着重要的作用，为气血生化之源。人出生之后，生命活动的继续、气血津液的化生，以及后天五脏的濡养通利均离不开脾胃的作用。脾胃还联系着人体的五脏六腑、四肢、九窍、百骸，如《素问·经脉别论》篇有云"食气入胃，散精于肝，淫气于筋。食气入胃，浊气归心，淫精于脉；脉气流经，经气归于肺，肺朝百脉……饮入于胃，游溢精气，上输于脾；脾气散精，上归于肺；通调水道，下输膀胱。"《素问·通评虚实论》有"头痛耳鸣，九窍不利，肠胃之所生也"，所以顾护好中焦脾胃尤为重要，脾胃之气在，则中气有，水谷精微则生化有源，脉道得充，五脏得养，不可不晓。故《素问·平人气象论》有"平人之常气禀于胃，胃者平人之常气也，人无胃气曰逆，逆者死""人以水谷为本，故人绝水谷则死，脉无胃气亦死"。

不仅如此，脾、胃在气机的升降方面常常相互影响，脾、胃居中，脾升而胃降，脾气上升，将运化吸收的水谷精微物质及津液向上输布，有利于胃气的通降，而胃的通降可将受纳之水谷及食物残渣通降于下，有利于脾气更好地升发，若二者气机失调则病变出矣，如《素问·阴阳应象大论》云："清气在下，则生飧泄，浊气在上，则生䐜胀"。

前文已言明脾胃的重要作用，其实在经典中肝胆与脾胃之间的关系亦十分的密切，在《灵枢·经脉》中足厥阴肝之脉有"挟胃，属肝络胆"，胆足少阳之脉"以下胸中，贯膈，络肝属胆"，《灵枢·四时气》有"邪在胆，逆在胃，胆液泄则口苦，胃气逆则呕苦"，《素问·六节藏象论》有"凡十一脏取决于胆也"，可见肝、胃、胆在临床之中关系极为密切。

《黄帝内经》中亦记载了很多脾胃肝胆方面的病证，如在《藏气法时论》中就详细记载了五脏之病，"脾病者，身重，善肌肉痿，足不收，行善瘛，脚下痛；虚则腹满肠鸣，飧泄食不化""肝病者，两胁下痛引少腹，令人善怒；虚则无所见，耳无所闻，善恐，如人将捕之"。这些都是古人临床智慧的高度结晶，今天依旧有效地指导着临床的辨证论治。在《素问·五藏生成》中有"人卧，血归于肝""肝受血而能视，足受血而能步，掌受血而能握，指受血而能摄"。可见，血归于肝有利于眼睛视物等功能的发挥。"怒则气上"，气上在临床之中往往伴随血的逆上而引发诸多病证，如《素问·调经论》云："血之与气，并走于上，则为大厥，厥则暴死，气复反则生，不反则死。"诸多例子皆可表明早在《黄帝内经》时期关于脾胃肝胆系疾病的论述就已极为丰富，这对后世医学的发展产生了深远的影响。在《难经》中针对脾胃肝胆亦有诸多论述，如《难经·十五难》曰："胃者，水谷之海也，主禀四时，皆以胃气为本，是为四时之变病，死生之要会也。"此论与《黄帝内经》中关于胃的作用，意义相一致，突出强调胃及胃气在人生命活动中的重要地位；《难经·十六难》有"假令得肝脉，其外证：善洁，面青，善怒；其内证：脐左有动气，按之牢若痛；其病：四肢满闭，淋溲便难，转筋，有是者肝也""假令得脾脉，其外证：面黄，善噫，善思，善味；其内证：当脐有动气，按之牢若痛，其病：腹胀满，食不消，体重节痛，怠惰嗜卧，四肢不收，有是者脾也"。这是脉与证二者相统一的论述，参之更加有利于临床辨证。

东汉张仲景的《伤寒杂病论》中亦有诸多脾胃肝胆系疾病的论述及治疗，其伤寒六经辨治及方药在今天的临床依旧有着举足轻重的作用。另外，《伤寒论》中太阴病篇和阳明病篇的诸多方药也皆可治疗脾胃肝胆系疾病，其中，针对阳明腑实证用大承气汤等方，对太阴虚寒证用四逆辈方，书中六经病变均可伴有下利，厥阴病中针对肠道蛔虫的治疗用乌梅丸主之，而乌梅丸亦可主久痢等。《金匮要略》中的脏腑经络先后病脉证提出"见肝之病，知肝传脾，当先实脾"的上工治未病的思想，这对临床肝脾方面疾病的论治具有重要的指导意义，且《金匮要略》中设立的黄疸病专篇提出"黄家所得，从湿得之"的病因观，以及"诸病黄家，但利其小便"的治疗原则。《伤寒论》《金匮要略》中针对发黄的论治，内容十分丰富，归纳起来大致可分为：汗法可用麻黄连翘赤小豆汤，和法可用小柴胡汤，利法可用茵陈蒿汤，温法可用茵陈五苓散，下法可用大黄硝石汤，清法可用栀子柏皮汤，消法可用硝石矾石散，补法可用小建中汤。仲景关于发黄的论治至今仍然有效地指导着临床的治疗，其可谓垂医道以津梁！

唐代孙思邈的《千金要方》之中，设立了脾胃肝胆专卷来系统论述相关脏腑脉候、疾病虚实、临床方药论治等诸多内容，收集并整理归类了唐代以前关于脾胃肝胆方面的诸多重要经典论述，所论在前，其治在后，便于后世学者传承研习，书中将癥瘕积聚类疾病放置于肝脏病中来讨论，意义深远。唐代王焘的《外台秘要》收集和整理了唐代以前诸多的医学论述，在脾胃肝胆等疾病的论治方面亦十分丰富，对研究脾胃肝胆疾病有着重要的意义，如《外台秘要·心痛方》中有"足阳明为胃之经，气虚逆乘心而痛，其状腹胀归于心而痛甚，谓之胃心痛也"，这里的心痛亦可指胃痛。

宋代官方刊印的《圣济总录》亦是分卷别门来论述肝胆脾胃系疾病，书中有按五脏六腑来分述不同疾病的诸多论述，如分脾脏门、胃病门、肝脏门、胆门等，卷六十的黄病门下分黄疸、急黄、阴黄、酒疸、谷疸、胃疸、黑疸、女劳疸来进行论述，并且收集了唐代以前诸多前贤之要方分列于后，学者一览便知。书中的泄痢门论述亦极其丰富，分为水泻、濡泻、飧泄、冷痢、热痢、血痢等，涵盖了当今胃肠道不适而引起腹泻的诸多病证。

至金元时期，医学百家争鸣，李东垣在《黄帝内经》等经典著作的基础上，结合自身的临床实践撰写出了《脾胃论》一书，书中强调脾胃为人体元气之本，重视内因在病变中的作用，因外感与内伤等疾病与人体气虚关系极为密切，李东垣注重脾胃内伤论，提出"内伤脾胃，百病由生"的论点，脾胃一伤则人体元气亦伤，其他四脏之虚实补泻，要考虑中焦脾胃，书中突出脾胃为人体气机升降的枢纽，创制了诸多至今临床仍有效的验方，如补中益气汤等，其在《兰室秘藏》中立"胃脘痛"一门，从病证、病因、病机及治法的角度，将"胃脘痛"与"心痛"相区分，使胃脘痛成为独立的病证。金元时期的朱丹溪在《格致余论》中提出"司疏泄者肝也"的论述，对后世中医学的发展产生了深远影响。书中针对鼓胀一病，其论有云："此病之起，或三五年，或十余年，根深矣，势笃矣，欲求速效，自求祸耳"，此论非常契合当今临床中肝硬化腹腔积液等疾病的实际情况。针对其病机《丹溪心法》中有云："今七情内伤，六淫外侵，饮食不节，房劳致虚……遂成胀满。经曰鼓胀是也"，可见鼓胀与七情、六淫、饮食、房劳等因素密切相关，积聚的成因主要责之于"瘀血""痰浊""食积"三个方面，针对临床胁痛一症，其认为有气郁、食滞、瘀血等为病因，其在《丹溪心法》中论云"有气郁而胸胁痛者，看其脉沉涩，当作郁治。痛而不得伸舒者，蜜丸龙荟丸最快。胁下有食积一条杠起，用吴茱萸、炒黄连，控涎丹，一身气痛，及胁痛，痰夹死血，桃仁泥，丸服"。书中对泄泻一病提出"泄泻有湿、火、气虚、痰积"的情况，对腹痛提出"初得时，元气未虚，必推荡之，此通因通用之法。久必难。壮实与初病，宜下。虚弱衰与久病，宜升之消之"之治，可见书中针对脾胃肝胆方面疾病的论治十分广泛且具体。

明代诸多医家在脾胃肝胆疾病的论治中颇有建树，如明代张介宾在《景岳全书》中对鼓胀与蛊胀从症状上做了区分，其云："单腹胀者名为鼓胀，以外虽坚满而中空无物，其象如鼓，故名鼓胀，又或以血气结聚，不可解散，其毒如蛊，亦名蛊胀，且肢体无恙，胀惟在腹，故又名为单腹胀。"其对噎膈一病的治疗提倡"凡治噎膈大法，当以脾肾为主"的论述，对于泄泻的治疗，提出分利之法，其云"凡泄泻之病，多由水谷不分，故以利水为上策"，其认为"泄泻之本，无不由于脾胃"。对于黄疸一病，提出"胆黄"的病名，已认识到了黄疸病的发生与胆关系密切，其云"胆伤则胆气败，而胆液泄，故为此证"，针对胁痛一症其提出"内伤胁痛者十居八九，外感胁痛则间有之耳"。张介宾在《景岳全书·呃逆》中有"呃之大要，亦惟三者而已，一曰寒呃，二曰热呃，三曰虚脱之呃"，其论往往提纲挈领。明代李中梓《医宗必读·水肿胀满》中亦云："在病名有鼓胀与蛊胀之殊。鼓胀者，中空无物，腹皮绷急，多属于气也。蛊胀者，中实有物，腹形充大，非虫即血也"，将鼓胀与蛊胀在症状上进行了区分。针对泄泻其论有"无湿不成泻"之说并在《医宗必读·泄泻》中提出了"治泻九法"，用淡渗、升提、清凉、疏利、甘缓、酸收、燥脾、温肾、固涩之法以疗泄泻，可谓高屋建瓴，对后世影响深远。

清代叶天士的《临证指南医案》亦有诸多关于脾胃肝胆疾病的论治，所涉疾病颇多，如脾胃病、积聚、吐蛔、肠痹、便闭、疸、痢、便血等。书中有云："总之脾胃之病，虚实寒热，宜燥宜润，固当详辨，其于升降二字，尤为紧要"，在对"胃脘痛"的论述中，其云"夫痛则不通，通字须究气血阴阳，便是看诊要旨意"，又云"初病在经，久痛入络，以经主气，络主血，则可知其治气治血之当然也，凡气既久阻，血亦应病，循行之脉络自痹，而辛香理气，辛柔和血之法，实为对待必然之理"，此论在脾胃病的论治中可谓高屋建瓴，启悟童蒙，书中论治的内容十分丰富，针对临床呕吐一症提出"泻肝安胃"之纲领，对噎膈一病提出"脘管窄隘"的病机，其在脾胃等病的治疗医案中，对刘河间、李东垣等医家的学术思想有继承和发展，并且叶氏提出"养胃阴""肝为刚脏"等学说对脾胃肝胆疾病的中医学论治产生了深远的影响。

清代王旭高《西溪书屋夜话录》可谓论述肝病的专著，其认为"肝气、肝风、肝火，三者同出而异名"书中将肝病分肝风、肝气、肝火三大类，对肝病的论治提出诸多治法，如疏肝、缓肝、抑肝、养肝、温肝、化肝等，提出"肝病最杂而治法最广"的论断。

新中国成立以后，现代医学的逐步发展，将脾胃肝胆系疾病从生理、病理、免疫、微生物、基因层面来进行了更加细致的微观研究，这丰富了脾胃肝胆系疾病的临床治疗，扩大了中医药学在这一领域的论治范围。当今主流中医界，全国中医药高等教育"十三五"中医内科学规划教材，从中医的角度将脾胃肝胆系疾病分章进行论述，针对脾胃系疾病，主要从胃痛、胃痞、呕吐、噎膈、呃逆、腹痛、泄泻、痢疾、便秘等几部分来进行论述；并将肝胆系疾病主要分胁痛、黄疸、积证、聚证、鼓胀、瘿病、疟疾等部分来进行论述，每一疾病均包含了疾病的历史源流、病因病机、诊断及鉴别、辨治及方药等内容。继承融合、创新发展，促进中医学的不断进步。

（谭海彦　王文华　罗宏茂）

第二章　病因病机

脾胃肝胆系所涉疾病颇多，病证十分复杂，或虚或实，各证之间往往亦可以相互兼夹或转化，所涉的病因病机颇多。现就脾胃肝胆系疾病的病因病机概述如下。

一、外感六淫邪气

风、寒、暑、湿等外邪侵入人体，常引起脏腑气血失和，脾胃气机升降失常而为病。外感风邪入侵，留滞不去，可发为腹泻之疾，如《素问·生气通天论》有云："因于露风，乃生寒热，是以春伤于风，邪气留连，乃为洞泄。"《素问·阴阳应象大论》云："春伤于风，夏生飧泄。"若腹中寒邪重，则胃痛、腹痛之症明显，因寒主收引，使肠胃气血凝滞不通，寒凝气滞，脉络绌急，正所谓"不通则痛"也，如《素问·举痛论》云："寒气客于肠胃之间，膜原之下，血不得散，小络急引，故痛。"《素问·举痛论》亦云："寒气客于小肠，小肠不得成聚，故后泄腹痛矣。"湿邪重也会引起肠胃功能失调，而发生病变，如《素问·阴阳应象大论》有"湿盛则濡泄"，体内湿气重，气机运行不畅，肝胆疏泄失常，胆汁外溢，临床常可见黄疸诸疾，故《金匮要略·黄疸病脉证并治》指出"黄家所得，从湿得之"，而外感暑热或湿热之邪内侵则壅滞胃肠气机，而使肠道传导失职，气不得通亦可发生诸多病症，书中痢疾为病与肠胃湿热邪气关系密切。如《景岳全书·痢疾》云："痢疾之病，多病于夏秋之交，古法相传，皆谓炎暑大行，相火司令，酷热之毒蓄积为痢。"《医碥·痢》所云："不论何脏腑之湿热，皆得以入肠胃，以胃为中土，主容受而传之肠也。"《素问·至真要大论》提出："暴注下迫，皆属于热。"可见，外感六淫邪气在脾胃肝胆疾病的发生发展过程中影响巨大，《医学入门》中有关于泄泻的记载"凡泻皆兼湿，初宜分理中焦，渗利下焦。久则升提，必滑脱不禁，然后用药涩之，其间有风胜兼以解表，寒胜兼以温中，滑脱涩住，虚弱补益，食积消导，湿则淡渗，陷则升举，随证变用，又不拘于次序，与痢大同"，泄泻一疾跟风、寒、湿等邪气关系密切，其他诸多疾病亦不言而喻。

二、内伤饮食

五味过极，嗜食肥甘厚腻，以酒为浆，饮食不洁，寒热失调，皆可损伤脾胃，而致脾胃肝胆气机升降失调，变证见矣！如《医学正传》中云："致病之由，多由纵恣口腹，喜好辛酸，恣饮热酒煎煿，复餐寒凉生冷，朝伤暮损，日积月深……"宿食积滞胃脘不去，郁而化热，内生湿热，壅滞中焦气机，气机升降失调，发为胃痛、痞满、黄疸、痢疾等诸疾。如在《三因极一病证方论·九痛叙论》中有云："饮食劳逸，触忤非类，使脏气不平，痞隔于中，食饮遁注，变乱肠胃，发为疼痛。"若饮食失节、寒热失调、气机不畅，临床可见痞证，如《兰室秘藏》中有云："或多食寒凉及脾胃久虚之人，胃中寒则胀满，或脏寒生满病"，又云"亦有膏粱之人，湿热郁于内而成胀满者"。若饮食失节，伤及脾胃，又可致痢，《景岳全书》中云："因热贪凉者，人之常事也，过食生冷，所以致痢"。《圣济总录》有"大率多因酒食过度，水谷相并，积于脾胃，复为风湿所搏，热气郁蒸，所以发为黄疸。"若生活中饮食不洁，肠虫滋生，阻滞肠腑，气机不畅可见不通则痛，如临床中的蛔虫病，就与饮食不洁关系极为密切。可见，恣足口欲、嗜食肥甘厚腻、贪饮酒浆、饮食不洁等可使脾胃运化失司、气机升降失常，而变见诸病。

三、情志失调

五脏皆藏神，情志失调，可伤及五脏。恼怒忧思过度，损伤肝脾，肝主疏泄，怒伤肝而致肝疏泄失常，肝木克脾胃，胃脾失其健运，致胃失和降，脾失升清，临床中可见胃痛、腹泻、黄疸、痞闷等疾。《沈氏尊生书》有"胃痛，邪干胃脘病也……惟肝气相乘为尤甚，以木性暴，且正克也"，可见，胃痛与肝关系密切。若情志不遂，肝失疏泄，逆而乘脾胃，脾胃升降失常，气机不畅，可发为痞满。如《景岳全书·痞满》中言"怒气暴伤，肝气未平而痞"，而情志失调，脾胃失其健运，胃失和降，气机逆上，又可见呕吐之症"。又如《景岳全书》中"气逆作呕者，多因郁怒，致动肝气，胃受肝邪，所以作呕"。《血证论·脏腑病机论》云："木之性主于疏泄，食气入胃，全赖肝木之气以疏泄之，而水谷乃化。设肝之清阳不升，则不能疏泄水谷，渗泄中满之证，在所不免。"若抑郁恼怒，肝气不舒，横逆犯脾，水谷精微物质下流，临床可见泄泻诸疾，如《景岳全书·泄泻》有"凡遇怒气便作泄泻者，必先以怒时夹食，致伤脾胃。"若气滞日久，脾胃失常，水湿凝聚生痰，气滞又可见血瘀之证，或若瘀在胃络，则可见胃痛，如《临证指南医案》中有"胃痛久而屡发，必有凝痰聚瘀"。若情志失调、肝气郁结、气机阻滞，或忧思伤脾、脾失健运而生痰湿凝聚，可致气滞血瘀、络脉痹阻，腹中癥瘕痞块可见。总之，情志失调与脾胃肝胆之疾的发生发展关系极为密切，临床中针对肝胆脾胃之疾常配合情志疏导，往往疗效事半功倍！

四、禀赋不足、素体虚弱，久病体虚、劳倦内伤

脾胃为后天之本，仓廪之官，为气血生化之源。久病体虚、气血不足可致五脏失养，若因久病体虚而伤阳，中焦虚寒丛生，脾胃失其温养，经脉失于温煦，可出现不通则痛、不荣则痛，继而引发腹部疼痛、腹胀、呕吐、痞闷等病。《古今医统大全·呕吐哕门》谓："久病而吐者，胃气虚不纳谷也。"《普济方·虚劳心腹痞满》云："夫虚劳之人，气弱血虚，荣卫不足，复为寒邪所乘，食饮入胃，不能消化，停积于内，故中气痞塞，胃胀不通，故心腹痞满也。"禀赋不足、素体虚弱，久病体虚、劳倦内伤皆可致肾阳不足，肾司二便，临床之中常可见腹泻之疾，如《景岳全书·泄泻》曰："肾为胃关，开窍于二阴，所以二便之开闭，皆肾脏之所主，今肾中阳气不足，则命门火衰，而阴寒独盛，故于子丑五更之后，当阳气未复，阴气盛极之时，即令人洞泄不止也。"若先天禀赋不足，素体脾胃虚弱，水谷精微、水湿运化代谢失常，痰湿内生，瘀血凝滞，癥瘕积聚证见。病久伤及肝伤肾，肝失疏泄，日久化火伤阴，阴伤则脾胃失其濡养，又可见受纳腐熟无权，中焦气机失调，脾胃诸疾可见。劳欲久病，精血亏虚，久病及肾，水不涵木，肝阴不足，肝失所养，血虚不能养肝，络脉拘急而痛，故《金匮翼·胁痛统论》谓："肝虚者，肝阴虚也。阴虚则脉细急，肝之脉贯膈布胁肋，阴血燥则经脉失养而痛。"《景岳全书·胁痛》云："凡房劳过度，肾虚羸弱之人，多有胸胁间隐隐作痛，此肝肾精虚。"可见，诸多脾胃肝胆之疾与禀赋不足、素体虚弱、久病体虚、劳倦内伤关系密切。

五、砂石、虫体等因素所致

饮食偏嗜，嗜食肥甘，脾失健运，湿热从生，内结于胆；或情志不畅，肝失疏泄，胆汁淤积；或体质差异，服药不当，药物代谢沉积于局部，日久

而成肝胆结石。胆为"中精之府",内藏胆汁,临床中若有形结石阻滞胆道,气机不利,气血运行受阻,不通则痛,临床中常可见胁痛等症;若结石阻滞,肝胆疏泄失常,胆汁外溢,临床中又可见黄疸。若饮食失洁,内生蛔虫,蛔虫扰动亦可致病,局部气机不畅可见腹痛之症,蛔虫日久,又可致脾胃虚弱,变症诸多,或皮肤接触疫水,感染血吸虫幼虫,而致血吸虫病,急性期可见肝大、肝区疼痛,慢性期可见肝脾大,晚期可见肝硬化,后果严重。《诸病源候论·水蛊》云:"此由水毒气结聚于内,令腹渐大……名水蛊也。"所以砂石、虫体等致病因素在脾胃肝胆疾病中不可忽视。

六、物理、药毒损伤,腹部手术

物理、药毒损伤,如临床放化疗,虽可治病,但亦损伤人体正气,正气一虚,可致邪气来犯,临床患者在接受放化疗后会出现身体不适等情况,如呕吐、腹泻、腹痛等;腹部手术,可致血脉受损,血溢脉外,形成瘀血;手术后若脏器粘连,可使经络气血不畅,临床又可见不通则痛的情况。

(谭海彦　王文华　罗宏茂)

第三章　辨治概要

临床上，脾胃肝胆系疾病可以寒热错杂、相互影响、相互转化、虚中夹实。其临床辨证之时往往需要注意各脏腑间的疾病转化及临床病机的演变，治疗时需考虑脾胃肝胆的生理功能特点，分清主次，灵活辨治。

脾胃为后天之本，同位于中焦，为气血生化之源，人体的五脏六腑、四肢、九窍、百骸皆赖脾胃生化的水谷精微物质所养。其中，脾胃的生理功能特性主要表现为脾主运化，运化水谷精微之物及水液，脾主统血，主升清，输布水谷精微物质于上，并且维持人体内脏的相对位置，其喜燥而恶湿；胃主受纳、腐熟水谷，其用以通降为顺，喜润恶燥。脾胃互为表里，气机升降相因，二者共同协调完成水谷的受纳、运化、输布、升降、统摄等功能。而肝胆的主要生理功能特性表现为肝主疏泄，使人体气血条达、促进脾胃的运化，有助胆汁分泌，调畅人身情志，其为刚脏而恶抑郁，肝主藏血，有贮藏、调节血量和防止出血的功能。肝与胆互为表里，胆内藏"精汁"，贮存和排泄胆汁，主决断。在了解脏腑生理功能后，有助于理解脾胃肝胆系统疾病的病机，从而更好地知晓疾病，有助于临床的治疗。

反流性食管炎、反流性胃炎，其病可属中医学中的"胃痛""反酸""嗳气""嘈杂"等范畴，主要由脾胃升降功能失常、肝气犯胃、胃气上逆等原因所致，其治可予疏肝清热、和胃降气、养阴祛湿之法。贲门失弛缓症、食管癌属于中医学中"噎膈"等病范畴，其治将"降法"贯穿治疗始终且需顾护脾胃、疏肝理气，病情严重者尚需养血滋阴、祛痰活血通络，扶正祛邪相兼顾。慢性萎缩性胃炎、慢性浅表性胃炎、胆汁反流性胃炎可将其归属于中医学"痞满""胃脘痛""胃痞""嘈杂""心痛"等范畴，病因多为感受外邪、内伤饮食、情志失调、脾胃亏虚等，病位在胃，与肝脾关系密切，其治可从益气养阴、健脾益胃、疏肝利胆、化瘀清热、祛痰降气等角度来考虑。门脉高压性胃病，病位主要涉及肝、脾、胃三脏腑，气滞血瘀、寒热错杂、湿浊内蕴、阴虚是该病的基本病机，其治不离疏肝活血、化瘀通络养阴等法，急性期出血宜循"急则治其标"的原则，以止血为主，如清代唐容川《血证论·吐血》治血四法所言："惟以止血为第一要法；血止之后，其离经而未吐出者，是为瘀血……故以消瘀为第二法；止吐消瘀之后，又恐血再潮动，则需用药安之，故以宁血为第三法；去血既多，阴无有不虚者矣……故又以补虚为收功之法。"以上四法亦合溃疡性出血之治。现代医学中的残胃炎、功能性消化不良等病，可归属于中医"纳差""痞"的范畴，其治可疏肝健脾、理气和胃，以恢复脾胃主运化的功能。针对胃癌的治疗，扶正祛邪二者需兼顾，胃下垂一病或补气健脾，方选补中益气汤加减，或用疏肝理气、化湿和胃之法，补中寓升，升中有降，其治，不离恢复脾胃之气机。

　　第八章中的十二指肠溃疡病发病率高，病程长，单纯西药治疗较快，但易复发，书中李教授从浊毒理论来论治可谓别开生面，针对溃疡，制酸、敛疮、止痛之法亦为临床常用之治。有关嗜酸性粒细胞性胃肠炎一病，其病位在胃肠，与肝胃相关，可波及肺，其治法为疏肝健脾兼以肃肺。针对急性坏死性小肠炎，可以热毒壅盛，肠络伤腐来辨，以通腑泄热，解毒和络为法。临床中肠梗阻是外科常见的四大急腹症之一，属于中医学"肠结""关格""腹痛"等范畴，治疗本病，应以"通"字立法，故以"通则不痛"为原则，临床辨证，热者寒之亦通、寒者热之亦通、虚则补之亦通、实则泄之亦通。

　　第九章中的溃疡性结肠炎一病，在中医古籍中常被划分在"泄泻""下利""痢疾""肠澼""肠风""脏毒"等病来进行论述，书中田德禄教授从肝郁脾虚，湿热内蕴的角度治以健脾疏肝，清热燥湿。创"愈疡灵"之方，药用生黄芪、连翘、赤白芍、败酱草、炒薏苡仁、焦三仙来治疗本病，临床疗效可。此病还可以从脾阳虚寒或伤寒六经辨治的厥阴热利角度进行辨治。有关克罗恩病，国医大师王琦教授从"脾胃外感"的角度来论治，自拟连梅清肠汤，药用乌梅、黄连、生薏苡仁、淡附子、败酱草、红藤、莪术、金银花、砂仁、生甘草等药为主，治疗本病颇有意味。危北海教授则从脾虚肝郁、湿热内蕴来辨。刘沈林教授则从脾阳不振，夹有积滞，气机不畅，虚实寒热错杂来考虑。针对细菌性痢疾一病，或行逆流挽舟之法或从湿热积滞来治，痢疾日久，还需考虑脾肾阳虚，临床随证治之。对肠结核、放射性肠炎的治疗，书中其治以健脾胃为要，随证治之，若肠道气血运行不畅、肠络瘀血阻滞则可见腹痛；肠络血瘀、血溢脉外又可见便血；肠道气血失和、大肠传导失司可见泄泻，故针对缺血性结肠炎一病，王小奇教授自拟肠络通方，药用丹参、当归、三七粉、川芎、红花、鸡血藤、仙鹤草、赤芍、白芍、延胡索、陈皮、广木香来治疗，临床将缺血性结肠炎分为脾虚湿阻、肝郁脾虚、肠道湿热、脾胃虚寒、阴虚津亏5个证型来辨证施治。对于肠易激综合征，各位国医名师或以"心胃相关"理论来强调心在该病中的重要作用，或以"血三脏"理论为基础、五脏为切入点来进行论治，或以风、肝郁脾虚肠寒、三焦水液代谢失司、毒浊理论、七情辨证角度等来论治，可谓别开生面。功能性便秘属中医学"便秘"范畴，其治可从热结、气滞、冷积、气虚、血虚、阴虚、阳虚等方面来辨证施治，强调"通腑为第一要义"。

第十章中的病毒性肝炎、酒精性肝炎、自身免疫性肝炎，书中中医辨证论治不离调和肝脾为要，其治或兼清湿热而解毒，或兼活血而养阴等，对酒精性肝病、脂肪肝、肝硬化等病，其治需疏肝健脾胃，行气化痰通络，若肝硬化合并有水肿，则还需行气利水，若合并有上消化道出血，则又当以止血为急，止血之中不仅收敛止血，期间还可用活血药以消离经之血。肝性脑病在中医古籍中无此病名记载，而一般将其归属于"肝厥""厥逆""昏厥"等范畴，中医认为肝性脑病的病机特点为本虚标实：本虚多为脾气亏虚、肝肾阴虚，故在治疗时予以健脾益气以化痰浊、滋补肝肾以平肝亢；标实多属痰蒙神窍、痰郁化热、瘀阻脉络，治疗多以芳香豁痰、清热解毒祛湿、活血化瘀为法，书中肝癌之治或清热利湿、活血解毒，或扶正祛邪，或健脾利水、化瘀解毒，或补益脾肾、化瘀软坚、清热解毒而随证治之。书中针对肝衰竭一病，其治体现清热解毒利湿、凉血化瘀通下之法。

第十一章中的急性胰腺炎西医治疗以禁食、抑酸、抑酶及补液治疗为主，中医辨证后若为少阳阳明合病，方可选大柴胡汤加减，若瘀热互结腑气不通，方可选桃核承气汤合小承气汤加减来治。针对慢性胰腺炎的治疗，宜疏肝理气、调和肝脾、泻火除湿、活血散结。胰腺癌可属于"腹痛""黄疸""癥积""积聚"等范畴，书中蒋士卿教授从积聚来论治，若患者辨证属气血亏虚、痰瘀互结，其法为健脾和胃以养气血，清热利湿，解毒散瘀，并随病情变化而随证治之；周维顺教授则从疏肝解郁、清热解毒的角度，方选柴胡疏肝散加减来治。临床胆石症常表现为腹痛、恶心、呕吐、寒战、高热等症状，其治可从少阳阳明的角度来考虑，治宜疏肝利胆清热、通腑下气止痛，书中周健雄教授自拟三金胆道排石汤加减治之，临床疗效可。对于原发性胆汁性胆管炎的治疗，书中张玮教授认为"气虚血瘀"是病机关键，其治应重视"肝气虚，肝瘀血"等因素，采用"补虚化瘀法"来治疗。针对肝内胆管癌一病，通过对徐振晔教授治疗肝内胆管癌的验案进行回顾性分析，患者病程长达十余年，书中分三个阶段来探讨徐教授在该病治疗中所体现的正邪虚实变化、权衡扶正和抗癌轻重的辨治思路，给临床医生以启迪。书中针对胆道蛔虫症的治疗，方选乌梅丸加减，临床疗效可靠。

  第十二章中的结核性腹膜炎从中医角度而言，该病虚实夹杂、本虚标实，其治可攻补兼施，扶正杀虫，若兼有腹水则需利水，如兼有阴虚则需养阴清热，若有血瘀内停则以活血化瘀为法，若兼脾虚则又需健脾益气为治，若病久及肾则需补肾，书中施今墨前辈亦用附片、肉桂、熟地、山茱萸、巴戟天等药配伍来医。自发性细菌性腹膜炎，中医辨治从气、血、水入手，同时还需辨湿、热、虚、实。针对癌性胸腹水，书中孙桂芝教授用泻肺利水法、益气行水法、通阳利水法、健脾利水渗湿法、温阳化饮法论治，处方用药颇具特色。不明原因发作性腹痛，或从瘀血来治，或从寒积内停，或从辛开苦降、和胃降逆、调和气血来医。书中慢性肠系膜淋巴结炎的治疗，周健雄教授以自拟三草消瘰饮来治疗，从痰气凝聚来辨证，药用夏枯草、猫爪草、土贝母、重楼、山慈菇等药，临床疗效可。急性化脓性阑尾炎合并局限性腹膜炎这一急症，从肠痈来辨，治宜清热解毒、活血祛瘀、托毒排脓，方选大黄牡丹汤合千金苇茎汤化裁而收功。对于急性单纯性机械性肠梗阻的治疗，周健雄教授从腑实热结来辨治，方选木香槟榔汤加减，其治以通腑下气为要。

（谭海彦 王文华 罗宏茂）

第四章　中医治疗脾胃肝胆系疾病临床研究进展

临床脾胃肝胆系疾病颇多，治疗方法亦纷繁复杂。其中病毒性肝炎是由多种肝炎病毒引起的，以肝脏损伤为主的一组全身性传染病，具有传染性强、传播途径复杂、流行面广、发病率高等特点。HBV 感染所致的急性乙肝，一般不需要抗病毒治疗。HBV 感染所致的慢性乙肝，常需要抗病毒治疗，乙肝抗病毒药物主要有核苷类似物（如替诺福韦、恩替卡韦、替比夫定、拉米夫定等）和干扰素［如普通干扰素 α（IFN-α）和聚乙二醇干扰素（Peg IFN-α）］。

炎症性肠病包括溃疡性结肠炎和克罗恩病，结肠镜可作为其常规首选检查。溃疡性结肠炎的主要表现有反复发作的腹泻、黏液脓血便及腹痛。克罗恩病以腹痛、腹泻、体重下降为主要临床表现，常有发热、疲乏等全身表现，肛周脓肿或瘘管等局部表现，以及关节、皮肤、眼、口腔黏膜损伤等肠外表现。治疗上主要是控制炎症反应，常用氨基水杨酸制剂，如 5－氨基水杨酸（5-aminosalicylic acid，5-ASA）制剂和柳氮磺吡啶（sulfasalazine，SASP）。对于 5-ASA 疗效不佳的中度及重度患者可首选糖皮质激素治疗。对于 5-ASA 维持治疗但疗效不佳、症状反复发作及激素依赖者可用免疫抑制剂维持治疗。

胃炎包括急性胃炎和慢性胃炎，需经胃镜确诊。临床表现常有上腹痛、胀满、恶心、呕吐和食欲缺乏等，重症可有呕血、黑便、脱水、酸中毒或休克。治疗上常用抑制胃酸分泌药物，如质子泵抑制剂或 H_2 受体拮抗剂，胃黏膜保护剂促进胃黏膜修复和止血。对于幽门螺杆菌相关胃炎，目前倡导的联合方案为含有铋剂的四联方案，即 1 种质子泵抑制剂 +2 种抗生素 +1 种铋剂，疗程为 10～14 天。质子泵抑制剂可选埃索美拉唑、奥美拉唑、兰索拉唑、泮托拉唑、雷贝拉唑、艾普拉唑等，抗生素可选择克拉霉素、阿莫西林、甲硝唑、替硝唑、喹诺酮类抗生素、呋喃唑酮、四环素等，铋剂可选枸橼酸铋钾、果胶铋等。

急性胰腺炎临床以急性上腹痛及血淀粉酶或脂肪酶升高为特点。慢性胰腺炎临床表现为反复发作性或持续性腹痛、腹泻或脂肪泻、消瘦、黄疸、腹部包块和糖尿病。药物上，可口服胰酶制剂、皮下注射奥曲肽及缓解部分腹痛的非阿片类镇痛药。顽固性、非梗阻性疼痛可行 CT、EUS 引导下腹腔神经阻滞术。此外，内镜治疗可解除胰管梗阻，缓解胰管内高压引发的临床症状。ERCP 下行胰管括约肌切开、胰管取石术及胰管支架置入术可避免或延缓患者的手术干预，成为一线治疗。对于内镜不能取出结石的患者，可以考虑体外冲击波碎石和液电碎石治疗。当内镜治疗失败或疼痛复发时可考虑手术治疗。

（谭海彦　王文华　罗宏茂）

参 考 文 献

[1] 葛均波，徐永健，王辰，等．内科学［M］．北京：人民卫生出版社，2018.

第五章　国医名师诊治脾胃肝胆系疾病主要学术思想概括

　　第六章的反流性食管炎主要是由脾胃升降功能失常，肝气犯胃，胃气上逆等原因所致，书中案例多以清热、养阴、通降之法为治，颜正华教授则擅用理气疏肝、通降和胃、肝胃同调之法来治，周健雄教授则从痰气瘀热的角度来辨，方用启膈散合桃红饮加减，妙用白及以收敛消肿生肌，加速病灶愈合，可谓临床善于辨证用药者。针对书中食管－贲门失弛缓症，谢晶日医案中将"降法"贯穿其治疗始终，为临床取效之关键，而马继松老师治以解痉，后从肝郁化火来治，加入复方四逆散而获效。书中的食道癌可从中医的噎膈来进行辨证，何任老师治从扶正祛邪，陈瑞春老师治从益气健脾、兼养脾阴为法，方用五味异功散加减。周仲瑛教授治以开郁化痰、行气降逆、活血散结为法，热毒久郁，势必伤阴，其治以旋覆代赭汤合用其他方剂化裁，随证加入肿节风、红豆杉、独角蜣螂、蜈蚣、威灵仙、白花蛇舌草、石打穿、刺猬皮等药。钱伯文老师或治以益气健脾、养阴抗癌，或治以理气化痰、消肿软坚，随证加入石见穿、石打穿等药。徐景藩老师则从化痰行气、化瘀和胃来论治，随证加入鹅管石、木蝴蝶等药。李志湘老师则从气阴两虚、癌毒炽盛来论治，随证加入半枝莲、水蛭等药。

　　书中第七章对慢性萎缩性胃炎一病的治疗，国医大师朱良春教授治从益气化瘀、理气和胃，药用生黄芪、三七粉、玉蝴蝶、莪术、凤凰衣、甘松、鸡内金、徐长卿等药。国医大师路志正教授从气阴两伤来论治，自拟参荷二梅汤，其用药轻灵、活泼，药味平和，不温不燥。国医大师颜德馨教授则从气郁血瘀、化热伤阴来论，方用丹参饮加味。国医大师张镜人从湿热瘀阻、肝气犯胃、气滞瘀阻来论，随证加入铁树叶、白花蛇舌草、望江南、徐长卿、蛇果草等药。国医大师李振华从脾胃亏虚论治，方处香砂六君子加减，李振华教授在临床之中善用香砂六君子汤加减治疗各种临床疑难杂症，而周健雄教授则从胃阴亏虚证考虑，方处一贯煎合芍药甘草汤加减，切中病机，紧扣临床辨证，方随证出，法随机变，令人拍案叫绝！黄煌教授对慢性浅表性胃炎的治疗，体现了对病治疗与体质治疗、局部治疗与整体治疗的有序思路。书中王文友教授善用"柴胡剂"加减治疗各种杂病，自创柴胡三仁汤，清热除湿、调畅气机用以治疗慢性浅表性胃炎。许占民老师治从益气养阴、行气除痞来论，方用三参养胃汤，药用沙参、丹参、党参等。何任老师或从肝胃不和、气血郁滞来论，自拟脘腹蠲痛汤加减，可使肝胆清利，胃腑和畅，胃气复健，湿、热、火、积滞之邪等由小便而出；或从郁热伤津、胃阴亏虚来治，处以一贯煎加减。王灿晖教授治胃主法有四，即清、温、养、和，常配合疏肝理气、活血散瘀、健脾利湿、辛开苦降等综合运用，据叶天士"久病通络"理论又加活血通络之品，同时注意从肝胃同病来论治。刘沈林教授从痰热湿浊互结、气机不畅来论，方选小陷胸汤加减；或从胃阴不足的角度来考虑，临证擅于甘凉濡润、滋阴养胃，配合酸甘养阴治法，遣药组方常用益胃汤化裁。周健雄教授从肝胃的角度来论治慢性浅表性胃炎，方用柴芍六君子汤加减，疏肝理气、健脾和胃，药用柴胡、白芍、木香、瓜蒌壳、陈皮疏肝理气解郁，四君子健脾益气，半夏、旋覆花和胃降逆，九香虫理气镇痛，诸药合用气机得畅，肝胃得和而取效。

徐景藩教授治疗胆汁反流性胃炎，以疏肝泄热、利胆和胃为法，徐老认为应从疏降入手，疏即疏泄肝胆，调畅气机；降即理气和胃，降其气逆，化肝煎是徐老临床运用且疗效卓著的方剂之一。钟坚教授认为胆汁反流性胃炎，其病在胃，其因在胆，其源在肝"胆附于肝""肝胆相济""肝随脾升""胆随胃降"，胆气以下降为顺，胆汁的正常疏泄赖以肝的疏泄功能及脾胃之气的正常升降。周健雄教授则从肝胃的角度辨证，考虑肝胆胃有郁热，用黄连温胆汤合左金丸加减，辨证精准，用药精炼。对于胃溃疡一病，欧阳琦教授从肝胃气滞来论，处方四逆散合乌贝散加减，王行宽教授从肝胃失调，中州失健来治，方处加味连苏饮合痛泻要方加减，平淡而出奇。胡希恕教授重视外邪与溃疡之间的关系，案例中用建中汤来治，胡老认为溃疡在临床上有多种证型，其主要病机为脾胃虚弱，故以温中祛寒为治疗溃疡的主要原则，书中亦有从少阳阳明合病挟瘀来辨证。周健雄教授治疗糜烂性胃炎幽门螺杆菌（＋）案例中，从脾胃郁热论治，针对幽门螺杆菌感染阳性者，临床辨证处方后无论寒热虚实喜加用大剂量蒲公英来治疗，临床疗效好。针对门脉高压性胃病，张赤志教授认为门脉高压性胃病属虚实、寒热错杂之证，病位主要涉及肝、脾、胃三脏腑；气机不畅、寒热错杂、湿浊内蕴、瘀血阻络是该病的基本病机，治宜辛开苦降，注重寒热并用。赵文霞教授认为火、瘀、虚是肝硬化合并门脉高压性胃病出血的主要病理因素，其中血瘀贯穿病程始终，为中心环节，火和虚皆可致瘀，为导致出血的关键病机。书中针对功能性消化不良一病，喻斌教授治以疏肝解郁、行气和胃，方用柴胡疏肝散合四磨汤加减；或从疏肝健脾、平调寒热来论，方用柴芍六君子汤合半夏泻心汤加减，喻老师认为，肝郁脾虚、肝脾失和是功能性消化不良的基本病机、本质所在。周健雄教授则从脾虚湿盛、脾肾阳虚角度来治，配合外敷药用肉桂 15 g，五倍子 50 g，共研细末，适量开水调，晚上敷神阙及关元穴，两穴交替使用。而残胃炎一病，徐景藩教授用残胃饮化裁合并解郁合欢汤来治疗。胃癌一病，李佃贵教授从"浊毒论"来治，浊毒之病理特性为兼"浊""毒"两者之长，胶固难解，具有"易耗气伤血、入血入络；易阻碍气机，胶滞难解；易积成形、败坏脏腑"的临床特点；而王行宽教授则从"瘀毒"论治，临床中重视"肝"对疾病的影响，其治疗胃癌亦重"治肝"之法，认为"肝木犯胃、胃气不和"是胃癌的重要发病机制，故临证时常常活用疏肝、暖肝、养肝、清肝、平肝等法。王道坤教授认为胃癌的病因主要为脾胃虚弱、痰湿内生、肝气郁结、气机不畅、行血无力，则致气滞、痰凝、血瘀、湿毒互结脘腑，形成本虚标实、虚实夹杂的痼疾，治疗应以健脾益气、和胃化湿、消痰散结、活血化瘀、抗癌解毒、扶正祛邪等为主。张镜人教授认为，肿瘤的形成为正气亏虚、瘀毒内结所引起，临床中胃癌术后虽瘤体已去，但脾胃已受损，气血生化无源，应首重扶正调理脾胃。针对书中胃下垂一病，赵国岑老师从痞满来论治，用化滞益胃汤加减，或用大柴胡汤加味；或从升胃气、温脾阳的角度来考虑论治。周健雄教授从脾胃气机的角度，用补中益气汤合枳术丸来治，寓补于泄，升中有降，契合脾胃升降之气机，甚妙！熊继柏教授从补气摄血，或温肾健脾、滋补气血的角度来论治，方选归脾汤或黄土汤来医。邓铁涛教授治疗胃、十二指肠溃疡的经验方，药用党参、白术、茯苓、柴胡、佛手、煅乌贼骨（或瓦楞子）、甘草等，兼吐血、便血则用侧柏叶、白及、阿胶、田七末（炒）以止血，临床随证加减。周健雄教授治疗溃疡性消化道出血，先予五味三色散（生大黄、白及、三七、五倍子、明矾），每味药分别研细末，混合调匀，以温开水调成糊状，每半小时服一汤匙，禁食以止血，后用黄土汤、归脾丸等方加减而愈。

第八章国医名师诊治小肠疾病中，针对十二指肠溃疡一病，李佃贵教授从浊毒来论，治以化浊解毒、疏肝解郁，其认为此病为湿热郁积，日久成病，脾湿生浊，肠热成阻，肝郁成毒，湿、热、郁三毒叠加，构成此病的特征与难点。周安方教授从胃热生疮、胃气失和来论，治以敛疡汤。周健雄教授则从脾胃虚寒来辨证，方用黄芪建中汤加减，药用黄芪、党参、大枣益气健脾，桂枝、干姜温中和胃，白芍、甘草、延胡索、郁金理气缓急镇痛，旋覆花降逆止噫，乌贼骨、瓦楞子制酸；十二指肠溃疡合并有幽门不完全性梗阻的亦从脾胃虚寒的角度来论治，临床疗效可。嗜酸性粒细胞性胃肠炎一病，单兆伟教授从肝脾胃不调、脾虚气滞不运、痰浊阻肺来论治。小肠梗阻一病，金广辉从"通因通用法"来论，治以承气汤合方，而王自立教授则运用温通降气法治疗。

　　第九章大肠疾病中，溃疡性结肠炎，田德禄教授认为是外感湿热、寒湿，内伤饮食等因素所致，其治扶正多用健脾益气法，祛邪多用清热化湿法，兼以消食化积、行气活血、托毒排脓、敛疮生肌等法。路志正教授则提出了调理脾胃十八字诀："持中央，运四旁，怡情志，调升降，顾润燥，纳化常"，以"持中央"为核心，"怡情志""调升降""顾润燥"为方法，"纳化常"为目标来论治疾病。对于克罗恩病，国医大师王琦教授从"脾胃外感"的角度论治，重视祛外感之邪而不单纯着眼于补益脾胃，王老以自拟连梅清肠汤为主治疗本病。危北海老师根据多年的临床诊治经验，发现脾胃虚弱是本病发病的根本内因，刘沈林教授认为寒温并用是克罗恩病的基本治法，对经方乌梅丸予以加减应用于临床。细菌性痢疾一病，赵邵琴教授医案从湿热积滞来辨，其香宣化，逆流挽舟；或考虑清化湿热，消积导滞，其治法不离湿热之邪。对于久痢，书中或从脾来治，或温补脾肾，行收涩之法以治。肠结核一病的治疗中，施今墨先生以"阴阳为总纲，表、里、虚、实、寒、热、气、血为八纲"的辨证思维，其治或补或攻，善用药对来治疗，如赤石脂配禹余粮，山药配扁豆，吴茱萸配黄连等，然不可忽视，肠结核在临床中还会有其他兼证出现，如合并便秘腹胀，临床或有阴虚火旺等证，故尚需随证治之。放射性肠炎病案中，李佃贵教授认为其以正气亏虚为本，浊毒内蕴为标，治疗需扶正祛邪、化浊解毒，注重调补后天脾胃，化浊解毒之法又可分为宣瘀泄浊、化浊解毒、健脾化浊、行气导浊四种方法，自拟肠络通方为主方治疗该病，同时提倡内外同治之法。曹泽伟教授认为本病属血证范畴，临床采用活血化瘀治法来论治。

　　对于大肠癌一病，周仲瑛教授提出"癌毒致病"学说，周老的"癌毒"理论能够很好地解释恶性肿瘤起病暴戾、转移发展迅速的特点，并为临床运用抗癌解毒类中药提供理论指导。国医大师李济仁对直肠癌病因病机的认识与结肠癌基本相同，认为其多由火热蕴毒、阴虚湿热所致，亦有外因和内因，其治有湿热蕴毒、阴虚火热、胃肠虚衰等不同，治疗肠癌的常用药有菝葜、猕猴桃根、龙葵、薜荔、蟾皮、喜树、八角莲、野百合、水杨梅根、凤尾草、白花蛇舌草、半枝莲、黄药子、核桃枝、猪殃殃、白英、红藤、皂角刺、重楼、白蔹等。郁仁存教授治以扶正固本为原则，健脾补肾，先天后天兼顾。杜怀棠教授则强调大肠癌根本病机在于毒邪内阻，腑气不通，属于"胃家实"，并且大肠癌与少阳三焦关系密切。肠易激综合征，周学文教授用自拟复方石榴皮煎来治疗，并且联合七情辨证之法。白兆芝教授治疗此病常用八法，即理气顺肠法、调理寒热法、抑肝扶脾法、清肠化湿法、活血化瘀法、健脾升阳法、温中祛寒法、增液润肠法来治。书中功能性便秘属中医学"便秘"范畴，颜正华教授多从热结、气滞、冷积、气虚、血虚、阴虚、阳虚等方面来辨证施治。田德禄教授治疗重在疏肝降胃，调畅气机。李佃贵教授则以顺气导滞，清化湿热为法。关于菌群失调相关性腹泻或从五更泄来论治，或抑肝扶脾，处以柴胡疏肝散百合乌药汤加减，此病之治以辨证为要，或清湿热调气血，或温阳而行气等。

　　第十章国医名师诊治肝病的案例中，湿热为非常重要的病因，湿热内蕴，又可有气血不畅而生瘀血、痰浊，临床宜当细辨。对于病毒性肝炎一病，周信有教授以舒肝化癥汤加减，其治疏肝健脾、解毒化瘀。周教授认为其病因不外湿、热、毒、瘀、虚、郁六个方面，"毒"是关键因素和主要因素。田玉美教授提出治疗慢性乙肝的五大法则，即"清、疏、运、化、补"五法。书中其他验案以湿热为本，张腊荣教授用四逆散方加减治之，以清热解毒利湿、疏肝健脾为大法，吴耀南则辨湿热之邪伏于膜原而治。对于酒精性肝病的治疗，谌宁生教授从肝脾不调、痰湿来医。王文彦教授其治不离清热祛湿、健脾和胃。对于脂肪肝的治疗，李振华教授临床善用香砂六君子汤加减来治疗，而裴正学教授其治以健脾疏肝、利湿化痰、活血化瘀为主要法则，认为其病机主要为肝失疏泄、脾失健运、肾失气化，以致痰湿瘀滞，本病的病理特点为本虚而标实，本虚为脾胃气虚、肝肾亏虚，标实为痰湿内蕴、气滞血瘀。对于自身免疫性肝炎，周仲瑛教授认为其临床症状与慢性乙型肝炎类似，其治疗思路应与慢性乙型肝炎相一致，基本病理因素是湿热之邪，且贯穿整个病程，清化湿热是其治疗大法，若湿热内蕴又可伤阴，其治还需滋阴。韦绪性、王文彦教授则从湿热、瘀血来辨证论治，而病在肝，临床治疗肝病还需疏肝为治。肝硬化一病需虑血瘀和阴伤，合并有腹水者则临床需利水，合并有消化道出血者，则临床还需止血。针对此病，李佃贵教授从肝经郁热、血瘀热结来辨，杨震教授创甲苓饮是肝肾阴虚型腹水者的良方，其方以三甲复脉汤和猪苓汤加减变化而来，若肝硬化合并有消化道出血，李素领运用炭剂来治疗，以"急则治标，缓则治本"为原则，采用"塞因塞用"之法，以炭为涩，以补为开。肝性脑病的治疗中醒脑、祛痰、开窍是重点，赵文霞教授认为肝性脑病的治疗需辨别虚、实、阴、阳，初病多以邪实为主，治疗当以祛邪为主，后期以正虚为主，治疗当以扶正为主。谌宁生教授认为肝性脑病的发生多因为湿热疫毒之邪入侵人体，蕴结肝胆，肝失疏畅，脾失健运，肠道传导失常，毒浊停留于肠腑，瘀滞日久化热，热毒上扰元神，以中满分消丸合石菖蒲郁金汤来治。原发性肝癌一病，病机复杂，书中从湿热瘀毒内结、脾虚湿困、正虚邪实、气虚血滞、痰瘀交阻等角度来辨证施治。肝衰竭的治疗，康良石根据亚急性重型肝炎的病机及其传变规律，秉承《黄帝内经》"治未病"及《金匮要略》中"见肝之病，知肝传脾，当先实脾"的原则，十分注重未病先防、既病防变，采取"两重视""三及早"的措施。李昌源教授论治肝衰竭主要注重以下四个方面：①清热解毒；②利湿通腑，前后分消；③活血化瘀；④凉血开窍。若肝衰竭以黄疸为主证，则可归属于中医"肝瘟、瘟黄"范畴，谌宁生教授认为其有别于中医传统黄疸，提出"阴阳黄"的观点，临证既要解毒化瘀以祛邪，也须益气健脾温阳以扶正，益气健脾为治疗肝病不可或缺的要素。周仲瑛教授从湿热瘀毒久郁，瘀热发黄、瘀热阻窍来考虑，凉血化瘀是治疗的大法，用桃核承气汤、茵陈蒿汤与犀角地黄汤三方合用加减，随证治之而获效。钱英教授认为慢性肝衰竭多虚、多瘀，往往寒热错杂，其治需重视人体正气，将扶正祛邪贯穿始终，即用"逆流挽舟"法诊治慢性肝衰竭，其祛邪不外乎清热解毒、祛湿化痰、活血化瘀等，而扶正则包括滋肝肾之阴、补肺脾之气、温脾肾之阳等。

　　第十一章针对急性胰腺炎的治疗，汤建光教授从脾胃虚弱、痰热内蕴来论治。书中张书剑教授的案例用大柴胡汤来治疗，临床疗效可。裴正学教授从肝郁化火、湿热相合、气血闭结的角度来考虑，治以疏肝理气，泻火除湿，活血散结。胰腺癌属于"腹痛""黄疸""癥积""积聚"等范畴，蒋士卿教授擅长治疗胰腺癌、肝癌等消化系统肿瘤，指出"脾宜升则健，胃宜降则和"。胰腺癌的治疗同样如此，治宜健脾和胃，解毒利湿，消癥散结。周维顺教授从肝郁蕴热的角度来论治，药用猫人参、八月札等药。书中的胆石症是外科常见病，其治从"通"字着眼，或通腑下气，或溶石排石，其治，临床之中还需考虑活血化瘀、疏肝解郁利水之治。胆石症可从胁痛辨证，属阴虚者滋阴亦不可少，周健雄教授从肝胆湿热的角度来辨证，自创三金胆道排石汤加减，临床疗效突出。对于原发性硬化性胆管炎的治疗，张玮教授采用"补虚化瘀法"，认为"气虚血瘀"是病机关键，在方药治疗中重视"肝气虚，肝瘀血"的因素。对肝内胆管癌，徐振晔教授从气阴亏虚、气滞毒结的角度来论治，治以益气养阴、理气散结，兼清热毒，随证加入半枝莲、岩柏、七叶胆、干蟾皮、八月札等药。针对胆道蛔虫一病，杨增昌、周健雄老师拟乌梅汤加减，采用安虫与驱虫的方法进行治疗。

第十二章国医名师诊治腹膜疾病及其他中，对于结核性腹膜炎一病，根据患者主要临床症状可将该疾病归属于中医学"鼓胀""痨瘵""虚劳"等范畴，其病因多为正气虚损、结核分枝杆菌入侵，病久耗气伤阴，导致气阴两虚，同时水湿、瘀血、气滞等病理产物贯穿病程中，使病程缠绵难愈。李玉奇针对结核性腹膜炎的治疗从养阴清热、行气化瘀的角度论治，方用《金匮要略》百合知母汤加减。李可诊治结核性腹膜炎伴有闭经的案例中，从寒凝下焦、血瘀为病来考虑，该病虚实夹杂、本虚标实，治疗中应遵循虚则补之、实则泄之的原则，采用攻补兼施的治疗方法，临床运用少腹逐瘀汤合海藻甘草汤加减。张羹梅从理气、化瘀、利湿的角度来论治，用膈下逐瘀汤合五皮饮加减。李幼昌治疗结核性腹膜炎案例采用益气养阴、佐以健脾为法，方用参芪玉竹饮加味。施今墨老先生诊治结核性腹膜炎病案从温肾阳、利水道、调气机治之。关于自发性细菌性腹膜炎一病，其典型的临床表现为发热、腹痛、腹肌紧张、腹部压痛、反跳痛及肠鸣音减弱。依据其临床表现可归属于中医学"腹满痛""蓄血证"等范畴。谌宁生教授其治从湿热、瘀血、脾湿、肾阳不足来考虑，而临床亦有从脾虚湿蕴、肝脉瘀阻来论治的，若病程日久，肾阳气不足，则需温补肾阳兼利水，例中济生肾气丸亦堪用。肝硬化腹水并腹膜炎一案中，国医大师李士懋之治疗体现属瘀血为病者，用活血化瘀法，瘀血去而血可循经，新血得生，出血可止，此亦通因通用。王翘楚教授认为病机在于瘀血热毒郁结于肝，血行不畅，渐而瘀滞，脾运受制不能运化水湿，其病症矛盾的主要方面是脾气极虚，真脏已伤之证，病至肝硬化，既有肝、脾、肾受损之象，又有气滞、瘀停、湿留之证，为病本虚标实。书中癌性腹水，也称为恶性腹水，是指癌症细胞导致大量液体分泌至腹腔而形成的腹水。贾英杰教授诊治癌性腹水医案从肝郁脾虚、气滞血瘀来论，方用柴胡疏肝散合当归芍药散加减，并随证治之，贾教授以疏肝健脾、行气活血为主要治则，着眼于气、血、水互结之象，健脾以培本，疏肝调气以运中，临床疗效可。孙桂芝教授针对癌性腹水，临床运用治水五法，即泻肺利水法、益气行水法、通阳利水法、健脾利水渗湿法、温阳化饮法来辨证论治。章永红论治为癌性腹水，从脾虚、气亏来考虑，治以健脾益气利水为基础，同时适度养阴，选方四君子汤及邹良才"兰豆枫楮汤"加减，其治疗中，重视顾护脾胃，以求补益而不碍邪，祛邪而不伤正。王晞星医案中，其认为治疗癌性腹腔积液当从"和"论，应采取补泻兼施、调和阴阳、调和寒热、调和肝脾等治疗方法，以达到内环境平衡，从而起到抗肿瘤作用，常以调脾和胃、清热利水为主要治法，最常用的药对为百合、龙葵。夏黎明诊治癌性腹腔积液医案从脾虚、血瘀来论治，治以健脾益气、活血化瘀为主，佐以化湿利水之法。针对不明原因发作性腹痛的治疗，熊继柏教授从瘀血来论；毛以林教授则从寒积内停来论治，治以温阳通便，方用大黄附子汤合济川煎加减；姜良铎教授则从伤寒厥阴病的角度来考虑，方用乌梅丸加减而获效；汪履秋辨腹痛属于类肠痈而非肠痈，异病同治，用薏苡附子败酱散加减而获效。针对慢性肠系膜淋巴结炎的治疗，周健雄老先生自创三草消瘰饮，药用夏枯草、猫爪草、生甘草、土贝母、煅牡蛎、重楼、山慈菇、广木香、土茯苓，从痰气凝聚来治而获效。对急性化脓性阑尾炎合并局限性腹膜炎，周老用金匮大黄牡丹汤合千金苇茎汤化裁，急性单纯性机械性肠梗阻用木香槟榔汤加减恢复肠道以通为用之功。

（谭海彦　王文华　罗宏茂）

第六章　国医名师诊治食管疾病

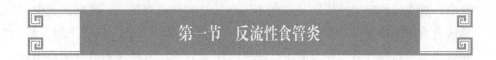

第一节　反流性食管炎

反流性食管炎是由胃、十二指肠内容物反流入食管引起的食管炎症性病变，内镜下表现为食管黏膜的破损，即食管糜烂和（或）食管溃疡。反流性食管炎可发生于任何年龄的人群，成人发病率随年龄增长而升高。西方国家的发病率高，而亚洲地区发病率低，这种地域性差异可能与遗传和环境因素有关。但近二十年来，全球的发病率都呈现上升趋势。中老年人是高发人群，肥胖、吸烟、饮酒、精神压力大者是反流性食管炎的高危因素。典型症状表现为胸骨后烧灼感（旧称烧心）、反流和胸痛。烧心是指胸骨后向颈部放射的烧灼感，反流指胃内容物反流到咽部或口腔。反流症状多发生于饱餐后，夜间反流严重时会影响患者睡眠。反流性食管炎通常是反流的胆汁和胃酸共同作用于食管黏膜的结果，而在胆汁引起食管损伤前，必先存在幽门和食管下端括约肌功能失调；反流性食管炎者多伴有胃炎。滑动型食管裂孔疝因常致食管下端括约肌和幽门功能失调而易并发本病；十二指肠溃疡因多伴高胃酸分泌而易致胃窦痉挛与幽门功能障碍，故并发本病也较多。肥胖、大量腹水、妊娠后期、胃内压增高及烟酒药物等因素均可诱发本病。

中医病名里没有反流性食管炎，根据症状和发病机制，其属于中医范畴里的胃痛、反酸、嗳气、嘈杂等。反流性食管炎主要是因脾胃升降功能失常，肝气犯胃，胃气上逆等所致。具体有以下几方面：①中医认为，饮食所伤、饮食不节，多食辛辣燥热之品，津伤血燥，以致食管干涩，食物难入；②或因过食生冷、油腻、不洁食物，停滞不化，伤及胃腑，以致胃失和降；③或因脾胃运化功能失常，水谷不化，痰阻留饮，积于中脘，以致痰饮上逆而致本病。情志失调，七情所伤，思虑不解，郁怒难伸，以致影响肝脾两脏功能。郁怒伤肝，肝失疏泄，气机阻滞，横逆犯胃，肝胃不和，以致胃气上逆而发生本病；忧思伤脾，脾伤则气结，气结则津液不得输布，凝聚成痰，痰浊内聚，酿而成酸或痰气交阻，逆而不降，则饮食难进。感受外邪，由于感受风、寒、暑、湿、火、热之邪或秽浊之气侵犯脏腑，胃失和降，水谷随气逆向上而发生本病。如感受风寒，寒邪易耗中阳，中阳受伤，寒滞客于脾胃，而成本证；或因热结脾胃，津亏血燥，纳化失调，致食入而反出。脾胃虚弱、禀赋不足，或劳倦内伤，脾胃受损，食少运迟。若阴亏液涸，则食管干涩，饮食难以下咽；若脾胃失其温煦，运化无力，则痰瘀互结，阻于食管，发生本病。综上所述，本病病位以食管、胃、脾为主，病变以胃失和降、肝气郁结、痰浊郁阻等为多。

一、田爱华验案

患者，女，37 岁。

初诊：1999 年 10 月 7 日。

现症：现食管内干燥紧压感明显，食后有堵塞感，时觉脘中嘈杂，舌中起裂如龟背，苔薄黄，脉细弱。

诊查：慢性胃窦炎数载，近年来又被内镜检出患反流性食管炎。

临床诊断：反流性食管炎。

治法：清热、养阴、通降。

处方：北沙参、银花、白花蛇舌草各 15 g，黄芪、石斛、白芍、枳壳、八月札各 10 g，鹿衔草、生草各 7 g，马勃（包煎）5 g。5 剂。

二诊：1999 年 10 月 15 日。食道紧压感较减，但胃觉有冷气，肛门坠胀，大便每日 2~3 次，但不畅，脉舌如前。去八月札，加太子参 10 g，减鹿衔草为 3 g。7 剂。

三诊：1999 年 10 月 27 日。紧压感显减，冷气、肛坠亦除，但进热物觉食管烧灼感颇甚，又觉胃脘嘈杂，便溏欠畅，白带黄稠黏。舌裂稍弥合，苔黄略退，脉仍细弱：去太子参，加党参 15 g，白芷、蒲公英（布包）各 10 g。7 剂。

四诊：1999 年 11 月 6 日。药后乏效，改方：南北沙参、米炒山药、银花各 15 g，威灵仙、藤梨根、白花蛇舌草、香元皮、黄芪、白芍、石斛、枳壳、蒲黄各 10 g，白及、马勃（布包）、鹿衔草各 7 g。7 剂。

五诊：1999 年 11 月 20 日。诸症显松，要求续进 7 剂。

六诊： 1999 年 12 月 1 日。咽堵及烧灼感基本消失，食管偶感反流。咽仍时干，脘嘈减轻，龟背舌尚未全弥合，脉较前有力。患者因被分流待岗，欲去南方谋职，要求成药调理：北沙参、山药各 20 g，党参、八月札、白花蛇舌草、炒卜子各 15 g，生白术、藤梨根、黄芪、枳壳、杏仁各 10 g，威灵仙、姜夏、白及、马勃各 6 g。6 剂研末，每取 5 g，以蜂蜜调服，每日 4 次，春节期间遇之，云症未反复。

【按语】 反流性食管炎是因胃、十二指肠内容物反流至食管引起的烧心反酸、恶心呕吐、胸骨后疼痛等反流症状或组织损伤，常合并食管黏膜炎性改变，西方人极常见，据报告为人群的 5%～8%，（占内镜检查人数的 23%，而消化性溃疡仅占 18%），故对此病的治疗有引起重视的必要。中医认为该病与七情内郁、烟酒过度、饮食失节有密切关系，故多以疏肝解郁、清热化湿（酒能助湿生热，烟亦助热）、健脾消导等为施治主法。田师对该患者的治疗初期亦大抵如此，但效不尽如人意。四诊时，她考虑到食管黏膜炎性改变会导致组织损伤，故加入白及、马勃、蒲黄，以弥合损伤的黏膜组织，又佐入能加强括约肌紧张度的威灵仙，症状很快好转。这足以说明当按常规治疗无效时，必须进一步分析疾病的病因病机，并针对此病因病机，适当地改变治法，方可取得佳效。

二、颜正华验案

患者，女，60 岁。

初诊： 1996 年 11 月。

主诉： 反复发作性胸骨后烧灼感及疼痛 5 年，加重 1 个月。

现症： 胸骨后烧灼感及疼痛反复发作，食后加重，入夜尤甚，拒按，伴剑突下胀闷，牵及胸膺，嗳气、泛酸、口干，不欲食，大便不成形，每日 1 次，体瘦，面色萎黄，乏力，懒言，舌淡、苔白，脉沉弦。

临床诊断： 反流性食管炎。

辨证： 肝胃气滞，瘀血阻络，脾胃失健。

治法： 疏肝和胃，理气活血。

处方： 香附、枳壳、陈皮、焦三仙、赤芍药、丹参、醋延胡索各 10 g，白芍、当归各 20 g，太子参 30 g，黄连 1.5 g，吴茱萸 5 g，炙甘草 6 g。7 剂，每日 1 剂，水煎服。

二诊： 药后烧灼感及疼痛、胀满减轻，仍神疲乏力，时有呃逆、嗳气。

治以活血益气、健脾养胃为法。守方去当归、焦三仙、赤芍、白芍、炙甘草，加白术20 g，砂仁5 g（后下），旋覆花10 g（包）。调理半个月，诸症悉除。

【按语】颜教授临证善于观察患者气血，他认为反流性胃炎—食管炎与气血运行通畅与否直接相关，只注重理气而失察脉络血行，则会延缓疾病恢复。反流性胃炎患者病程日久，久病入络，气血失和，瘀血阻滞；又因肝气郁结，气滞血停，血瘀胃络，气血相因相果，使病症加重难愈。临床常见患者胃脘痛持久、顽固，入夜尤甚，均为气滞血瘀所致。理气勿忘活血，治胃勿忘活血。常配川芎、赤芍、白芍、丹参、延胡索、失笑散、当归、大黄、乳香、没药等，根据瘀血之轻重选用药物。

（郭　武）

三、周健雄验案

患者，男，44岁。

初诊： 2003年9月16日。

主诉： 前胸烧灼隐痛，吞咽不适3个月。

现症： 前胸烧灼辛辣隐痛，吞咽不适，时有嗳气，胸胀闷，口苦，尿略黄，大便可。平时嗜辛辣食物，好饮酒，每日2两左右。

诊查： 胃镜检查报告示食管炎。脉弦涩，舌尖青紫，苔腻。

临床诊断： 食管炎。

辨证： 气郁化火，痰瘀互结证。

治法： 行气解郁，清热利膈，祛瘀化痰。

处方：《医学心悟》启膈散合《类证治裁》桃红饮加减。郁金10 g，丹参15 g，沙参12 g，浙贝母15 g，荷叶蒂10 g，砂仁10 g（后下），桃仁10 g，红花6 g，当归尾10 g，茯苓10 g，白及30 g，黄连6 g。10剂，水煎两次取汁，药液装瓶内，取平卧位，以吸管吸食，吸后躯体左右转侧，使药液于食管内停留片刻，日服3次。嘱忌饮烈酒，禁食辛辣烧烤食物。

二诊： 烧灼辛辣感明显减轻，吞咽无不适，仍胸胁部胀闷，大小便可。上方加瓜蒌壳15 g，以宽胸理气散郁，10剂，煎服法同前。

三诊： 已无明显不适，二诊方再服10剂。

1个月后复查胃镜示食管正常，随访3个月未复发。

【按语】本案前胸烧灼辛辣，伴嗳气，吞咽不适，胸胁胀闷，当属"噎膈"范畴。饮酒，又喜食辛辣烧烤食物，积热化火，灼津成痰，日久渐瘀，痰瘀互结，气机不畅，故胸胁胀闷，吞咽不适，烧灼而隐痛，时而嗳气，口苦尿黄为郁热之象，舌青紫、苔黄腻、脉弦涩乃是痰瘀互结之征。治宜清热利膈，行气解郁，祛瘀化痰。方中郁金、砂仁、瓜蒌壳开郁行气；桃仁、红花、丹参、当归尾、沙参润燥祛瘀；浙贝母、茯苓化痰；黄连泄热；荷叶蒂清暑祛湿，散瘀消肿。尤妙在白及，可附着病变部位而收敛消肿生肌，加速病灶愈合。

（周　萍）

参 考 文 献

[1] 马继松，彭绍荣，刘燕玲，等．闻过喜医辑［M］.香港：天马图书有限公司，2000：277 - 278.

[2] 陈文渊．常见食管良性疾病的中医药治疗概况［J］.中医杂志，2000，3（41）：181 - 183.

[3] 徐江雁，沈娟，杨建宇．国医大师验案良方·脾胃卷［M］.北京：学苑出版社，2010：70 - 74.

[4] 张冰，孟庆雷，高承奇，等．颜正华教授治疗反流性胃炎—食道炎经验介绍［J］.新中医，2004，36（12）：7 - 8.

[5] 方药中，邓铁涛，李克光，等．实用中医内科学［M］.上海：上海科学技术出版社，1986：236.

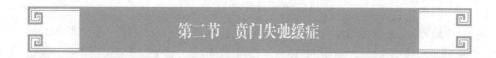

第二节　贲门失弛缓症

食管-贲门失弛缓症又称贲门痉挛、巨食管，是食管贲门部的神经肌肉功能障碍所致的食管功能障碍引起食管下端括约肌弛缓不全，食物无法顺利通过而滞留，从而逐渐使食管张力、蠕动减低及食管扩张的一种疾病，临床表现为咽下困难、食物反流和下端胸骨后不适或疼痛。本病为一种少见病（估计每10万人中仅约1人），可发生于任何年龄，但最常见于20～39岁。儿童很少发病，男女发病大致相等，较多见于欧洲和北美。贲门失弛缓症是很常见的一种神经源性疾病，迄今为止该疾病的病因尚未明确，患病后会出现食管明显扩张延长，并且会出现不同程度的弯曲，黏膜存在炎症或溃疡，对患者的身体健康造成很大的影响，建议及早进行贲门失弛缓症的治疗。

贲门失弛缓症属于中医学的噎膈、反胃、胃痛等范畴，贲门失弛缓症主要是气机郁滞、气逆于上所致，因此，中医治疗贲门失弛缓症会通过辨证诊治来进行用药，不同类型的病症对应的药方也不一样。

一、谢晶日验案

患者，女，40岁。

主诉：进食哽噎不畅反复3个月。

现症：进食哽噎，情志舒则减，食后嗳气，食物反流，心下痞闷，体重下降，口干口苦，咽燥，易怒，便干结且不规律，寐差，以入睡困难为主。

临床诊断：贲门失弛缓症。

辨证：肝郁气滞，痰气交阻，兼有郁热。

治法：开郁润燥，降气化痰。

处方：柴胡15 g，制半夏15 g，旋覆花30 g（包），代赭石15 g（先煎），磁石15 g（先煎），黄芩15 g，黄连15 g，藿香15 g，佩兰15 g，佛手15 g，砂仁15 g，苏子15 g，全瓜蒌20 g，陈皮15 g，炒莱菔子15 g。每日1剂，早晚分服，连服10剂。

二诊：服药后，患者吞咽困难减轻，食物反流、反酸缓解，大便渐规律，但仍觉略干结，寐差。秉持效方不变原则，守方加减，上方基础上加夜交藤15 g，合欢花15 g，沙参15 g，石斛15 g，连服30剂。

三诊：患者吞咽基本正常，无胸骨后疼痛，无反食、反酸、嗳气，眠佳，二便正常。病渐愈，继续服药10剂巩固疗效。随访半年无复发。

【按语】本病属中医学"噎膈"范畴，初起以气滞、血瘀、痰阻之标实为主，中期虚实夹杂，后期多以气阴不足之本虚为主，故明察虚实、掌握疾病所处阶段、将"降法"贯穿治疗始终，为临床取效关键。其降法应用体现在：气滞痰阻，胃失和降反而上逆所致者宜用降气化痰法；日久则必气郁而化热，出现口干、咽燥、大便结等症状，宜用辛开苦降之法，但本法难免有苦燥伤阴之弊，因此可酌加沙参、石斛等以防伤阴；脾不升清，浊气不降，聚而成痰，阻滞气机而致病者，宜用升清降浊法，以化中阻之湿热，健不运之中气，使得"脾升促胃降"，脾胃功能调和。

二、马继松验案

患者，女，45 岁。

初诊：1998 年 4 月 1 日。

主诉：食后呕吐近 15 年，伴进食稍硬则疼。

现症：近几年以半流食为主，形瘦如削，大便颇坚，嗳逆多，矢气少，冬畏寒，夏恶热，中脘胀满，右肋亦时牵及不适，脉细弦滑，舌淡红、苔薄黄浊，舌下静脉如蚓。

诊查：外院 X 线示钡剂通过食管下段受阻，局部呈向心性狭窄，如鼠尾状，边缘光滑，管壁尚柔软，钡剂可少量间歇地通过狭窄，其上食管中度扩张，并见大量食物残渣潴留，其余部位无特殊。

临床诊断：贲门失弛缓症。

处方：马师考虑其以呕吐为主症，故投旋覆代赭汤加味。

二诊：一诊方效亦欠佳。他思忖贲门失弛缓其实即痉牵太过也，故又加入钩藤 2 g（后下），僵蚕、威灵仙各 10 g 以解痉。

三诊：症状虽渐见好转，然仍欠满意。马师见其长吁短叹，眉结紧锁，询其故却不答。其夫乃告，其家境本贫寒，生病更债台高筑，现两个女儿随老乡来芜打工，经济略好转；但其见社会治安欠佳，又怕女儿误入歧途。马师劝慰良久，并考虑此呕吐与肝郁化火亦有关。更方如下：生赭石（先下）、党参、钩藤（后下）各 20 g，炒白术、白芍、郁金、八月札各 15 g，姜半夏、旋覆花、枳壳、刀豆子（打）、归身、香附、威灵仙、内金各 10 g，酒连、白蔻（杵、后下）、柴胡各 5 g，生麦芽、山药各 30 g，服 5 剂。

四诊：药后呕吐明显好转。因其欲返故里，上方续购 7 剂，端午节时其女探亲返告，患者服后在当地又配药 7 剂，现进普食如细嚼慢咽基本不吐，如感觉要吐，喝汤、水两口即可止，人亦较前为胖，精神亦好转，并让以 10 剂为其配制膏药一料。国庆节该女再次探亲归来告其母已能参加轻微劳动矣。

【按语】贲门失弛缓症，属动力障碍性食管病之范畴，此病临床虽不多见，且为食管的良性疾病，但常因患者呕吐较甚，营养无法吸收，每易变生它疾，亦需引起重视。估计旋覆代赭汤该患者在家乡已服用过，故初诊用之未效，即加入解痉之钩藤、僵蚕、威灵仙（药理试验证实：威灵仙可直接

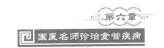

作用于平滑肌，使其兴奋性增强，节律收缩变成蠕动，故可用于解痉）；三诊在得悉病发与忧虑太过有关后，马师又及时掺入自拟的复方四逆散，防柴胡过升，仅用5 g合入大队理气药中，以疏肝解郁，且佐入白蔻、酒连辛开苦降、和顺胃气，终收全功矣。

（郭　武）

参 考 文 献

[1] 付琳，李明. 谢晶日教授治疗贲门失弛缓症验案举隅 [J]. 疑难病杂志，2010，9
(9): 719 - 720.

[2] 马继松，彭绍荣，刘燕玲，等. 闻过喜医辑 [M]. 香港：天马图书有限公司，
2000: 278 - 279.

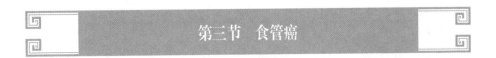

第三节　食管癌

食管癌，旧称食道癌，是发生在食管上皮组织的恶性肿瘤，占所有恶性肿瘤的2%。全世界每年约有22万人死于食管癌。中国是食管癌高发区，全国每年有近15万人死于本病，食管癌死亡率仅次于胃癌居第二位，发病年龄多在40岁以上，男性多于女性，但近年来40岁以下发病者有增长趋势。食管癌的发生与亚硝胺慢性刺激、炎症与创伤、遗传因素及饮水、粮食和蔬菜中的微量元素含量有关。食管癌治疗的主要手段是手术治疗，放射治疗有时也可根治，单纯化疗效果虽不理想，但常常需用化疗作为辅助治疗。因此，临床上常是手术、放疗和化疗的综合使用，称为综合治疗。食管癌治疗效果的好坏，关键在于肿瘤是否为早期。越早期，其治疗效果越好。

根据本病的病因、发病部位及临床特点，食管癌在中医学中属于“噎膈”“噎塞”等范畴。噎膈是由于食管干涩或食管、贲门狭窄所致的以咽下食物梗死不顺，甚则食物不能下咽到胃，食入即吐为主要临床表现的一类病证。噎即梗死，指吞咽食物时梗死不顺；膈即格拒，指食管阻塞，食物不能下咽到胃，食入即吐。噎属噎膈之轻证，可以单独为病，亦可为噎膈的前驱表现，故临床统称为噎膈。本病发病年龄段较高，多发于中老年男性，目前

尚属难治之证。因此，中老年人如出现原因不明的进食障碍时，应及早就诊，进行相关检查，以明确诊断，早期治疗。《黄帝内经》认为本病与津液及情志有关，如《素问·阴阳别论篇》曰："三阳结谓之膈。"《素问·通评虚实论篇》曰："膈塞闭绝，上下不通，则暴忧之病也。"并指出本病病位在胃，如《灵枢·四时气》曰："食饮不下，膈塞不通，邪在胃脘。"《太平圣惠方·第五十卷》认为："寒温失宜，食饮乖度，或恚怒气逆，思虑伤心致使阴阳不和，胸膈否塞，故名膈气也。"《景岳全书·噎膈》有"噎膈一证，必以忧愁思虑，积劳积郁，或酒色过度，损伤而成"，并指出"少年少见此证，而惟中衰耗伤者多有之"，对其病因进行了确切的描述。关于其病机，历代医家多有论述，如《医学心悟·噎膈》指出"凡噎膈症，不出胃脘干槁四字"。《临证指南医案·噎膈反胃》提出"脘管窄隘"。

一、何任验案

患者，男，58岁。

初诊：2005年11月28日。

主诉：食管癌术后3个月，咳嗽无痰。

现症：咳嗽无痰，并面色少华、形体消瘦，舌质暗，苔薄，脉满浮。

诊查：患者于2004年7月4日发热，自测体温达40 ℃。咳嗽少痰，无胸痛，病理检查示食管鳞状细胞癌，胃窦浅表黏膜慢性炎症、糜烂。于同年8月12日手术，术后化疗4次，11月3日支气管镜检查示右侧支气管肺癌。

临床诊断：噎膈病。

辨证：正虚邪实，血虚阴伤。

治法：扶正祛邪。

处方：自拟扶正祛邪方加减。

药用：北沙参20 g，黄芪30 g，女贞子15 g，猪苓30 g，茯苓30 g，杞子20 g，杭白菊10 g，炙百部20 g，猫人参40 g，白花蛇舌草30 g，焦枣仁15 g，薏苡仁60 g（包），桔梗10 g，佛手片10 g。15剂，水煎服，每日1剂。

二诊：服药15剂后，诸症均见减，夜寐亦安。效不更方，原方略行加减。服药2个月后，病情稳定，咳嗽瘥，精神好，继续以扶正祛邪方加减治疗，患者满意。

【按语】本案中的噎膈，即现代医学中的食管癌。"邪之所凑，其气必

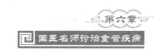

虚"，《医宗必读》也云"积之成也，正气不足，而后邪气踞之"，噎膈多由阴伤气结而成，且术后患者正气虚弱，故采用扶正祛邪并施之法，北沙参、黄芪等气阴双补，扶助正气；茯苓、猪苓、白花蛇舌草、杭白菊等消肿解毒、祛邪抗毒。

二、陈瑞春验案

患者，女，75 岁。

初诊： 2005 年 7 月 25 日。

主诉： 术后少气懒言 5 月余。

现病史： 患者于 2005 年 2 月发现食管癌，曾在上海行手术治疗，术后行放、化疗，但每次放、化疗过程中患者即出现呕吐、食欲缺乏、精神不振等不良反应，此次放疗后乏力加重，因而返回南昌求中医调理。

现症： 少气懒言，头晕，食欲不振，夜寐醒后口干，白天口淡，睡眠尚可，二便平。察其形体偏瘦，面色少华；舌淡红，少苔，脉细弦。

临床诊断： 西医诊为食管癌伴转移。

辨证： 脾胃气虚。

治法： 益气健脾，兼养脾阴。

处方： 五味异功散加减。太子参 15 g，淮山药 15 g，茯苓 10 g，炙甘草 5 g，陈皮 10 g，炒谷麦芽（各）15 g，鸡内金 10 g，生黄芪 10 g，石斛 10 g。水煎服，日 1 剂。

二至四诊： 药后纳食见增，精神好转。守方合四逆散以疏肝行气，共服 30 余剂，体重增加约 1 kg，睡眠可，纳食基本正常，饮食有味，无心悸，自觉病情稳定，但偏畏风寒，易感冒鼻塞。嘱平时服陈氏健脾膏以健脾益气。

五诊： 2006 年 1 月 9 日。患者于 2005 年 12 月到上海复查磁共振示肿瘤已转移到脑部，伴肺部感染，经住院用抗生素后病情好转，现食欲欠佳，精神不振，无恶心呕吐，口中和，睡眠可，二便平，自行要求继服中药调理。察其舌淡红，少苔，脉缓，仍为脾胃气阴不足，继以四逆散合异功散加减。处方：党参 15 g，白术 10 g，茯苓 10 g，炙甘草 5 g，陈皮 10 g，炒谷麦芽（各）10 g，鸡内金 10 g，生黄芪 15 g，柴胡 6 g，赤芍 10 g，枳壳 10 g，防风 6 g，淮山药 15 g，石斛 10 g。水煎服，日 1 剂。另以黄芪 15 g，淮山药 15 g，赤小豆 15 g，粳米 10 g，莲子 10 g。煮稀饭服，日 1 剂。

六至九诊：服上药 100 余剂，于 2006 年 4 月到上海中山医院复查，各项检查均正常，未见肿瘤转移和扩散。现精神、纳食均正常，睡眠佳，体重亦增加 2 kg，生活能完全自理。嘱继服陈氏健脾膏善后。

【按语】本案因放、化疗而致脾胃气虚，并有胃阴不足，故方中始终用异功散温养脾胃；并用淮山药、石斛滋养胃阴，补而不峻，滋而不腻。综观全方，对恢复脾胃之功能，功不可没。

三、周仲瑛验案

患者，男，69 岁。

初诊：2006 年 1 月 11 日。

主诉：饮食吞咽困难、哽噎难下半年余。

现症：近半年来，饮食吞咽有时困难，哽噎难下，进食干饭时明显，食半流软食无妨，泛吐黏痰，量多，不酸，大便尚调，口稍干，时或咳嗽，寐差，体重下降超过 10 kg，时有心慌。

诊查：外院胃镜、CT 查为食管癌，未行进一步治疗，舌质暗隐紫，苔薄黄腻，脉虚，脉来三五不调。

临床诊断：西医诊断为食管癌，中医诊断为噎膈。

辨证：胃津气双亏，气滞痰瘀交阻。此为生活失养，情志失调，脏腑亏虚，瘀血、顽痰、气滞、热郁交结，上干于胃，津气耗伤，故见饮食吞咽有时困难，哽噎难下，进食干饭时明显，食半流软食无妨，口稍干等津气亏耗、痰瘀阻结之候。

治法：化痰理气祛瘀，益气养阴填精。

处方：拟沙参麦冬汤加减。太子参 10 g，南、北沙参各 12 g，麦冬 10 g，法夏 12 g，旋覆花 5 g（包），代赭石 25 g，丹参 15 g，藿香、苏叶各 10 g，黄连 3 g，石打穿 20 g，独角蜣螂 2 只，炙刺猬皮 15 g，煅瓦楞子 20 g，公丁香 5 g，白花蛇舌草 20 g，桃仁 10 g，莪术 9 g，炙蜈蚣 2 条，威灵仙 12 g，急性子 10 g。水煎服，每日 1 剂。

二诊：2006 年 1 月 19 日。近来恶心呕吐黏痰 3 次，饮食有时哽噎难下，矢气增多，噫气不多，大便日行，尿多，夜有心慌，左手臂麻，咽干，苔薄黄、质暗红，脉小滑兼数。

处方：1 月 11 日方加泽漆 15 g，八月札 12 g，肿节风 20 g，水煎服，每日 1 剂。另：飞朱砂 12 g，西月石 18 g，和匀，分 20 份，服 10 日，每日早、晚各 1 次。

三诊：2006 年 1 月 25 日。服药 2 周后，食管哽噎感减轻，饮食通过较顺，黏痰减少，矢气多，咽干，咳嗽不多，寐差，苔薄、黄腻、质暗红，舌下青筋显露，脉弦滑。守方加味。

处方：1 月 11 日方加天冬 10 g，八月札 12 g，半枝莲 20 g，泽漆 15 g，肿节风 20 g。14 剂，水煎服。

四诊：2006 年 2 月 9 日。1 周前呕吐黏液二口，近日稳定，饮食顺畅，无梗阻感，晨晚稍咳，咳白痰，大便正常，矢气多，苔薄、黄腻、质暗红，脉细滑。

处方：1 月 11 日方加泽漆 15 g，肿节风 20 g，八月札 15 g，失笑散 10 g（包），红豆杉 15 g，7 剂，水煎服。

五诊：2006 年 2 月 16 日。最近失眠严重，服药 4 天后又见呕吐，昨日午餐后饮食有哽噎感，呕吐黏痰白沫，咽喉阻塞，有刺痛感，口干，大便正常，嗳气不多，苔薄、黄腻、质暗红，脉细滑。辨证仍为痰气瘀阻、津气两伤、胃失和降。

处方：1 月 11 日方加橘皮 6 g，竹茹 6 g，合欢皮 15 g，山豆根 6 g，山慈菇 12 g，白毛夏枯草 10 g，夜交藤 25 g。14 剂，水煎服。

六诊：2006 年 3 月 1 日。近来呕吐未发，嗳气、矢气减轻，能食稀饭烂面条。舌质黯、苔黄腻，舌下青筋显露，脉细滑、效不更方，守法加减。

处方：1 月 11 日方加陈皮 6 g，竹茹 6 g，山豆根 6 g，山慈菇 12 g，泽漆 12 g，肿节风 15 g，合欢皮 15 g，夜交藤 25 g。14 剂，水煎服。

【按语】噎膈为本虚标实之证，此案辨证为痰气瘀阻，故治以开郁化痰、行气降逆、活血散结为法，但热毒久郁，势必伤阴，因此始终以沙参麦冬汤合旋覆代赭汤化裁，方中南、北沙参、麦冬养阴润燥；旋覆花、代赭石下气消痰散结止呕；桃仁、莪术、丹参、急性子、石打穿、煅瓦楞子、威灵仙活血化瘀消结；黄连、藿香、苏叶、公丁香清胃和中，理气降逆；白花蛇舌草清热解毒，配合虫类药独角蜣螂、炙刺猬皮、炙蜈蚣搜剔削坚，攻毒破瘀。另服飞朱砂清热镇逆，西月石消痰散结。服药两周后主证明显好转，再入泽漆、肿节风解毒化瘀。五诊又见呕吐明显，原方加橘皮、竹茹、山豆根、山慈菇加强清热化痰、和胃降逆之功，白毛夏枯草清热散结，夜交藤安神定志。六诊症平，守方加减。治疗全过程标本兼顾，以祛邪为主，扶正为辅，取得了改善症状、延缓病情恶化的疗效。

四、钱伯文验案

案1：

患者，男，58 岁。

初诊： 1961 年 9 月 3 日。

主诉： 进行性吞咽困难，伴梗阻及疼痛感 3 月余。

现症： 吞咽困难，只能吃流质和半流质，胸前有烧灼和隐痛，苔薄腻，脉弦滑。

诊查： 于 1961 年 6 月住上海某医院，食管钡餐摄片示食管末端充盈不足，黏膜紊乱。食管镜示距门齿 41 cm 处可见食管后壁有肿块突出，局部蠕动消失。

临床诊断： 食管贲门癌。

辨证： 气滞痰凝，阻塞食管所致。

治法： 理气化痰，消肿软坚。

处方： 自拟理气化痰消肿方为主。青皮 10 g，枸橘 15 g，橘叶 10 g，广木香 6 g，制香附 8 g，苦桔梗 6 g，光杏仁 10 g，生熟地各 15 g，全瓜蒌 15 g，花槟榔 10 g，象贝粉 6 g（吞），生薏苡仁 30 g，茯苓 20 g。水煎服，每日 1 剂。

二诊： 服药 14 剂后，吞咽困难稍有减轻，效不更方，原方加夏枯草 10 g，石见穿 15 g，石打穿 15 g。水煎服，日 1 剂。并酌情加用成药六味地黄丸、移山人参片、红参片、夏枯草套、龙华丸（天龙、蜂房、天虫等量研末为丸）及消瘤膏（夏枯草 30 g，昆布 30 g，甘草 6 g，牡蛎 30 g，橘叶 9 g，象贝粉 6 g 浓煎成膏）。此后以上法加减治之，患者诸状逐渐减轻，半年后症状消失，饮食恢复正常。连续服中药 1 年余停药。1975 年 4 月回访：10 多年来进食正常、无复发现象，健康状况良好。食管钡餐及食管镜复查结果如下。1961 年 10 月食管镜检查示食管下 1/3 较狭窄，边缘整齐，但无破坏缺损，与上次 X 片相比较，无特殊改变或恶化。1962 年 1 月食管钡餐检查示食管无明显狭窄。1962 年 3 月食管钡餐检查示食管无明显肿瘤征象。1962 年 6 月食管钡餐检查示食管上中段良好，下段左膈上 3～4 cm 处仍有狭窄及弯曲，边缘光滑整齐，钡剂通过缓慢，但仍能扩张，贲门未见异常。1963 年 4 月食管钡餐检查示食管下段受降主动脉压迫偏移，有扭曲，然通过无障碍，边缘整齐，黏膜纹理整齐，贲门胃底无癌肿现象。1975 年 3 月食管钡餐检查示吞钡餐后，食管通过良好，于下端处稍有梗阻，局部有外来压迹，但局部黏膜光整，透视下可见搏动，为降主动脉压迹，贲门部黏膜光整，扩张良好，胃底清晰；贲门部无明显新生物 X 线表现。

【按语】本案以理气化痰、消肿软坚等法治疗噎膈病，除服用汤药外，还适当加用了六味地黄丸、人参片、龙华丸、消瘤膏等成药，一方面提高人体的抗病能力；另一方面消除肿瘤，对食管癌的治疗有一定的帮助，其次石见穿、石打穿、天龙等具有活血、止痛、散结等作用，对食管癌的治疗也不无裨益。

案 2：

患者，男，75 岁。

初诊：2005 年 1 月 10 日。

主诉：食管癌术后胃脘疼痛、灼热。

现症：患者食管中段鳞癌，于 2004 年 2 月在外院行食管贲门切除术。2004 年吞钡复查示反流性食管炎。患者食管癌术后，胃脘灼热、疼痛，神疲乏力，纳差。形瘦，自汗不止，舌黄苔腻、脉弦。

辨证：脾气虚弱。

治法：益气健脾，抗癌。

处方：方拟参苓白术散加减。党参 20 g，白术 20 g，茯苓 15 g，白花蛇舌草 30 g，仙鹤草 20 g，陈皮 10 g，生熟地各 12 g，仙灵脾 15 g，佛手 20 g，枳壳 9 g，焦楂曲各 12 g，莪术 10 g，生薏苡仁 30 g。水煎服，日 1 剂。

二诊：服药 14 剂后，病情好转，效不更方，方药略有增减，原方改生熟地各 20 g，莪术 20 g，加炒枣仁 20 g，继服 14 剂，诸症好转。此后以前法加减治之，查至 2006 年 6 月，病情稳定。

【按语】食管癌在中医学中属于"噎膈""噎塞"等范畴。本案患者术后胃脘部灼烧、疼痛不断，胃纳不佳，体虚乏力，乃脾气虚弱所致，治宜益气健脾、养阴抗癌，方拟参苓白术散加减。方中党参、白术、茯苓、生薏苡仁益气健脾；生熟地养阴；白花蛇舌草、仙鹤草、莪术有一定的抑瘤作用；陈皮、佛手、枳壳行气和胃宽胸，焦楂曲健脾和胃，消食导滞。诸药合用，既可益气健脾，又有一定的抑瘤作用，故能收到较好疗效。

五、徐景藩验案

患者，女，81 岁。

初诊：2005 年 12 月 1 日。

主诉：咳嗽间作 30 余年，近发作 1 个月伴吞咽困难 3 个月。

现症：慢性支气管炎 30 余年，常咳嗽，咳痰 1 个月前复发，至省人民医院呼吸科住院。2005 年 9 月脘痞不适，仅能进半流饮食，9 月 16 日胃镜检查示食管下段贲门腺癌，无脘痛。口干欲饮水，大便日行 1~2 次，不黑，察其舌微红，苔薄黄面燥，脉细弦而小数，下肢不肿。

临床诊断：食管癌（食管下段贲门癌）。

辨证：痰气瘀交阻，肺失宣肃，胃失和降。

治法：肃肺化痰，行瘀和胃。

处方：拟方沙参麦冬汤加减。北沙参 10 g，麦冬 15 g，黄芩 6 g，杏仁 10 g，木蝴蝶 5 g，绿梅花 10 g，鸡内金 10 g，薏苡仁 30 g，莪术 10 g，川贝 3 g，谷麦芽各 30 g，仙鹤草 15 g，水煎服，每日 1 剂。另三七粉 2.5 g/d。

二诊：服药 7 剂后，咳嗽咳痰已显著改善，唯饮食不多，胸、咽有噎膈感，大便日行 2 次，不黑，察其舌微红，苔薄黄，脉细弦、小数。食管癌，高龄不适手术，证为痰、气、瘀交阻。拟法疏润结合，化痰理气行瘀，通其膈。拟方半夏厚朴汤加减。

处方：法夏 10 g，厚朴花 10 g，苏梗 10 g，苏子 10 g，茯苓 15 g，杏仁 10 g，鹅管石 15 g，木蝴蝶 6 g，三棱 10 g，赤芍 10 g，王不留行 5 g，路路通 3 g，刀豆壳 20 g，麦冬 20 g，当归 10 g，炙草 3 g。水煎服，每日 1 剂。药证尚合，咳嗽已愈，心下略有痞胀，饮食下咽稍有不适，可进干饭。原方加北沙参，继续治疗 4 个月，仍能进食半流饮食，病情无明显恶化。

【按语】本案为食管癌，中医可诊为"噎膈"。且有咳嗽病史 30 年，就诊时肺胃同病，因外感风邪引发宿疾，痰浊壅肺，郁而化热，故出现咳嗽、咳痰。急则治标，肃肺化痰为先，佐以行瘀和胃。方用黄芩、贝母、薏苡仁清肺化痰，杏仁宣肺止咳，北沙参、麦冬养阴生津，木蝴蝶、绿梅花理气和胃，莪术活血化瘀、加三七粉行瘀、护膜宁络，药后咳嗽、咳痰显著改善，胸骨后有噎塞感，痰气瘀阻，改从化痰理气、行瘀通膈论治，用半夏厚朴汤合血府逐瘀汤加减，半夏厚朴汤化痰理气，三棱、赤芍、王不留行、当归、路路通活血化瘀、木蝴蝶、刀豆壳理气和胃，杏仁、苏子化痰肃肺，鹅管石宣通胸膈（徐氏认为其有扩张食管作用，常用其治疗食管疾病）。药证相合，胃胀、吞咽不畅感明显减轻，患者年事已高，病史已久，根据"虚者润养"的原则，加北沙参养阴生津。治疗 4 个月，能进食半流饮食，病情

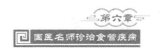

无明显恶化。

六、周仲瑛验案

患者，男，75岁。

初诊：2000年2月15日。

现病史：1997年2月无明显诱因出现吞咽困难，食欲缺乏，消瘦明显。经食管镜检查诊断为"食管鳞癌"，于1997年5月行食管癌根治术，手术顺利。1999年4月发现右颈部有一肿大淋巴结，行手术切除，病检提示为"转移性鳞癌"。胸部CT检查提示纵隔淋巴结肿大。行化疗效果不显，右颈部淋巴结继续增大。于2000年2月15日再次行放疗，扩大放疗范围。其间请周老会诊配合中药治疗。

现症：胸闷气急，纳食不香，夜寐不宁，形体消瘦，神疲乏力，舌淡、苔薄白，脉细弱。

辨证：气阴两虚，癌毒积聚。

治法：益气养阴，清热解毒，通络抗癌。

处方：太子参、佩兰、白术、白芍药、黄芪各10 g，白花蛇舌草20 g，天花粉、苦参、僵蚕、半枝莲各12 g，土鳖虫6 g，炙蜈蚣3条，薏苡仁30 g，炒山楂、炒麦芽、炒谷芽各18 g，夜交藤20 g。水煎服，每日1剂。

二诊：服上方14剂后，诸症减轻，纳食渐增，食之有味，夜能安卧，肌肉渐长，舌脉同前，原方加山慈菇、芦根各12 g，何首乌15 g，仙鹤草7 g，水煎温服。

三诊：服20剂后，患者病情好转，可下床活动，守方继进。

四诊：患者咳嗽，痰黏色黄，舌苔灰黑，脉濡数。周教授认为证属肺胃不和，脾运不佳，湿热内蕴。原方去黄芪、白术、夜交藤、白芍，加用法半夏、炒枳实各10 g，瓜蒌20 g，黄连4 g，以祛痰利湿。

五诊：服上方7剂，患者咳嗽渐止，痰色转白，舌淡、苔薄白，脉濡缓。去法半夏、炒枳实、瓜蒌、黄连，加用黄芪、白术继续服用至今，患者病情稳定，未发现复发及转移。

【按语】周教授认为本病早期以肝郁气滞、湿热内聚多见；中期则以瘀血阻滞、脾胃虚寒型为主；后期表现为气阴不足、癌毒积聚。故治疗应以病之轻重、病情之早晚、邪正之消长给予相应的治疗，切不可无视病之变化而固守一法，亦不能不顾肿瘤既病日久之特点而多变方药。另外，西医之手术、放疗和化疗都是抗癌的手段，但与此同时亦破坏人体正常防御机制，打破体内平衡，损伤人体正气。中医药在治癌的同时又可兼顾正气，达到攻补兼施的目的。因此肿瘤的治疗必须将中西医有机结合，充分发挥二者之优势，最终达到抗癌而不伤正，扶正而不留邪之目的。本例方中太子参、黄芪、白术、白芍、天花粉益气养阴，扶正培本；白花蛇舌草、半枝莲、苦参苦寒，清热解毒，利湿消肿；土鳖虫、炙蜈蚣、僵蚕活血化瘀，散结消肿；佩兰、薏苡仁、炒山楂、炒麦芽、炒谷芽、夜交藤化湿消食，通络安神。诸药合用，共奏益气养阴、清热解毒、通络抗癌之功。

七、李志湘验案

患者，女，72 岁。

初诊：2006 年 9 月 29 日。

主诉：咽部干燥伴吞咽有阻塞感 2 个月。

现症：夜间咽干燥不能入睡，胸闷，精神衰弱，消瘦，两颚突出，眼球内陷，四肢无力，大便干燥、尿黄、脉细数，舌尖红，苔薄。

诊查：患者于基层卫生院行食管钡透显示食管上端约 8 cm 长管壁受到破坏，诊断意见为食管癌。患者仍抱着怀疑态度，又到县级医院透视摄片，X 片示食管上端管壁受到破坏，黏膜中断，管腔狭窄。诊断意见为食管癌。

临床诊断：西医诊断为食管癌，中医诊断为噎膈。

辨证：气阴两虚，癌毒炽盛。

治法：益气养阴，生津润燥，解毒活血。

处方：黄芪 15 g，灵芝 10 g，北沙参 15 g，玄参 15 g，当归 10 g，熟地 10 g，天龙 6 g，全蝎 6 g，白术 12 g，茯苓 12 g，枳壳 10 g，蒲公英 30 g，金银花 12 g，半枝莲 12 g，炒麦芽 12 g，甘草 5 g。10 剂，每日 1 剂，水煎服。

二诊：2006 年 10 月 19 日。咽干燥稍有减轻，吞咽阻塞略有改善，饮食稍有增加，守前方加石打穿 20 g，北沙参加 5 g，黄芪加 10 g，10 剂。

三诊：2006 年 10 月 30 日。精神明显好转，咽干燥减去大半，吞咽阻塞减轻，大便变软，饮食增加有味，并出现胸闷不舒，再守前方加佛手 10 g，枸杞 10 g，10 剂。

四诊：2006 年 11 月 15 日。咽部仍有轻微干燥，饮食二便均正常，前方加麦冬 10 g、水蛭 5 g，10 剂。

五诊：2007 年 1 月 15 日。全身症状基本消失，只有咽部轻微干燥及不适，原方 20 剂。

六诊：2007 年 4 月 5 日。身体发胖，咽部干燥不适感消失，饮食正常，自己仍认为不是癌症，但是不断服用上方，身体良好。2007 年 9 月 9 日，自觉咽干，咽部发硬来诊，复查食管，显示食管管壁稍不光滑，黏膜未受损坏，食管不扩大，不狭窄，不是食管癌征象，仍守上方出入，不间断治疗，症状基本消失。

【按语】①本例两次食管钡透摄片，均诊断为食管癌，应该说食管癌的诊断是成立的。据证分析，属气阴两虚，癌毒炽盛，气滞血瘀，因之，方用北沙参、玄参、熟地、麦冬生津润燥；白术、茯苓、黄芪、灵芝补气健脾，蒲公英、半枝莲、金银花清热解毒；天龙、全蝎以毒攻毒，抑制癌细胞生长；当归、枳壳理气活血；麦芽健脾助运；甘草调和诸药。诸药合用达到补气养阴、理气活血、清热解毒之效。由于组方严谨，符合病机，使恶性病变向良性转化。②中医认为扶正与祛邪是治疗恶性肿瘤总的原则，两者是辨证统一的，扶正可以祛邪，祛邪可以扶正，古人云"邪气不去，则正气难以恢复，正气虚弱，则邪气难以尽去"，即是此意。在临床实践中，观察到肿瘤患者，随着肿瘤的生长，机体不断消耗，抗癌能力下降，形成机体一长一消之势。治疗的目的，把这种趋势倒转过来，在治疗过程中，不仅要攻毒，杀死癌细胞，更重要的是扶正，提高抗病能力。如果只注意攻毒，忽视机体虚弱状态，则不利于癌症的康复，机体的正气将消耗殆尽，出现两败俱伤的严重后果。在癌症的发展过程中，各个阶段都不一样，要根据各个阶段的病理特点，具体问题具体分析，选择扶正与祛邪或祛邪与扶正的治疗法则。③现代医学认为：人体正常时，体内免疫系统有免疫监视作用，当机体正常细胞发生突变时，免疫细胞能及时识别并加以清除，当机体免疫功能缺陷或减弱时，免疫监视功能失调，则不能消灭体内发生突变的细胞而有利于肿瘤生长。目前，肿瘤免疫学已经证实，癌症患者有免疫功能紊乱，特别是 T 淋巴细胞、NK 细胞功能低下。值得指出的是，恶性肿瘤患者正气不足的最初变化往往是局部的、内在的，并不一定以显见的症状表现出来，特别在早期症状隐匿时，用现在医学的许多方法来丰富我们中医四诊，提示其早期正气不足的微观辨证。④随着研究的不断深入，恶性肿瘤的治疗已由最初的细胞毒性药物过渡到分子靶向调节治疗。靶向治疗的迅速发展已经改变了恶性肿瘤传统的治疗模式，并展示出良好的发展前景，然而由于开发的靶向治疗药物主要针对单个靶点，而大多数肿瘤都是多靶点的，故单一地阻断一个受体或一条信号通路来治疗恶性肿瘤是不客观的。因此，如何进行多靶点阻断是分子靶向治疗发展的新方向。⑤中医药在治疗肿瘤上有特殊优势，单味中药和中药复方具有多种有效成分，奠定了中药多靶点、多环节、多部位效应的物质基础。中药的多性味、多归经和中药分子的多样性则显示了传统中药多靶点效应的固有特性。因此，在中医理论的指导下，结合分子生物学现代技术，深入研究中医药多靶点联合治疗恶性肿瘤的机制，将有希望成为肿瘤治疗和抗复发、转移的重要手段。本案该例患者治疗取得的良好效果，使我们相信中医药对肿瘤的作用可能符合这种机制，这对我们今后的临床工作启发很大，使我们对肿瘤治疗理论的认识也有很大提高。

（王　锋）

参 考 文 献

[1] 贺兴东，翁维良，姚乃礼，等．当代名老中医典型医案集·内科分册（中册）[M]．北京：人民卫生出版社，2009．

[2] 宋长城，鞠敏．周仲瑛教授治疗恶性肿瘤验案 3 则 [J]．新中医，2002，34（12）：56-57．

[3] 李志湘．杏林撷英：李志湘疑难杂症医案 [M]．南京：南京出版社，2008：138-140．

第七章　国医名师诊治胃部疾病

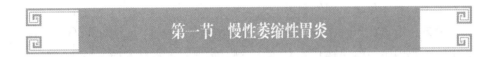

第一节　慢性萎缩性胃炎

慢性萎缩性胃炎是由多种病因引起的以胃黏膜的慢性炎症和固有腺体的萎缩为病变的慢性胃部疾病，以伴有不同类型的胃黏膜上皮和腺体的化生为主要的病理特征。临床上多见上腹部不适、上腹部饱胀、上腹部疼痛、恶心、嗳气及食欲缺乏等症状。依据慢性萎缩性胃炎的临床表现，可将其归属于中医学"痞满""胃脘痛病""胃痞""嘈杂"等范畴。现代医学研究认为本病的发生与幽门螺杆菌的长期感染、环境饮食因素、免疫因素等相关。中医认为其病因复杂多样，多由感受外邪、内伤饮食、情志失调、脾胃本虚等以致脾胃升降失职、中焦气机不利而发病。其病位在胃，与肝、脾密切相关，多虚实夹杂，虚者以脾气虚和胃阴虚为本；实者以气滞、血瘀、湿热为标。

慢性萎缩性胃炎是消化内科的常见病，目前缺乏特效治疗药物，其治疗的目的在于缓解临床症状和改善胃黏膜炎性反应；治疗应尽可能针对病因，遵循个体化原则，对于严重的慢性萎缩性胃炎或伴有上皮内瘤变者应注意预防其恶变。中医药注重慢性萎缩性胃炎不同病理分期的分阶段辨证论治，以整体调理、标本兼治为治疗理念，求其根本，究其病因，注重食疗，调畅情志，未病先防，在整体观念的指导下，充分发挥方剂君臣佐使配伍，以提高治疗效果，减轻患者痛苦。具体案例如下。

一、朱良春验案

患者，男，30岁。

初诊：1984年1月6日。

主诉：反复胃脘胀痛1年。

现症：胃脘胀痛，犹如针刺，攀及胸膺，纳呆，形体消瘦，面晦无华，二便尚调。

诊查：胃镜检查提示为慢性浅表性胃炎、胃窦部萎缩性胃炎、十二指肠球部炎症、食管炎。舌紫黯，苔薄白，脉细弦。

临床诊断：慢性萎缩性胃炎。

辨证：脾胃亏虚，瘀血停胃。

治法：益气化瘀，理气和胃。

处方：生黄芪30g，三七粉2g，玉蝴蝶6g，莪术6g，凤凰衣6g，甘松10g，鸡内金10g，徐长卿10g。6剂，水煎服，每日1剂，早晚分服。

二诊：药后胃脘痛显减，胀感亦松，偶觉口干，舌脉同前。原方既效，不必更方，照方加石斛12g，服10剂。

三诊：经服上方益气化瘀之品，神疲渐复，胃痛已减，纳谷显增，舌有紫斑、苔薄白，脉细。前药合拍，毋庸更改，续予散剂以善其后。

处方：生黄芪80g，玉蝴蝶、凤凰衣各40g，鸡内金、甘松各50g，生白术、生白芍各60g，莪术、炙甘草各30g。上药研极细末，一日3次，每次3g，饭前服。配两料。服散剂月余，体重明显增加，面色较前大有好转，胃痛未作，纳谷大增，已能正常上班，于同年4月16日在当地复查胃镜，诊断：轻度慢性浅表性胃炎。苔薄白，脉细。续予以上散剂一料。服毕，纳谷正常，体重续增，能坚持全日工作。嘱其再服一料散剂以巩固之。

【按语】此证胃痛已久，从脉证而言，乃脾胃亏虚、瘀血内停之候，治疗上宜益气化瘀。故予黄芪配莪术为主，随证佐药。方中甘松、徐长卿甘温理气；鸡内金配生白术，补脾胃，助消化，化痰涎，逐瘀滞，对本病有较好的疗效，二者均以生用为妙；至于玉蝴蝶、凤凰衣，素有养阴清肺之功，除善治久咳、咽痛、音哑外，更有补虚、宽中、促进食欲之效；芍药配甘草缓中止痛，临床应用，屡屡奏效。

二、路志正验案

患者，男，58岁。

初诊：1995年4月7日。

主诉：反复胃脘胀痛30年，再发10个月。

现症：胃脘饱胀，进食后加重，胃脘烧灼有疼痛，嘈杂，嗳气，消瘦厌食，面色少华，神疲乏力，气短肢软，大便干结难解。

诊查：胃镜检查提示重度萎缩性胃炎伴中重度胃腺异型增生及肠上皮化生。舌嫩红而光，脉细小、数。

临床诊断：慢性萎缩性胃炎。

辨证：气阴两伤。

治法：益气养阴，运脾和胃。

处方：自拟参荷二梅汤。西洋参10 g，芍药10 g，炙甘草10 g，鲜石斛10 g，乌梅10 g，生白术6 g，鸡内金6 g，生谷、麦芽各10 g，绿萼梅6 g，荷叶6 g。30剂，水煎服，每日1剂，早晚分服。

二诊：精神较前好转，胃脘烧灼隐痛亦较前有所缓解，嗳气，进食不慎泛恶，大便干结难解，舌嫩红，光舌，脉细小、数。上方加竹茹、半夏各10 g，和胃止呕、下气以消无形之痰结；加桃仁10 g，久病者必瘀，以行瘀润燥滑肠。40剂，每日1剂，水煎服。

三诊：自行前来复诊，精神明显好转，面稍有润色，胃部时有灼热感，时感心烦，睡眠欠佳，舌尖红甚，少苔，脉细小、数。既见效，守上方加黄连3 g，清心除烦。20剂，每日1剂，水煎服。

四诊：因家事生气，近1周时感两胁胀痛，嗳气，自认为是癌症，情绪化严重，舌偏红，少苔，脉细小、弦。首先解开思想症结，安心治疗。首次方加玫瑰花10 g，绿萼梅改为10 g，以加强理气解郁之功。30剂，每日1剂，水煎服。

五诊：时感疲乏气短，进食后稍胀，夜间时感口干，舌偏红，舌见薄苔，脉细。首次方加黄芪10 g以增加补气之功；陈皮6 g，和胃助消化以防阴柔呆滞之弊。调服2个月。

六诊：形体渐丰，能适当干些力所能及的农活，进食不慎时略有胀感。复查胃镜示胃窦炎伴轻度肠上皮化生。按首次方调服1月余，随访半年，病未复发。

【按语】路老崇尚脾胃学说，在该案治疗上紧扣脾气亏虚、胃阴不足之本，自拟参荷二梅汤，其用药轻灵、活泼，药味平和，不温不燥。参荷二梅汤的药物组成，以花、叶为轻灵疏达、开胃生津之用。方中西洋参、荷叶轻清、益气健脾、养阴生津；绿萼梅、乌梅酸生津开胃；此案再合以健胃消食之品，收获益气养阴之功。对于损气、伤阴破血之品当慎用；根据中医辨证与现代检查诊断相结合，有效地指导临床。

三、颜德馨验案

患者，女，63岁。

主诉： 反复胃脘痛10年，再发10天。

现症： 胃脘痛10年，经常发作，近10天来胃脘灼痛，痛有定处，按之不舒，食后为甚，纳食不馨，二便尚调。

诊查： 胃镜检查见胃窦小弯侧糜烂，黏膜肿胀、充血。诊为"慢性萎缩性胃炎伴糜烂"，病理提示重度慢性活动性萎缩性胃炎伴不典型增生。舌紫，苔黄腻，脉弦细。

临床诊断： 慢性萎缩性胃炎。

辨证： 气郁血瘀，化热伤阴。

治法： 理气化瘀，清热养阴。

处方： 丹参饮加味。丹参12 g，檀香2.4 g，砂仁2.4 g，百合9 g，乌药6 g，生麦芽30 g，川楝子9 g，延胡索9 g，蒲公英10 g，姜山栀6 g。6剂，水煎服，每日1剂，早晚分服。

二诊： 服药3天，灼痛显减，再服3天，脘痛即瘥，纳食渐馨，稍有口干；舌稍红，苔薄腻，脉弦细。前法已效，再进善后。原方继进6剂。

【按语】 慢性萎缩性胃炎反复发作，经年不愈，久病多瘀，此案痛有定处，舌紫脉弦，乃是血瘀之证，故以丹参饮化瘀和胃为主方；瘀久化热而伤阴，则以蒲公英、姜山栀泄热，百合养阴；入金铃子散以理滞止痛。三方合用，热、郁、瘀、虚兼顾，一方而效。颜老的经验，若以胃镜下所见辨之，凡黏膜肿胀、充血、糜烂，皆属瘀热交结，投丹参饮均可收获良效。

四、张镜人验案

患者，男，57岁。

初诊： 2004年5月21日。

主诉： 反复中上腹隐痛、灼热伴嗳气4年。

现症： 有胃炎病史4年余。自觉中上腹隐痛、灼热、嗳气频频，口气秽浊时轻时重，口服铝碳酸镁片等治疗效果不显。

诊查： 2004年5月12日本院胃镜检查为慢性萎缩性胃炎，病理提示胃窦黏膜慢性轻度萎缩性胃炎伴轻度肠化，炎症（＋＋），活动（＋）（活动期）。舌红，苔厚黄腻，脉弦。

临床诊断：慢性萎缩性胃炎。

辨证：湿热瘀阻。

治法：清热化湿，和胃降逆，调气活血。

处方：自拟方。炒白术 9 g，黄芩 9 g，川黄连 3 g，制半夏 9 g，藿香 9 g，佩兰 9 g，陈皮 6 g，厚朴 6 g，赤芍 9 g，白芍 9 g，炙甘草 6 g，连翘 9 g，荷叶 9 g，旋覆花 9 g（包），代赭石 30 g（先煎），香橼皮 9 g，知母 9 g，铁树叶 15 g，白花蛇舌草 30 g，佛手 6 g，谷芽 9 g。14 剂，水煎服，每日 1 剂，早晚分服。忌辛辣、油腻。

二诊：2004 年 6 月 18 日。中脘灼热、隐痛略感好转，仍有嗳气，时有食后胀满，大便干结。舌红，苔黄腻，脉弦。湿热未化，夹瘀滞交阻，胃失和降，气机疏泄失司，再拟化湿和中、调气活血、清热理气。处方：炒白术 9 g，黄芩 9 g，制半夏 9 g，藿香 9 g，佩兰 9 g，陈皮 6 g，厚朴 6 g，赤芍 9 g，白芍 9 g，炙甘草 6 g，延胡索 9 g，连翘 9 g，荷叶 9 g，旋覆花 9 g（包），代赭石 30 g（先煎），香橼皮 9 g，全瓜蒌 30 g（打），望江南 9 g，铁树叶 15 g，白花蛇舌草 30 g，佛手 6 g，谷芽 9 g。14 剂，水煎服，每日 1 剂，早晚分服。

三诊：2004 年 7 月 30 日。中脘灼热较减，大便已畅，胃纳亦增，仍有嗳气。舌红，苔薄黄腻，脉弦。湿热渐化，肝胃不和，兼有瘀热，治拟前法。处方：炒白术 9 g，黄芩 9 g，制半夏 9 g，赤芍 9 g，白芍 9 g，炙甘草 6 g，藿香 9 g，佩兰 9 g，陈皮 6 g，炒枳壳 9 g，炒竹茹 6 g，连翘 9 g，荷叶 9 g，旋覆花 9 g（包），代赭石 30 g（先煎），香橼皮 9 g，全瓜蒌 30 g（打），铁树叶 15 g，白花蛇舌草 30 g，山药 9 g，佛手 6 g，谷芽 9 g，丹参 9 g。30 剂，水煎服，每日 1 剂，早晚分服。

四诊：2004 年 8 月 27 日。中脘灼热隐痛减轻，嗳气亦少，口气亦清。舌红，苔薄黄，脉弦。再守前法。处方：炒白术 9 g，山药 9 g，黄芩 9 g，制半夏 9 g，赤芍 9 g，白芍 9 g，炙甘草 6 g，陈皮 6 g，炒枳壳 9 g，炒竹茹 6 g，连翘 9 g，丹参 9 g，旋覆花 9 g（包），代赭石 30 g（先煎），全瓜蒌 30 g（打），铁树叶 15 g，白花蛇舌草 30 g，佛手 6 g，谷芽 9 g。14 剂，水煎服，每日 1 剂，早晚分服。

随访患者，经中药数月治疗，中脘灼热、隐痛嗳气等症逐渐减轻。随访 1 年余，症状平稳，因无特殊不适，患者未行胃镜复查。

【按语】 本例属湿热夹瘀型之证，其病机乃平素嗜酒，酒热内蕴，加之气郁日久、胃络瘀阻所致。胃气升降失司则嗳气，热灼胃络则中脘灼热隐痛，治疗先以清化湿热为主，以黄芩、黄连合厚朴、半夏，乃辛开苦降化湿浊之法，热清湿化后再以调气活血法为主调治，经先后四诊，有常法，有变法，临床症状才逐渐好转，乃守法又有变通也。

五、李振华验案

患者，女，62 岁。

初诊：1992 年 8 月 20 日。

主诉：胃脘胀满半年。

现症：平素胃中不适，饮食稍有不慎即满闷、撑胀、隐痛。平素喜食热饮、身体困乏，大便时干时溏。断断续续服用过酵母片、复方氢氧化铝、三九胃泰等药。半个月前因饮食不慎致胃中胀满，饮食大减，嗳气频作，肠鸣便溏，矢气较多，乏力。现见胃脘撑胀，满闷，不知饥，不欲食，日进食半斤左右，恶食生冷，食后嗳气频繁，肠鸣辘辘，夜里睡眠欠安，大便溏薄，小便清长。

诊查：1992 年 8 月 18 日胃镜提示慢性红斑渗出性胃炎。胃窦部活检示重度慢性萎缩性胃炎伴肠上皮化生。舌质淡，舌体稍大，边有齿痕，苔薄白，脉沉细无力。

临床诊断：慢性萎缩性胃炎。

辨证：脾胃亏虚。

治法：益气健脾，理气和胃。

处方：香砂六君子汤加减。党参 12 g，白术 10 g，茯苓 15 g，陈皮 10 g，半夏 10 g，香附 10 g，砂仁 8 g，厚朴 10 g，乌药 10 g，枳壳 10 g，焦三仙各 12 g，丹参 15 g，赤芍 12 g，甘草 3 g。15 剂，水煎服，每日 1 剂，早晚分服。

二诊：1992 年 9 月 5 日。胃脘胀满减轻，食欲较前转佳，嗳气明显减轻，睡眠欠佳，舌体稍大，边有齿痕，苔薄白，脉沉细无力。患者脾胃功能渐渐恢复，继予益气健脾、疏肝和胃药以资化源，同时酌加夜交藤安心神。

处方：香砂六君子汤加减。党参 10 g，白术 10 g，茯苓 15 g，橘红 10 g，半夏 10 g，香附 10 g，砂仁 8 g，厚朴 10 g，乌药 10 g，枳壳 10 g，郁金 10 g，薏苡仁 30 g，夜交藤 30 g，焦三仙各 12 g，甘草 3 g。18 剂，水煎服，每日 1 剂，早晚分服。

三诊：诸症减轻，胃部不撑不痛，食欲尚可，但稍多食即胀满，睡眠易醒梦多，舌淡，苔薄白，脉沉细。处方：香砂六君子汤加减。党参 10 g，白术 10 g，茯苓 15 g，橘红 10 g，半夏 10 g，香附 10 g，砂仁 8 g，厚朴 10 g，乌药 10 g，夜交藤 30 g，酸枣仁 15 g，龙骨 15 g，焦三仙各 12 g，甘草 3 g。7 剂，水煎服，每日 1 剂，早晚分服。

四诊：1992 年 9 月 30 日。胃部无不适感觉，睡眠较差。舌体胖大，边有齿痕，苔薄白，脉沉细无力。处方：香砂六君子汤加减。红参 6 g，白术 10 g，茯苓 15 g，橘红 10 g，半夏 10 g，香附 10 g，砂仁 10 g，厚朴 10 g，乌药 10 g，桂枝 6 g，赤芍 15 g，川芎 10 g，高良姜 10 g，酸枣仁 15 g，石菖蒲 10 g，远志 10 g，夜交藤 30 g，甘草 3 g。42 剂，水煎服，每日 1 剂，早晚分服。

五诊：1992 年 11 月 2 日。胃脘基本不满不痛，体质较前明显好转，睡眠仍不佳，舌淡，苔薄白，脉沉细。处方：香砂六君子汤加减。红参 6 g，白术 10 g，茯苓 15 g，橘红 10 g，半夏 10 g，香附 10 g，砂仁 8 g，厚朴 10 g，酸枣仁 15 g，川芎 10 g，知母 12 g，丹参 15 g，桃仁 10 g，夜交藤 30 g，乌药 10 g，甘草 3 g。27 剂，水煎服，每日 1 剂，早晚分服。

六诊：1992 年 11 月 30 日。胃部不适症状基本消失，偶于饮食不慎诱发，睡眠时间较短，时觉气短，舌淡，苔薄，脉细缓。处方：香砂六君子汤加减。红参 6 g，白术 10 g，茯苓 15 g，橘红 10 g，半夏 10 g，香附 10 g，砂仁 8 g，厚朴 10 g，酸枣仁 15 g，川芎 10 g，丹参 15 g，桃仁 10 g，夜交藤 30 g，乌药 10 g，枳壳 10 g，延胡索 10 g，山楂 5 g。20 剂，水煎服，每日 1 剂，早晚分服。

七诊：1992 年 12 月 20 日。胃镜复查示食管、贲门正常，胃底后壁可见散在陈旧性出血点，胃体正常，胃窦蠕动佳，幽门开闭情况良好，诊为浅表性胃炎。活检肠化消失，萎缩性胃炎消除。拟香砂六君子汤加减巩固疗效。红参 6 g，白术 10 g，茯苓 15 g，橘红 10 g，半夏 10 g，香附 10 g，砂仁 8 g，厚朴 10 g，酸枣仁 15 g，知母 12 g，桃仁 10 g，桂枝 6 g，赤芍 12 g，夜交藤 30 g，山楂 15 g，甘草 3 g。10 剂，水煎服，每日 1 剂，早晚分服。

后随访患者胃脘不适症状基本消失，精神好。随访半年，病未复发。

【按语】此案病程较长，以胃脘胀满、纳呆乏力、便溏为主症，舌淡胖大，脉象细而无力，为脾胃亏虚之象，故以香砂六君子汤为主方以益气健脾和胃，再随证加减治疗，诸症得以逐渐改善。

（陈思思　周赛男）

六、周健雄验案

患者，女，36 岁。

初诊： 2013 年 5 月 8 日。

主诉： 上腹隐痛、纳呆、消瘦 2 年。

现症： 近 2 年来上腹隐痛，有时灼热，饥而不欲食，口燥咽干，烦渴思饮，便结，逐渐消瘦。

诊查： 省医院胃镜检查及胃液分析，确诊为"慢性萎缩性胃炎"。消瘦，上腹部压痛。舌质红，少津，脉细数。

临床诊断： 慢性萎缩性胃炎。

辨证： 胃阴虚。

治法： 滋阴养胃止痛。

处方： 一贯煎合芍药甘草汤。生地 15 g，沙参 15 g，麦冬 10 g，百合 15 g，川楝子 10 g，白芍 20 g，甘草 6 g，生山楂 15 g，乌梅 20 g，玉竹 15 g，瓜蒌仁 10 g。10 剂，水煎 2 次，混合后分 3 次凉服。忌碱性、烧烤、辛辣食物，宜食鲜梨、山楂、乌梅肉等。

二诊： 上腹痛缓解，口燥咽干明显减轻，仍食欲缺乏，大便干结。上方加火麻仁 10 g，生山楂改 20 g。再服 10 剂。

三诊： 大便通畅，纳食增进。再进 10 剂。

效不更方，原方随证加减，共服 60 余剂，患者已无不适，体重增加。拒绝胃镜复查。

【按语】 本案属"胃脘痛"范畴，乃胃阴虚之证。胃痛日久化热或气郁化火，或胃热素盛，或过用温燥之药，致胃津受耗，郁火内盛，形成阴虚胃痛。胃失濡养，气机不畅见隐隐灼痛；胃阴不足，虚火内扰而口燥咽干，烦渴思饮，饥而不欲食。阴伤肠燥则大便干结。脉细数，舌红少津乃阴虚内热之象。

方以芍药甘草汤配川楝子柔肝缓急，行气止痛；生地、沙参、麦冬、百合、玉竹甘润养阴益胃；乌梅、生山楂、白芍可生津增酸以疗胃酸缺乏；瓜蒌仁、火麻仁以润肠通便。

（周 萍）

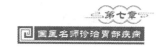
参 考 文 献

［1］陈云芝. 慢性胃炎的中西医治疗［M］. 上海：上海中医药大学出版社，2001：48，52，59.

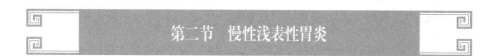

第二节　慢性浅表性胃炎

慢性浅表性胃炎又称慢性非萎缩性胃炎，是指胃黏膜在各种致病因素作用下所发生的非萎缩性、慢性、炎症性病变，和慢性萎缩性胃炎同属慢性胃炎范畴。慢性浅表性胃炎为临床常见病、多发病。

慢性浅表性胃炎无典型及特异的临床症状，大多数患者表现为非特异性消化不良的症状，如胃脘部隐痛、胀满、呕吐、恶心、反酸、烧心等一系列上消化道症状等，部分还可有健忘、焦虑、抑郁等精神心理症状。

对慢性浅表性胃炎的病因，现代医学尚未完全阐明，发病机制也尚不明确。目前公认的病因有幽门螺杆菌感染、自身免疫、十二指肠液反流、饮食不合理、吸烟、酗酒等，其中，幽门螺杆菌感染是慢性浅表性胃炎最常见的病因。慢性浅表性胃炎治疗的主要目标是改善临床相关症状，去除病因，保护胃黏膜，从而改善患者的生活质量；其次要阻止慢性浅表性胃炎的进展，减少或防止慢性萎缩性胃炎、肠上皮化生、上皮内瘤变及胃癌的发生。无明显症状、幽门螺杆菌阴性的慢性浅表性胃炎患者，需多注意饮食、身心的调养而暂时无须进行药物治疗。中医学将其归属于"胃脘痛"的范畴。外邪犯胃、饮食不节、情志不遂、素体虚弱等均可导致胃脘痛，其证型主要有脾胃气虚型、脾胃虚寒型、肝胃不和型、脾胃湿热型和寒热错杂型五种。脾胃气虚证，治法是益气健脾，和胃除痞。脾胃虚寒证，治法是温中健脾，和胃止痛。肝胃不和证，治法是疏肝和胃，理气止痛。脾胃湿热证，治法是清热除湿，理气和中。寒热错杂证，治法是寒热平调，消痞散结。中医学上可以根据人的体质及具体的病情，遣药组方，辨证施治。在运用独具特色的辨证论治理论体系治疗慢性浅表性胃炎方面，已积累了丰富的临床经验，且疗效显著，已逐渐彰显出其独特的优势和广阔的前景。具体案例如下。

一、孙光荣验案

患者，女，38 岁。

初诊：2010 年 7 月 9 日。

主诉：胃脘胀痛一年半。

现症：浅表性胃炎，怕冷，胃脘胀痛一年半，水泻，反复发作。舌淡苔少，脉细。

临床诊断：慢性浅表性胃炎。

辨证：脾胃阳虚，升降失常。

治法：温阳健脾，理气和胃止痛。

处方：生晒参 15 g，生北芪 10 g，炒白术 10 g，炒六曲 15 g，乌贼骨 12 g，西砂仁 4 g，藿香叶 10 g，老苏梗 6 g，淮山药 10 g，延胡索 10 g，葫芦壳 6 g，高良姜 6 g，广橘络 6 g，鸡内金 6 g。7 剂，水煎服，每日 2 次。

二诊：服前方后胃痛已止。大便略稀，头晕，憋闷，舌淡苔少，脉细。处方：西洋参 10 g，生北芪 10 g，紫丹参 5 g，乌贼骨 12 g，西砂仁 4 g，荜澄茄 4 g，炒六曲 15 g，广藿香 6 g，老苏梗 6 g，川郁金 10 g，制首乌 15 g，明天麻 10 g，鸡内金 6 g，浮小麦 15 g，高良姜 6 g。7 剂，水煎服，每日 2 次。

三诊：胃痛、腹泻已止，舌淡苔少，脉细。处方：西洋参 15 g，生北芪 10 g，紫丹参 7 g，炒白术 10 g，炒六曲 15 g，乌贼骨 12 g，西砂仁 4 g，高良姜 6 g，大腹皮 10 g，车前子 10 g，淮山药 10 g，煨诃子 10 g，葫芦壳 5 g。7 剂，水煎口服，每日 2 次。

【按语】胃脘痛是临床的常见疾病，也是疑难病。在辨证上，首要分清缓急、虚实、寒热及在气、在血。同时若合并吐血、便血等急性并发症，则为本病较严重的转归；若反复发作，甚至大量吐血或便血，病情更为严重，临床应该积极抢救，根据不同的原因，及时予以止血、以断其流；若气随血脱，当务之急则在于益气摄血而固脱。胃痛患者，除药物治疗外，饮食的宜忌，精神调摄也很重要。本例患者，以胃冷痛为特征，伴有腹泻，病程长且反复，脾胃阳虚，升降失常之象明显。孙老温阳健脾、和胃降逆并举，以恢复脾胃的升降、纳化功能。

二、黄煌验案

患者，女，61岁。

初诊：2011年6月26日。

主诉：上腹不适10年，加重伴消瘦1年。

现症：近10年来，患者常感上腹部不适，饱食更甚，饥饿时有不适感，伴嗳气频频，治疗乏效。近1年来症状加重，且体重从55 kg减至47.5 kg，经检查未发现异常。脘胀不适，嗳气频频；头昏乏力，记忆力下降；睡眠欠佳，多梦；大便偏稀，时有完谷不化，受凉易腹泻；口干，小便偏黄；舌淡嫩、苔薄白。患者已停经10年，年轻时有贫血史。

诊查：身高体瘦，面色黄白相兼，双面颊有黑褐斑，唇色暗淡。皮肤干，手部皮肤发黑、干枯，双下肢无水肿。胃镜检查示慢性浅表性胃炎。舌淡嫩、苔薄白。

临床诊断：慢性浅表性胃炎。

辨证：痰气互阻。

治法：行气降逆，化痰散结。

处方：桂枝汤、四逆散合半夏厚朴汤加肉桂、大枣。柴胡12 g，白芍12 g，枳壳12 g，炙甘草3 g，姜半夏12 g，茯苓12 g，厚朴12 g，紫苏梗12 g，肉桂9 g，干姜6 g，大枣20 g。每日1剂，水煎，早晚分服。

二诊：2011年8月7日。上腹不适感明显好转，嗳气减轻；大便本已转干，无未消化食物，但近日食红豆、生黄瓜后上腹不适加重，且大便质溏，日行2次；仍感头昏乏力，夜寐尚安。处方：吴茱萸5 g，党参10 g，麦冬20 g，姜半夏10 g，生甘草5 g，肉桂10 g，白芍药10 g，当归10 g，川芎10 g，牡丹皮10 g，阿胶10 g，干姜10 g，大枣30 g，柴胡10 g。水煎，每2日服1剂。

三诊：2011年9月4日。体重增加2 kg，面色转华，面颊黑褐斑略退，唇暗减轻；上腹不适基本消失，大便成形，胃纳佳；头昏乏力改善，睡眠好转，怕冷；舌淡红。予上方去柴胡，7剂。水煎，每2日服1剂。

【按语】 初诊用桂枝汤与四逆散、半夏厚朴汤合方，取得近期疗效；在消化系统功能改善后，改用温经汤。前者为对症治疗，后者为体质调治，体现了黄医师对病治疗与体质治疗、局部治疗与整体治疗的有序思路。该患者的消化系统及全身不适症状，可以认为是更年期后期的机体功能衰退的表现。而温经汤是更年期前后及初潮女孩月经不调者的调理良方。温经汤为经典名方，最早见于张仲景《金匮要略》。本病案中，用桂枝汤与四逆散、半夏厚朴汤合方，进行对症治疗，治疗消化系统疾病；再用温经汤调理体质，相辅相成，标本兼治，故能取得较好疗效。

三、王文友验案

患者，女，30岁。

初诊： 2015年3月14日。

主诉： 脘腹胀满7年余。患者平素饮食不节，7年前出现脘腹胀满，曾于外院经胃镜检查诊断为"慢性浅表性胃炎"，间断口服抑酸药及胃肠动力药，效果不佳。

现症： 脘腹胀满，食后加重，不思饮食，大便黏腻，1～2日一行，夜眠欠佳，经期正常，量少色红褐，带下色黄、阴痒，舌苔黄腻，脉弦滑。

临床诊断： 慢性浅表性胃炎。

辨证： 湿热内阻。

治法： 清热除湿，调畅气机。

处方： 柴胡20g，黄芩10g，法半夏9g，生薏苡仁30g，杏仁10g，白蔻仁10g，厚朴10g，金钱草50g，滑石20g，竹叶5g，通草5g，玫瑰花10g，苦参5g，百部30g，大黄6g。14剂。日1剂，水煎分2次服。

二诊： 2015年3月28日。服药后脘腹胀满显著减轻，时有嗳气，大便日一行，阴痒减，月经提前4天，量可、色黑红有块，舌苔薄黄，脉弦滑。处方：前方去黄芩、三仁、滑石、竹叶、通草、玫瑰花，加旋覆花10g，生赭石5g，泽兰30g，益母草15g，茜草10g，丹皮6g，郁金10g，焦山楂15g。继服2周，诸症悉减。

【按语】王文友教授是全国老中医药专家学术经验继承工作指导老师，全国老中医药专家传承工作室专家，临床上注重调理肝脾，善用经方，尤其善用"柴胡剂"加减治疗各种杂病，自创柴胡三仁汤，此方由三仁汤加柴胡、黄芩组合而成。本案例中的慢性浅表性胃炎，多因外邪犯胃，饮食不调，情志失常，劳倦内伤等各种原因导致脾胃受损，中焦气机升降失调，胃气壅塞而致。患者平素饮食不节，脾胃失健，酿生湿热，交阻于胃脘，则升降失司，胃气壅塞，而成脘痞。湿热流注下焦，则带下黄、阴痒。故予柴胡三仁汤清热除湿，调畅气机，加金钱草加强清热除湿之效；玫瑰花疏肝行气；苦参、百部清热燥湿，杀虫止痒；大黄泻热通便。服药14剂后患者脘腹胀满明显改善，阴痒减，腻苔消失，考虑湿邪已除，故去黄芩、三仁、滑石、竹叶、通草、玫瑰花，因其时有嗳气，故加旋覆花、生赭石降逆止嗳，患者经色红黑有块，故加泽兰、益母草、茜草、丹皮、郁金、焦山楂活血化瘀调经而收功。

四、周晓虹验案

患者，女，53岁。

初诊：2018年7月16日。

主诉：患者泛酸反复发作3年，服质子泵抑制剂有效，停药即复，观其处方，曾服化肝煎合左金丸，述效果甚微。

现症：泛酸，胸骨后烧灼感，嗳气频作，每因恼怒后加重，咽干，口苦，纳可，失眠，畏冷，便溏。

诊查：电子胃镜示慢性浅表性胃炎。舌质淡红、苔白腻，脉细弦。

临床诊断：非糜烂性胃食管反流病。

辨证：胆热脾寒。

治法：利胆清热，温脾助运。

处方：柴胡桂枝干姜汤加减。柴胡10 g，黄芩10 g，桂枝6 g，干姜6 g，炙甘草5 g，煅牡蛎30 g（先煎），煅龙骨30 g（先煎），乌贼骨30 g，党参12 g，炒白术12 g，黄连5 g，吴茱萸2 g。14剂，日1剂，水煎，日服2次。

二诊：2018年8月1日。泛酸已少，咽干、口苦明显减轻，胸骨后无烧灼感，大便基本成形，舌淡红、苔薄白，脉细弦，守原方以巩固疗效。此后随证加减，服药3月后诸症平。

【按语】本案患者苦于泛酸，临床上治疗本病多从肝、从热论治。他医曾投予化肝煎合左金丸，方证似无不合之处，但却未获疗效。周医师细询病史，观患者除泛酸之症外，兼有口苦、便溏。故辨为胆热脾寒证，属少阳太阴合病。方用柴胡桂枝干姜汤合左金丸加减，以疏利少阳肝胆之热，温运太阴脾脏之寒。柴胡桂枝干姜汤出自《伤寒论》。方中柴胡入肝、胆经，辛行苦泄，条达肝气以疏肝，又可升脾胃清阳之气；黄芩入胆、胃经，"主诸热"，此二药共同疏解少阳郁滞之气热；桂枝通阳化气，通达少阳郁遏之气机，配伍干姜、甘草补太阴脾、散中焦寒；咸寒之牡蛎，甘寒之龙骨，镇静安神，兼制酸止痛。加黄连、吴茱萸，取左金之义，配乌贼骨清降肝火，制酸止痛；党参、炒白术助脾胃得健，气旺血行。诸药合用，则胆热得清，脾胃得健。

五、许占民验案

患者，男，60岁。

初诊：2001年2月6日。

主诉：上腹部饱胀不适1年余。每于进食后加剧，甚则胃脘疼痛，并伴有食欲不振，腹部胀满。

现症：上腹部轻度压痛，舌淡红，苔薄白、少津，脉沉弦细。

诊查：纤维胃镜示胃窦部黏膜充血、水肿。

临床诊断：慢性浅表性胃炎。

辨证：脾气虚衰，胃阴不足。

治法：益气养阴，行气除痞。

处方：三参养胃汤。沙参15 g，丹参10 g，党参10 g，白术10 g，陈皮10 g，丁香10 g，黄连3 g，白芍15 g，甘草10 g。21剂，水煎服，日1剂。

二诊：2001年2月27日。症状显著减轻，但胃脘部仍痞满，嗳腐，已无泛酸、胃痛、食欲缺乏，舌淡红，苔薄白，脉弦。处方：予上方加藿香10 g，川厚朴10 g，肉豆蔻10 g，白豆蔻5 g（后下），生麦芽15 g。共7剂。

三诊：2001年3月6日。服上药后胀满减轻，但仍胃脘不适，口干便燥，舌红，苔薄白少津，脉弦。处方：予2001年2月27日开具的处方加减，去川厚朴、肉豆蔻、白豆蔻，加沙参10 g，麦门冬10 g，干地黄10 g，当归10 g。共14剂。

四诊：2001年3月20日。服上方后胃脘痞满、口干便燥等症消失，但仍有胃脘嘈杂不适，舌淡红，苔薄白，脉弦。处方：予2001年2月6日方加茯苓10 g，紫苏10 g，白豆蔻5 g（后下），山药15 g。服药14剂后，症状消失。胃镜检查示胃窦部黏膜充血、水肿消失，无其他异常发现。病已基本痊愈。随访6个月未复发。

【按语】脾胃同居中焦，阴阳脏腑相济，共司受纳运化、腐熟泄浊之职。若脾阳不运，或肝胃不和，或则化热，或久伤胃阴，均可影响胃肠气血之运行，使其通降功能失常，而致脘腹痞满之症。本例初诊三参养胃汤方中沙参、白芍、甘草养阴柔肝；党参、白术健脾养胃；丹参、陈皮调畅胃中气血；黄连、丁香通降胃气。该方不仅气阴双补，且能通降胃气。二诊时痞满症状较为突出，故又合用丁沉透膈汤（《和剂局方》）以增健脾养胃、行气散结之功。三诊时有肝阴不足、肝气犯胃的表现，故合一贯煎（《柳州医话》）以养阴柔肝。四诊时脾气虚损未复，故又合胃爱丸（《外科正宗》）以补养脾胃，作为后期调养。

六、何任验案

患者，男，54 岁。

初诊：2006 年 4 月 27 日。

主诉：患慢性浅表性胃炎 12 年，近来间歇性胃脘胀痛 4 个月，1 周前胃镜示慢性浅表性胃炎伴胃窦部糜烂。

现症：胃脘胀痛，痛处不固定，时有恶心，饭后疼痛加重，情绪不好时疼痛亦加重。

诊查：电子胃镜示慢性浅表性胃炎伴胃窦部糜烂。舌淡，苔白腻，脉弦。

临床诊断：慢性浅表性胃炎。

辨证：肝胃不和，气血郁滞。

治法：疏肝泄热，行气止痛。

处方：自拟脘腹蠲痛汤加减。延胡索 20 g，白芍 20 g，生甘草 10 g，川楝子 10 g，蒲公英 30 g，沉香曲 10 g，乌药 10 g，制香附 10 g，海螵蛸 10 g，郁金 10 g，炙刺猬皮 15 g，九香虫 6 g，玉米须 30 g。水煎服，每日 1 剂。前后共服 45 剂，胃镜示糜烂消失，后未有疼痛复发。

【按语】本案患者胃痛，痛处不固定、随情绪波动、脉弦，属于气滞胃痛。气滞湿阻，胃气上逆，故见恶心。其病机主要是肝气犯胃，肝胃不和，气血郁滞。何老用自拟脘腹蠲痛汤加减来治疗。本方由沉香降气散（《医学心悟》）合芍药甘草汤化裁而成。方中沉香、乌药理气止痛，香附、川楝子、延胡索行气、活血、止痛，白芍、甘草缓急止痛，海螵蛸制酸止痛，蒲公英清热、和胃、止痛。本方寒温并用而专理气血，对气滞胃痛疗效显著。若气滞日久，波及血分，形成气滞血瘀，则加丹参、刺猬皮、九香虫、玫瑰花等以行气、活血、止痛；若气滞化热，则重用蒲公英，或加黄连等清热和胃。方中配用了玉米须，可利尿消肿、清利肝胆。患者患病日久，恐其

"久病入络"，故脘腹蠲痛汤中重用延胡索、白芍，并加郁金、刺猬皮、九香虫等活血、止痛之品，诸药共奏气血共调、通则不痛之意。如此配伍，可使肝胆清利，胃腑和畅，胃气复健，湿、热、火、积滞之邪等由小便而出。肝胆利则不克脾土，湿浊去则胃气自复，诸症自愈。

七、王灿晖验案

案1：

患者，男，37岁。

初诊：2009年10月11日。

主诉：近2个月来因工作不顺发生胃脘胀痛，伴嘈杂。

现症：时有胃脘胀满痛，伴嘈杂，嗳气时作，口不苦，舌红苔薄，脉弦。

诊查：胃镜检查示慢性浅表性胃炎，幽门螺杆菌（＋）。舌红苔薄，脉弦。

临床诊断：慢性浅表性胃炎。

辨证：肝胃失和，气机不畅。

治法：理气和胃，定痛开郁。处方：苏叶10 g，吴茱萸4 g，黄连5 g，青皮10 g，焦白术10 g，炒枳壳10 g，炒白芍12 g，黄芩10 g，川朴花10 g，延胡索10 g，蒲公英30 g，制香附10 g，木香10 g，甘草5 g。每日1剂，水煎服，共7剂。

二诊：2009年10月18日。服药后病情明显好转，嘈杂不复，胁偶胀。

处方：丹栀逍遥散加减。柴胡8 g，当归15 g，炒白芍15 g，焦白术15 g，茯苓15 g，干姜10 g，炙甘草10 g，青皮10 g，牡丹皮10 g，黄连5 g，焦山栀10 g，郁金10 g，淮小麦20 g，大枣10 g。7剂，每日1剂，水煎服。服药后诸症基本消失。

【按语】由于情志不舒导致的慢性浅表性胃炎，在门诊属于常见病、多发病，并且有逐渐增加的趋势。其病机是肝气不舒，横逆犯胃。此病的本质是一个由功能紊乱到器质性病变的过程。因此，理气和胃是治疗情志不舒导致的消化系统功能紊乱的关键。王教授认为该患者的病位在肝胃。治疗上以青皮、川朴花、制香附、木香行郁滞之肝气，以炒枳壳、炒白术健脾以利降胃，吴茱萸、延胡索行气、散结、止痛，苏叶、黄连以降胃气。王教授认为，其中黄连、黄芩既取泻心汤之意，又加上蒲公英以针对基本病理进行抗

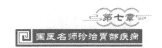

感染治疗，二诊时，患者已无明显胃脘不适症状，只需清肝理气、和胃健脾即可。

案2：

患者，女，46岁。

初诊： 2010年7月17日。

主诉： 患慢性浅表性胃炎2年余。

现症： 胃脘饱胀不适，堵塞感明显，但不疼痛，因情绪波动而加重，伴嗳气，无泛酸，口不渴，舌质稍红干。苔薄，脉弦。

临床诊断： 慢性浅表性胃炎。

辨证： 肝郁胃热，胃失和降。

治法： 疏肝解郁，和胃降逆，兼以泻火扶中。

处方： 苏叶10 g，黄连4 g，吴茱萸3 g，郁金10 g，八月札10 g，姜半夏10 g，炒枳壳10 g，厚朴花10 g，砂仁4 g，旋覆花10 g（单包），蒲公英20 g，焦白术10 g，茯苓12 g。14剂，水煎服。

二诊： 胃脘堵塞感、嗳气、饱胀不适稍有改善，白带多，舌质红，苔黏。处方：原方去焦白术、茯苓加红藤20 g，莲须12 g，莪术10 g，14剂。

三诊： 胃脘堵塞感、嗳气等症已不显。再调理12剂而诸症悉平。

【按语】 王老认为，慢性胃炎证多夹杂为患，应注重辨脏腑、辨气血、辨虚实、辨寒热，抓住本质，分清层次，不可拘于一证，固守一法。并指出治胃主法有四：清、温、养、和，常配合疏肝理气、活血散瘀、健脾利湿、辛开苦降等综合运用。慢性胃炎日久局部病灶有充血水肿，据叶天士"久病通络"理论又当加活血通络之品。本案属肝胃同病，病在气分，以实为主，夹有郁热。采用"清""和"大法，辛开苦降，疏肝理气。方中苏叶、黄连、吴茱萸辛开苦降，开泄胃脘之郁热，配以郁金、八月札疏肝解郁，效果更好。厚朴花、炒枳壳、砂仁行气消胀，合苏叶而其力更强。姜半夏、旋覆花降逆和胃，蒲公英苦寒泻火，同黄连加强清热泻火作用，辅以焦白术、茯苓健脾扶中。全方配伍严谨，主次分明，自可起到郁热除、滞气达、逆气平之效。

八、刘沈林验案

患者，男，50岁。

初诊： 2009年6月3日。

主诉：胃脘疼痛2年余，加重3天。

现症：胃脘部灼热饱满闷痛，两胁胀满不舒，口中腻浊，嗳气泛恶，每于饮食后疼痛加重，口苦咽干，大便干结。患者平素喜食辛辣，嗜烟酒，性情急躁。

诊查：胃镜检查示慢性浅表性胃炎。舌质红，苔黄腻，脉弦滑。

临床诊断：慢性浅表性胃炎。

辨证：痰热湿浊互结，气机不畅。

治法：清热化痰、调畅气机。取苦降辛通法。

处方：瓜蒌15 g，法半夏10 g，黄连9 g，吴茱萸2 g，枳实10 g，厚朴6 g，蒲公英10 g，川楝子10 g，茯苓15 g，紫苏梗10 g，竹茹10 g，莱菔子10 g，炙鸡内金10 g。每日1剂，水煎服。连用14剂后，胃脘部疼痛消失，大便通畅。

【按语】本案以清热与化痰并施，仿小陷胸汤方意，用黄连、法半夏辛苦相合，清热化痰开结。患者胃脘饱满闷痛，嗳气泛恶，为痰热积食，故以枳实、莱菔子、鸡内金消食化痰导滞。

九、李振华验案

患者，女，30岁。

初诊：1986年10月18日。

主诉：胃脘胀痛5年余，经服中药行气疏利之品效不显，于是加强行气之力，胀痛更甚，初病时食后加重，现不食亦胀。1985年5月胃镜诊断为"浅表性胃炎"。

现症：脘腹满闷胀满，胀甚于痛，以午后傍晚为甚，口淡黏腻，纳差食少，食后不化，形体消瘦，倦怠乏力，面色萎黄，舌质胖淡、有齿痕，苔厚腻，脉濡缓、稍弦。

诊断：中医诊断为胃脘痛（脾胃气虚、气滞湿阻证），西医诊断为浅表性胃炎。

治法：健脾补中，行气化湿。

处方：香砂六君子汤加味。党参15 g，白术10 g，茯苓15 g，半夏10 g，陈皮12 g，木香10 g，砂仁10 g，枳壳10 g，神曲12 g，佩兰10 g，川厚朴10 g，炙甘草3 g。每日1剂，水煎服。

二诊：服药一周后，满闷胀痛略减，稍思饮食。半个月后，胀痛减轻，已不满闷，口不黏腻，腻苔渐退，饮食增加。以后在此方基础上适当增减。2个月后，胀痛基本消失，饮食正常，即使稍多饮食，亦不作胀。形体渐感有力，复查胃镜提示，胃黏膜正常。

【按语】此患者乃本虚标实之证，脾胃气虚是其本，气滞湿阻为其标。前医辨证失之精心，误以气滞为其根，只知一味服用行气疏利之药以治其滞，效不显，复倍用行气之品以攻其疾，其结果事与愿违，病未向愈，却中气消残，使之越治越重。李老脉证合参，审证求因，诊此乃脾胃气虚，气滞湿阻，胃气不和之证。治宜健脾补中、行气化湿、和胃降逆、开结除痞。李老首先选用了香砂六君子汤（党参、白术、茯苓、甘草、半夏、陈皮、砂仁、木香）以补气健脾，理气行滞，和胃降逆。用香砂六君子汤首当其冲，既可补气健脾以治本，又可和胃降逆、行气化湿、消胀除满以治标。如此标本同治，脾胃同调，使中气健、气机畅、胃气和。李老在方中又配用了枳壳、厚朴这两味药物。二药相伍，既可行气化湿，又可消胀除满，气机畅则湿邪去，痞塞开则胀满除。方中又配伍了佩兰、神曲两味药物，二者相伍，可使湿除积消，胃气调和，脾气畅悦。诸药合用，全方健脾、醒脾并进，化湿、消积兼顾，补气、行气同施，和胃、降胃同举，补中寓行，散中有补，知常达变，诸症自消。李老调治此证，辨证精心，立法严谨，组方有度，善用成方而不拘泥，善守常法而善变通。

（汪　甜　周赛男）

十、周健雄验案

患者，男，40岁。

初诊：1996年6月3日。

主诉：上腹部隐痛腹胀伴嗳气反复发作3年。

现症：近3年反复发作上腹部隐痛，嗳气，胸腹胀，纳呆，神疲。发作常在冬春季节，或情绪不佳时，大小便正常，无呕吐。

诊查：胃镜检查示慢性浅表性胃炎。血常规、大小便常规正常。上腹部轻压痛。脉弦细，舌淡红，苔薄白。

临床诊断：慢性浅表性胃炎。

辨证：肝郁气滞，脾胃失和。

治法：疏肝理气，健脾和胃。

处方：柴芍六君子汤加味。柴胡 10 g，白芍 15 g，党参 30 g，白术 10 g，茯苓 10 g，陈皮 10 g，法半夏 10 g，甘草 3 g，九香虫 10 g，瓜蒌壳 15 g，广木香 6 g，旋覆花 10 g（包煎）。6 剂，水煎分 3 次服。嘱尽量少食或忌食奶制品、豆类、薯类食物，注意保暖，调节情绪。

二诊：胸腹部胀痛明显减轻，偶有嗳气，纳食增。效不更方，原方再进 10 剂。

三诊：诸症缓解，嘱服香砂养胃丸 1 个月。随访 1 年未再复发，患者拒绝复查胃镜。

【按语】本案属"胃脘痛"无疑。情绪不佳致肝气郁滞，失于疏泄，横逆犯胃乘脾，肝胃失和，故胸腹胀痛，胃失和降而嗳气。肝气犯脾则纳呆，无水谷化生精微以濡养周身则见神疲。脉弦细、舌淡红、薄白苔是肝胃失和之象。方中柴胡、白芍、木香、瓜蒌壳、陈皮疏肝理气解郁；四君子健脾益气；半夏、旋覆花和胃降逆；九香虫理气止痛。诸药合用气机得畅，肝胃得和而取效。

（周　萍）

十一、谭海彦验案

案 1：

患者，男，52 岁。

初诊：2020 年 7 月 3 日。

主诉：呃逆 8 日。

病史：6 月 24 日清晨出现感冒发热，自行服用感冒灵颗粒后热退，当日晚进食烧肉半斤，复引冰啤酒 100 mL，次日，呃逆连声不断，难以入睡，寐后呃声方止，寤则复然。有时竟因呃而醒，如此连续 8 日。其间服过丁香柿蒂汤、旋覆代赭汤，针刺足三里、内关、会厌皆不效。

现症：体胖肌腴，面色红润，咽红而不肿，然有痛感，吞咽尤甚，呃声长而洪亮，胃纳可，无恶心，心下满，大便日一行，小便清白，口不干苦，不欲饮冷。舌淡红，苔微腻，脉沉弦滑。

辅助检查：胃镜示慢性浅表性胃炎，碳 14 呼气试验（＋＋＋）。

临床诊断：顽固性呃逆。

辨证：寒热错杂。

治法：平调寒热，理气和中。

处方：半夏泻心汤加减。半夏 15 g，黄连 4.5 g，吴茱萸 6 g，党参 10 g，炙甘草 10 g，白芍 30 g，沉香 3 g，生姜 10 g，红枣 10 枚。每日 1 剂，水煎服，分早晚两次温服，处 3 剂。

二诊：一剂尽，当晚呃逆减轻，次日清晨醒后，呃逆不再。

【按语】 呃逆一证，虽有虚实寒热之分，然皆因胃气上逆所致。脾胃虚寒者，以《病因脉治》之丁香柿蒂汤取效；脾虚肝旺、胃有振水音者，则用旋覆代赭汤以治。今咽红、咽痛，为上热之候，服寒凉所诱，口不苦、不欲饮冷及小便清白为下寒之象。上热下寒者，必中焦痞结也。故以调寒热、通痞结为治。

案 2：

患者，女，72 岁。

初诊：2020 年 1 月 23 日。

主诉：呕恶伴头痛 15 余年。

病史：头痛 15 年余，时轻时重，时缓时急，轻缓时胀闷如裹，尚可工作；重急时剧烈难忍，伏案少动。日发二三次，每次持续 1 小时左右，书不能读，笔难以舞。做脑电图、脑 CT 检查，未见异常。服药针灸，总不得愈。

现症：素日脘腹痞闷，恶心呃逆，头痛剧时，脘胀呕恶尤为突出，纳谷不香，二便尚可，口干、口苦，食冷则脘胀不适。舌苔黄腻，脉象沉缓不足。

辅助检查：TCD 示脑动脉硬化。胃镜示慢性浅表性胃炎。

临床诊断：1. 慢性浅表性胃炎；2. 脑动脉硬化。

辨证：寒热错杂。

治法：平调寒热，理气和中。

处方：半夏泻心汤加减。半夏 15 g，黄芩 6 g，黄连 4.5 g，干姜 6 g，党参 10 g，炙草 6 g，藿香 10 g，生姜 6 片，红枣 6 枚。三剂。并嘱节晚餐。少食肥甘油腻之品。

二诊：头胀痛明显减轻，胃纳增加，脘胀呕恶止，脉舌同前，守方续服三剂。

三诊：头痛止，诸症悉减，苔仍腻，嘱守方续服，苔净药停。

【按语】 脉证相参，此中虚而痰湿壅盛证也。《素问·通评虚实论》云："头痛，耳鸣，九窍不利，肠胃之所生也。"盖脾胃居中州，主运化，司升降，虚则运化无力，生痰成饮，升降失职，则清浊无序，故有头痛及上热下寒诸症之发生。治宜补脾胃、化痰饮，方如半夏白术天麻汤。考半夏白术天麻汤有二：一为程钟龄制；一为李东垣创。体虚脉弱、寒热夹杂者用东垣方；虚弱不甚，寒热不显者用钟龄方。本案心下痞满，上热下寒，此二方显然不若半夏泻心汤为妥。半夏泻心汤，可健脾胃、化痰饮、调寒热、消痞结，虽不言治头痛，然中气健运，升降有序。头痛岂能独存？

（谭海彦　何文涛）

参 考 文 献

[1] 邹雄峰，林寿宁，张锦超，等．中医药治疗慢性浅表性胃炎研究进展［J］．广西中医药大学学报，2020，23（3）：67-70.

[2] 薛蓓云，李小荣，黄煌．黄煌经方内科医案（二）：消化系统疾病治验3则［J］．上海中医药杂志，2012，46（2）：30-31.

[3] 范永升．金匮要略［M］．北京：中国中医药出版社，2002.

[4] 刘婷婷，黄煌．黄煌运用经方治疗慢性胃炎验案举隅［J］．辽宁中医杂志，2007，34（10）：1470-1471.

[5] 朱英，钱会南．痞满临床论治探析［J］．中国中医药现代远程教育，2020，18（4）：94-96.

[6] 王晓希，贺晓芳，季菲，等．王文友应用"柴胡三仁汤"加减治疗杂病验案4则［J］．江苏中医药，2020，52（10）：61-63.

[7] 梁敏，周晓虹．周晓虹运用经方治疗消化系统疾病验案3则［J］．江苏中医药杂志，2020，52（5）：57-58.

[8] 张江华．许占民临证医案4例［J］．河北中医，2001，23（11）：814-816.

[9] 高尚社．国医大师何任教授治疗慢性胃炎验案赏析［J］．中国中医药现代远程教育，2013，11（24）：6-9.

[10] 严祁旺．何任治疗慢性胃炎经验［J］．山东中医药大学学报，2007，31（2）：129-130.

[11] 林友宝，孙洁，沈淑华，等．"以通为用"治胃痛：国医大师何任辨治胃痛经验琐谈［J］．中国中医急症，2015，24（8）：1386-1388.

[12] 王贾靖，刘涛．王灿晖教授运用理气和胃法验案两则［J］．中华中医药杂志，2012，27（1）：130-132.

[13] 张振利，翟玉祥．王灿晖教授运用加味连苏饮治疗脾胃病［J］．长春中医药大学学报，2013，29（6）：993-994.

[14] 周红光，王瑞平．刘沈林运用辛开苦降法治疗消化系统疾病经验［J］．中国中医药信息杂志，2013，20（6）：79－80.

[15] 陈晶．刘沈林治疗脾胃病临证经验解析［J］．江苏中医药，2015，47（1）：17－19.

[16] 徐江雁，沈娟，杨建宇．国医大师验案良方：脾胃卷［M］．北京：学苑出版社，2010：3.

[17] 高尚社．国医大师李振华教授治疗慢性胃炎验案赏析［J］．中国中医药现代远程教育，2013，11（17）：6－8.

[18] 方药中，邓铁涛，李克光，等．实用中医内科学［M］．上海：上海科学技术出版社，1986：217－218.

第三节　胆汁反流性胃炎

胆汁反流性胃炎临床可分为原发性和继发性2种，主要与胃动力障碍、食管下端压力减低、十二指肠逆蠕动增加、幽门关闭功能减弱等有关，常导致十二指肠内容物、胆汁、胰液等反流入胃，从而引起胃黏膜的慢性损伤，临床表现为胃部灼痛、反酸烧心、口干口苦、恶心呕吐等症状，是临床上的常见病和多发病，病情迁延，易于反复。胆汁反流性胃炎临床治疗的难点在于病情容易反复，西医治疗主要以抑制胃酸、促进胃肠动力、保护胃黏膜等为主，而难以从疾病的根源上解决问题。中医学根据中医学理论体系，调整各脏腑间生化制克的关系，病证结合，直中病机，遣方用药，辨证施治，可获良效。

中医虽无胆汁反流性胃炎的病名，但对胆汁上犯引起胃部疼痛的病机却早有认识。根据其临床表现，可将其归属于中医"痞满""喜呕""心下急""胆瘅"等疾病。《灵枢·四时气》云："善呕、呕有苦，邪在胆、逆在胃、胆液泄则口苦，胃气逆则呕苦，故曰呕胆。"似与本病口苦、恶心、呕吐苦水主症相符。《金匮要略》云："胃反呕吐者，大半夏汤主之。""胆瘅"在《黄帝内经》中定义为："热邪在于胆中，溢于苦汁，胃气因逆……名曰胆瘅。"脾胃为后天之本，"水谷之海"，气机升降之枢纽，"饮入于胃，游溢精气，上输于脾，脾气散精，上归于肺"。《黄帝内经》中的这段文字是对人体脾胃功能的基本概括。脾胃共属中焦，相辅相成，升清在脾，降浊责胃，脾升胃降，人体的各种代谢才能周而复始，源源不断。《医学求是》

云："肝木赖脾土之升，胆木赖胃土之降"，肝乃将军之官，主疏泄，胆者中精之府，主决断，肝喜条达，恶郁滞，肝木不畅，木郁克土，脾失运化，胃失通降。"十一脏皆取决于胆"，胆为中清之府，喜柔和，恶壅郁。胆汁反流性胃炎，其病在胃，其因在胆，其源在肝。胆气以下降为顺，胆汁的正常疏泄依赖肝的疏泄功能及脾胃之气的正常升降。情志失调、饮食不节、胃及胆切除手术等因素，致肝失疏泄之职，脾失健运之能，胃失和降之性，胆汁不能随胃气下降，反上逆于胃，故致该病。该病易于发热，久则耗气伤阴，虚实夹杂而迁延难愈。具体案例如下。

一、周学文验案

案1：

患者，女，50岁。

初诊：2009年3月4日。

主诉：胃中灼热、胀满不适反复1年，加重半个月。

现病史：1年前无明显诱因出现胃中灼热、胀满，进食后加重，间断服用多潘立酮，仍时有反复，3个月前在某省人民医院检查胃镜示胆汁反流性胃炎，幽门螺杆菌（－）。半个月前生气后上症反复，自用多潘立酮治疗无好转来诊。

现症：胃脘灼热胀满不适，时伴有胃痛，进食后加重，口苦，嗳气，自觉身体困重，乏力，脐下自觉有一包块，食纳尚可，小便正常，大便略干。舌红，苔黄腻，脉弦滑。

诊查：腹部彩超检查未见异常。

临床诊断：胆汁反流性胃炎。

辨证：肝胃郁热。病情系由情志不畅，肝气郁滞，胆汁疏泄失常，上逆犯胃，损伤胃络而致。

治法：疏肝泄热，利胆和胃。

处方：柴胡10 g，青皮10 g，川楝子10 g，延胡索10 g，浙贝母10 g，海螵蛸10 g，苍术10 g，厚朴10 g，当归10 g，白芍10 g，莱菔子10 g，苦参6 g，黄连6 g。3剂，水煎服。嘱畅情志，生气勿进食。

二诊：2009年3月11日。胃脘灼热胀满明显减轻，无胃痛，口苦，大便略干，舌红，苔黄，脉弦略滑。初见疗效，仍有腑气不通，前方加瓜蒌10 g以承顺胃气下行，6剂，水煎服。

三诊：2009 年 3 月 23 日。胃脘灼热胀满不明显，多食后有加重，脐下无自觉包块，无胃痛及口苦，二便调，仍身体困重，乏力，舌红、苔白、脉略弦滑。肝郁已解，脾虚未复，酌加益气健脾消食之品。处方：黄芪 10 g，浙贝母 10 g，海螵蛸 10 g，白及 10 g，苍术 10 g，厚朴 10 g，砂仁 10 g（后下），白豆蔻 10 g，鸡内金 10 g，焦三仙各 10 g，莱菔子 10 g，茯苓 10 g，白术 10 g，苦参 6 g，胡黄连 6 g，甘草 6 g。9 剂，水煎服。

四诊：2009 年 4 月 10 日。服药后诸症减轻，继服前方 9 剂。复查 X 线、胃肠钡剂透视，未见异常。随访至今未见复发。

【按语】脾胃同居中焦，为气机升降之枢纽。脾升胃降，肝气条达，则胆汁随胃气之降，以助脾胃运化水谷精微，营养四肢百骸，即清代黄元御所云"土气冲和则肝随脾升，胆随胃降"。本例病情系由情志不畅，肝气郁滞，久而化热，胆汁疏泄失常，上逆犯胃，损伤胃络而致诸症。初诊肝郁湿热之象明显，故用柴胡、青皮疏肝解郁；川楝子、延胡索泄热止痛；黄连、苦参清热利湿而利胆；浙贝母、海螵蛸解郁泄热、收湿敛疮而和胃；当归、白芍柔肝而理脾；苍术、厚朴、莱菔子行气除满而承顺胃气下行。二诊诸症减轻，惟腑气不通，故加瓜蒌润肠通便以承顺胃气下行，胃气下降则胆气不逆。三诊肝郁解，湿热之邪衰其大半，故柴胡、青皮中病即止，并去当归、白芍、川楝子、延胡索，加黄芪、白术、甘草补脾益气以治发病之源；白及、砂仁、白豆蔻、鸡内金、焦三仙护膜消食而和胃；茯苓利湿；胡黄连清余热以善后。四诊效不更方，以图愈病。

案 2：

患者，男，43 岁。

初诊：2008 年 12 月 5 日。

主诉：胃痛反复发作 1 年。

现病史：1 年前每于食生冷后胃中隐痛发作，后又出现腹泻，身体日渐消瘦，在当地服中药治疗效果不明显，故慕名来诊。

现症：胃脘部隐隐作痛，痛时喜按，轻微烧心，泛酸苦水，不思食，大便溏薄，略觉腹痛，小便正常，手脚欠温，面色无华，形体消瘦，舌淡、苔白，脉沉濡。

诊查：胃肠 X 线钡剂透视示胆汁反流性胃炎、胃窦炎。

临床诊断：胃脘痛（胆汁反流性胃炎）。

辨证：脾虚湿盛。此为饮食不节，损伤脾胃，中气不足，气机升降失司，胆汁上逆犯胃，脾虚湿胜所致。

治法：健脾益气为主，辅以渗湿止泻。

处方：黄芪 10 g，茯苓 10 g，白术 10 g，陈皮 10 g，防风 10 g，白芍 10 g，浙贝母 10 g，海螵蛸 10 g，扁豆 10 g，木香 10 g，干姜 5 g，太子参 6 g，胡黄连 6 g，甘草 6 g。3 剂，水煎服。

二诊：2008 年 12 月 12 日。胃痛缓解，食纳渐佳，轻微烧心，泛酸苦水，便溏，手足渐温，舌脉同前。初见成效，但仍有泛酸苦水，是胆邪犯胃表现，故加苦参 6 g 以清胆和胃。6 剂，用法同前。

三诊：2008 年 12 月 24 日。其间曾饮酒 1 次，胃中略有灼热，觉脘腹胀满，无烧心、泛酸苦水，食纳尚可，大便不稀，手足常温，面色略有光泽，脉濡。加白豆蔻、香橼各 10 g，行气除胀以取气行湿化之意。12 剂，用法同前。后体重增加，诸症消失未再反复。

【按语】初诊方中，黄芪、太子参、白术补脾益气；茯苓、扁豆渗湿健脾；陈皮、防风、白芍柔肝理脾，祛湿止泻；浙贝母、海螵蛸护膜和胃；木香、胡黄连厚肠止痢；甘草、干姜辛甘化阳，以复中焦阳气，中焦阳气得振，则四肢得温，甘草之剂量大于干姜，旨在既扶脾阳又不伤营阴，正如《伤寒心悟》中所说"甘草之量大于干姜，旨在复脾胃之阳"，与参术相合亦有理中汤之意。用胡黄连而不用黄连，嫌黄连苦寒太过；辅以芍药甘草汤酸甘化阴，以防温燥之品耗伤阴液。二诊胃痛缓解，食纳渐佳，手足渐温，说明脾胃阳气渐复，轻微烧心、泛酸苦水是胆火犯胃表现，依据胆汁反流性胃炎"胆邪逆胃，胃络损伤"之病机特点，治疗辅以清胆和胃之品苦参，并抑制胆汁反流。苦参虽苦寒，但在大队益气味甘药物中，亦无害胃之弊，《名医别录》云："养肝胆气，安五脏……平胃气，令人嗜食。"三诊时患者饮食不节，因饮酒致胃中略有灼热感，略觉脘腹胀满，但无胃痛，无烧心、泛酸苦水，食纳尚可，大便已不稀，因酒性湿热，阻滞气机，致脘腹胀满，但毕竟脾胃虚寒为本，故治疗应慎用清利湿热之品，增用行气除胀之品白豆蔻、香橼以行气化湿，以取气行湿化之意，并嘱勿饮酒。

二、徐景藩验案

患者，女，53 岁。

初诊：2003 年 10 月 18 日。

主诉：上腹隐痛伴口苦 1 年余。

现病史：患者 1 年多来常感上腹隐痛，痛无规律，胃脘痞胀，食后尤甚，口苦嘈杂，时有泛酸，初起未予诊治，此后症状渐剧，甚则终日不缓，于 2003 年 3 月查胃镜示胆汁反流性胃炎、中度萎缩性胃炎，服雷尼替丁、胃苏冲剂等药未效。

现症：胃脘隐痛痞胀，得嗳则舒，胃中嘈杂、泛酸，晨起吐苦水，口干口苦，纳呆不振，情绪不畅则诸症加重。

诊查：形体偏瘦，面色萎黄，舌红、苔薄黄，脉细弦，腹软，中脘轻压痛，肝脾不大。

临床诊断：胆汁反流性胃炎。

辨证：胆胃不和。

治法：疏肝利胆，和胃降逆。

处方：柴胡 10 g，枳壳 10 g，青皮 6 g，法半夏 10 g，广郁金 10 g，黄芩 6 g，刀豆壳 30 g，柿蒂 15 g，代赭石 15 g（先煎），石见穿 15 g，白芍 15 g，甘草 3 g。7 剂，水煎服，每日 1 剂。

二诊：服上方 7 剂，胃痛稍减，脘中仍嘈，口苦咽干。胆热未清，治从原法出入。原方加桑叶 10 g，丹皮 10 g，煅瓦楞子 30 g，以清泄肝胆制酸。

三诊：服药 14 剂，胃中嘈杂、口苦消失，但食欲不振，腹鸣矢气，大便易溏。乃肝脾失调，当培土泄木，疏利通降。处方：太子参 15 g，炒白术 10 g，茯苓 15 g，山药 15 g，白芍 15 g，柴胡 10 g，枳壳 10 g，佛手 10 g，鸡内金 10 g，谷麦芽各 30 g，炙甘草 3 g。7 剂。服用 7 剂，诸症缓解。以后隔日 1 剂，巩固疗效。2004 年 3 月复查胃镜示浅表性胃炎，胆汁反流消失。

【按语】肝胆、脾胃互为表里，肝主疏泄，脾主运化，胃主和降，胆随胃降，情志不畅，肝胆失疏，气机郁结，脾失健运，胃失和降，胆液逆胃，故见胃脘疼痛、作胀、纳呆食少、吐苦水等症；气机不畅，郁而化热，故见口干口苦、嘈杂不适。胆汁反流常因胆道功能障碍、幽门括约肌关闭不全，碱性胆液由十二指肠反流入胃，损伤胃黏膜，引起慢性炎症。若胆液反复刺激，日久可致胃黏膜固有腺体减少而产生萎缩性胃炎。据其临床表现，可归属于"胃脘痛""痞满""嘈杂""泛酸"等范畴，其病机总属脾胃升降失调所致，与肝胆关系尤为密切。《灵枢·四时气》曰："邪在胆，逆在胃，胆液泄则口苦，胃气逆则呕苦。"针对胆汁反流，徐老认为应从疏降入手。疏即疏泄肝胆，调畅气机；降即理气和胃，降其气逆。本案中以柴胡为君，轻清升散，伍枳壳、白芍、甘草，取四逆散之意，疏肝解郁，配郁金以增疏肝利胆之功；黄芩苦寒，善清少阳，与柴胡相配，一散一清，疏清肝胆，也寓小柴胡和解少阳之意；青皮、法半夏、刀豆壳、枳壳、柿蒂、代赭石理气和胃降逆；石见穿行瘀通利，防久病入络，血行不畅。服药 7 剂，胃痛虽缓，然口苦咽干未减，徐老又加桑叶、丹皮以加强清泄胆胃之热，煅瓦楞子制酸行瘀。再服 14 剂，诸症消失，然见食欲不振、便溏等症，此时培土泄木，缓图其本，终收全功。

三、钟坚验案

患者，女，43 岁。

初诊：2002 年 3 月 16 日。

主诉：上腹部疼痛 13 年。

现症：经常上腹胀痛，痛连两胁，每遇情绪波动则胀痛尤甚，口苦、嗳气、纳减，常伴嘈杂泛酸，苔薄黄，脉弦细。无黑便史。

诊查：胃镜检查示胃黏膜充血水肿，胆汁中等量反流。

临床诊断：诊断为胆汁反流性胃炎。

治法：疏肝理气，和胃降逆。

处方：醋柴胡 6 g，炒白芍 15 g，当归 10 g，广木香 10 g，制香附 10 g，炒枳壳 10 g，川楝子 10 g，制延胡索 10 g，炒黄芩 6 g，广陈皮 6 g，姜半夏 10 g，炙甘草 6 g。7 剂。

二诊：服 7 剂后，胀痛减轻，口已不苦，舌苔转白，上方减黄芩，改木香、香附各 6 g，加炙鸡内金 6 g，服药 1 个月，胃镜复查示胃黏膜光滑，未见胆汁反流。随访 1 年，未见复发。

【按语】本例胃脘胀痛常随情志改变而加重，痛引两胁，显系肝木侮土，枢机不利，脾胃升降失调，胆汁得以反流入胃。钟老认为胆汁反流性胃炎，其病在胃，其因在胆，其源在肝，"胆附于肝""肝胆相济""肝随脾升""胆随胃降"，胆气以下降为顺，胆汁的正常疏泄依赖肝的疏泄功能及脾胃之气的正常升降。情志失调，饮食不节，胃、胆切除手术等因素，致肝失疏泄之职，脾失健运之能，胃失和降之性，胆汁不能随胃气下降，反上逆于胃，故可见上腹部胀痛、嗳气、泛酸等症状；肝气郁结，日久化火，可见上述口苦、嘈杂、苔黄等肝胃郁热之象。《临证指南医案》云："胃气上逆因病，即不上逆，但不通亦病。"因而应从疏肝和胃入手以达到"治肝可以安胃"之目的。故以小柴胡汤合四逆散为主加味治疗，取得良效。方中柴

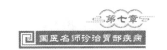
胡、枳壳、木香、香附四药疏畅气机，行气散结。当归、白芍、川楝子、延胡索柔肝止痛，柴胡与白芍同用，一散一收，疏肝调气而不伤正。黄芩清除肝郁化火之热，陈皮、姜半夏降逆止呕，炙甘草调和诸药，用为使药。全方旨在疏肝理气，和胃降逆。

四、李忠宇验案

患者，男，35 岁。

初诊： 2018 年 7 月 14 日。

主诉： 胃脘胀满 1 年。

现病史： 1 年前因工作压力大出现胃脘胀满，胸骨后烧灼感，进食异物感，晨起口腔异味明显，口干口苦，情绪焦躁，饮食可，睡眠多梦，二便调。

现症： 胃脘痞满，打嗝或矢气后可减轻，善太息，胸骨后烧灼感，进食异物感，反酸，嗳气频，纳稍差，二便正常，夜寐不安。舌红，苔薄黄，脉弦。

诊查： 曾行胃镜检查提示为胆汁反流性胃炎。

临床诊断： 原发性胆汁反流性胃炎（胃脘痛）。

辨证： 胆胃不和。

治法： 清胆和胃，疏肝理气。

处方： 方用凉膈散合四逆散加减。蒲公英 15 g，连翘 10 g，黄芩 12 g，柴胡 10 g，枳壳 15 g，炒白芍 10 g，木香 8 g，砂仁 6 g（打碎后下），陈皮 15 g，青皮 10 g，乌贼骨 30 g，浙贝母 10 g，蒺藜 10 g，延胡索 20 g，炙甘草 10 g。7 剂，每日 1 剂，饭后 1 小时温服。

二诊： 患者反酸、嗳气、口腔异味明显减轻，胃部胀满、胸骨后烧灼感有改善，仍有口干、多梦，舌淡红，苔薄白，脉弦。清胆和胃初见成效，效不更方，二诊减蒲公英为 10 g 以防寒凉太过而伤及脾胃，调砂仁 10 g 以增健脾理气之功，恢复中焦运化之职。患者失眠、口干，考虑胆经火旺灼伤肝阴，阴血不足，虚热上扰神明所致。加炒酸枣仁 30 g，知母 10 g 以养血、滋阴、安神，天麻 10 g 以平肝潜阳，10 剂，服用方法同前。

三诊： 患者诸症皆有好转，舌质淡红，苔白，脉弦。间断因饮食不慎自觉反酸烧心，以二诊方守方 1 个月，并嘱其调畅情志，戒生冷辛辣滋腻之品。2 个月后随访，症状未再发。

【按语】 凉膈散本是治疗"积热"之方，刘河间曾提出"六气皆从火化""五志过极皆为热病"，《黄帝内经》病机十九条指出"诸逆冲上，皆属于火"，胆汁反流性胃炎主要病机为胆热上扰，清利胆热为治疗首位。胆为奇恒之腑，贮藏胆汁，胆汁为苦寒清冽之品，故胆喜甘寒而恶郁热。凉膈散主清中、上二焦之热，本医案中患者口干口苦症状明显，平素工作压力大，脉有弦象，考虑为肝气不畅，胆郁有热，以黄芩、连翘清胸膈郁热。《神农本草经》描述黄芩"主诸热，黄疸，肠澼泄痢……火疡"，黄芩色黄形中空，黄色主脾土，形中空似肠胃，其主诸热者，指肠胃诸热病而言。现代医学研究发现，黄芩具有抗炎、抗肿瘤、抗氧化等作用。连翘、蒲公英清热解毒，散结消肿，清热而不伤阴，连翘有"疮家圣药"美称，连翘中的连翘酯苷具有退热、抗感染的功效。蒲公英药性苦寒，但其"苦不伤阴，寒不败胃"，对胃热炽盛、反酸烧心等症状有很好的治疗作用，中医古有苦寒伤胃之说，但现代医学研究证实，黄连、黄柏、苦参、蒲公英等苦寒药，只要适量，可促进消化液分泌、增进食欲。柴胡、白芍、枳壳、甘草为四逆散，为临床疏肝解郁首选方，多用于治疗由于肝郁气滞所引起的胃肠系统疾病、精神类疾病、心胸类疾病，往往效如桴鼓。方中柴胡作为最早出现于《神农本草经》的草药，《本草新编》中描述柴胡"泻肝胆之邪，去心下痞闷……除烦热"。现代药理研究发现柴胡具有小肠推进作用，同时可以抑制胃酸分泌。白芍养肝和营，枳壳宽中除胀，行气下气，枳壳中含有的柠檬烯具有明显的促胃肠动力作用。陈皮、青皮常作为药对出现，陈皮在《名医别录》载有"主脾不能消谷"，青皮"除痰消痞，治肝气郁结"，陈皮性缓，青皮峻猛，一缓一烈，行气化滞消积之功大大增强。配合乌贝散制酸止痛，延胡索理气活血，炙甘草健脾固中，调和诸药。全方合用，胆热清，肝气畅，胃气降，肝胆通调，脾升胃降，中焦恢复生机，临床症状自然消散。二诊患者症状减轻，减蒲公英用量为 10 g，防止寒凉太过而伤胃。患者睡眠欠佳，口干，予酸枣仁酸甘化阴以生津，养肝血以安神，知母甘寒，养阴生津，可以清肝热，防津枯。天麻平肝潜阳，现代药理研究显示天麻中所含的天麻素具有镇静、催眠功效。三诊患者胆热已清，脾胃功能恢复，遂以二诊处方巩固疗效。

（郭　杨　周赛男）

五、周健雄验案

患者，女，36岁。

初诊：2011年12月8日。

主诉：上腹部持续性烧灼样胀痛近1年。

现症：上腹部烧灼样胀痛，呈持续性，胸胁苦满，嗳气可舒。口苦口干，严重时呕吐苦水，尿黄，大便可。

诊查：胃镜报告示胆汁反流性胃炎。上腹部压痛，未触及包块。脉弦数，舌红苔黄。

临床诊断：胆汁反流性胃炎。

辨证：肝（胆）胃郁热。

治法：疏肝利胆，和胃降逆。

处方：黄连温胆汤合左金丸加减。黄连8g，吴茱萸3g，陈皮10g，法半夏12g，茯苓10g，枳实8g，竹茹8g，代赭石15g，蒲公英20g，黄芩8g，甘草6g，郁金10g，栀仁10g。6剂，水煎两次取汁，混合分3次服。嘱忌食辛辣、碱性食物。

二诊：烧灼胀痛减轻，未呕吐，时嗳气，仍口苦口干，有时嘈杂懊侬。上方去吴茱萸、黄芩，加豆豉10g。10剂，煎服法同前。

三诊：继续有效。守二诊方化裁，再服药1月余。

四诊：已无明显不适，拒绝胃镜复查。嘱服左金丸，隔日服，共1个月。一年后随访未复发。

【按语】该案属"胃脘痛""嘈杂"范畴。女性患者常情志失调，致肝胆气郁，疏泄失常，气机阻滞，胃失和降，胆汁上逆，日久化热伤及胃络而发病。肝胆疏泄失职，而见胸胁苦满、胀痛、嘈杂。胃失和降故嗳气呕吐。胆汁上逆，不循常道，久而化热则口苦口干、呕吐苦水、尿黄。脉弦数，舌红苔黄是肝胆郁热之象。

方中半夏降逆和胃，代赭石甘寒质重，降逆下气。竹茹、黄连、黄芩、蒲公英、栀仁，泻热清胆和胃，止呕止嗳除烦。枳实、陈皮、郁金理气除胀。茯苓、甘草健脾益气和中。吴茱萸辛热疏利下气，少量佐之，以协调上述众多苦寒之品。二诊时嘈杂懊侬未除，故去吴茱萸之温燥，合栀子豉汤收功。

（周　萍）

参考文献

[1] 石绍顺，陈民，张立．周学文教授诊治胆汁反流性胃炎的经验简介 [J]．新中医，
2010，42（11）：134－136．

[2] 陈云芝．慢性胃炎的中西医诊疗 [M]．上海：上海中医药大学出版社，2001：69－71．

[3] 段富津．方剂学 [M]．上海：上海科学技术出版社，1995：191－192，84－85．

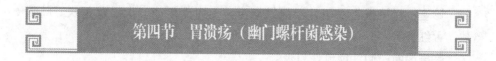

第四节　胃溃疡（幽门螺杆菌感染）

　　胃溃疡为消化内科的常见病、多发病之一，全球约 10% 的人患过此病，约 1% 可转换为胃肠癌，可发生于任何年龄段，多见于中老年患者，尤其是男性。

　　胃溃疡是指发生在胃角、胃窦等部位的溃疡，是消化性溃疡的一种，其发病机制复杂，迄今为止未有理论能详尽解释，目前普遍认为是胃酸、胃蛋白酶的侵袭作用与黏膜的防御能力失去平衡，胃酸和胃蛋白酶对黏膜产生自我消化，故称为"消化性"溃疡，临床上主要以周期性发作的节律性上腹痛为症状，疼痛性质可见灼痛、钝痛、饥饿样痛，往往伴有烧心、反胃、恶心呕吐、失眠等症状，多在餐后的 1 小时内出现。

　　胃有"太仓""水谷之海"之称，因其生理机能主要是受纳和腐熟水谷。胃与脾相表里，共有"后天之本"之称，五脏六腑皆赖脾胃运化水谷得以濡养；脾胃共居中焦，是脏腑气机升降之枢纽，胃气之升降，可影响心火及肺气的宣降。由上所述，脾胃起着牵一发而动全身之效，其重要性可见一斑，贯穿《伤寒论》中"保胃气，存津液"的理论，正是医圣张仲景重视胃腑的有力证明。

　　胃溃疡属中医学中的"胃脘痛""心痛""吞酸"等范畴。现常将胃溃疡分为以下 5 种证型：肝胃气滞型、血瘀阻络型、肝胃郁热型、脾胃虚寒型、胃阴不足型。气滞、血瘀是其基本病理变化，故其治则主要是理气活血、健脾益胃。

　　现代医学研究表明，该病的发生主要与幽门螺杆菌感染及患者饮食习惯、精神因素、药物因素、遗传因素有关。其中，胃溃疡患者幽门螺杆菌感

染率高达80%～90%，故西医在治疗上也以根除幽门螺杆菌和抑制胃酸为主，目前国内以四联疗法为主，效果尚可，但随着近年来我国药物滥用现象的加重，幽门螺杆菌的耐药性更强，部分患者的疗效欠佳。且根据四联疗法治疗，患者服用药物种类多，疗程长，依从性较差；有较多研究表明，胃溃疡患者采用中西医结合的方式治疗相较于单纯西药治疗有着更显著的疗效，中医药对胃溃疡在辨证施治下具有高治愈率、副作用小、价格较低、能灵活随证加减等优势和特点，治疗期间保持心情舒畅，饮食规律，禁食生冷油腻之品。随着社会压力的增大，消化系统的心身疾病也逐渐增多，中医学对此类疾病有着充实的理论基础和丰富的临床经验，故如何运用中医药治疗胃溃疡，值得广大学者去深入研究。具体案例如下。

一、孙光荣验案

患者，女，38岁。

初诊：2010年7月9日。

主诉：胃脘胀痛一年半。

现症：胃脘胀痛一年半，水泻，反复发作。舌淡苔少脉细。

诊断：胃溃疡。

辨证：脾胃阳虚，升降失常。

治法：温补脾胃，益气和中。

处方：生晒参15 g，生北芪10 g，炒白术10 g，炒六曲15 g，乌贼骨12 g，西砂仁4 g，藿香叶10 g，老苏梗6 g，淮山药10 g，延胡索10 g，葫芦壳6 g，高良姜6 g，广橘络6 g，鸡内金6 g。7剂，水煎服，每日2次。

二诊：胃痛已止。现头晕、憋闷，大便略稀。舌淡苔少脉细。处方：西洋参10 g，生北芪10 g，紫丹参5 g，乌贼骨12 g，西砂仁4 g，荜澄茄4 g，炒六曲15 g，广藿香6 g，老苏梗6 g，川郁金10 g，制首乌15 g，明天麻10 g，鸡内金6 g，浮小麦15 g，高良姜6 g。7剂，水煎服，每日两次。

三诊：诸症若失。舌淡苔少脉细，善后。处方：西洋参15 g，生北芪10 g，紫丹参7 g，炒白术10 g，炒六曲15 g，乌贼骨12 g，西砂仁4 g，高良姜6 g，大腹皮10 g，车前子10 g，淮山药10 g，煨诃子10 g，葫芦壳5 g。7剂，水煎服，每日两次。

【按语】该案例中，患者脾气虚弱，故清气升发无力而下陷，导致水泻症状的产生；中焦肝脾气弱无权，则水谷运化壅滞，导致胃脘胀痛。孙老用参、术、芪补中气，砂仁、藿香、高良姜畅肝、疏肝、行气、温中、化湿并举，使肝气上达离火之位则脾升有途；用山药滋久病之阴耗且收涩久泻之气散；乌贼骨咸、涩、温，一物而三功，久泻必涩之以敛耗散之真元；苏梗辛温，理脾肺之气，使气肃而胃肺之逆气能降，则宽中而止痛；葫芦壳行水气之逆，使小水流通而大便亦可得实；延胡索行久病之血滞而除内外身之痛作；六曲、鸡内金消饮食之停聚；广橘络化有形之痰凝结滞，俾邪去而正易复。如此可以使脾胃邪气消、正气复、升降平、吐纳常。

二、欧阳琦验案

患者，女，37岁。

初诊：1993年6月15日。

主诉：胃脘胀痛反复发作3年，加重半个月。

现症：胃脘胀痛，痛时恶心吐酸，嗳气，口中时苦，纳食减少，大便时干时溏，颈项拘急，时作头昏，苔薄黄，脉弦细。

诊查：胃镜检查诊断为胃窦部溃疡。

临床诊断：胃窦部溃疡。

中医辨证：肝胃气滞。

治则：疏肝理气，制酸止痛。

处方：四逆散合乌贝散加半夏、扁豆、茯苓、葛根。柴胡10 g，酒白芍12 g，炒枳壳10 g，法半夏10 g，扁豆12 g，乌贼骨10 g，茯苓12 g，陈皮3 g，葛根12 g，甘草1.5 g。10剂。

服药后胃痛明显减轻，纳食增加，仍用上方加浙贝母，续服15剂，胃痛基本缓解。

【按语】肝气横逆犯胃而导致胃脘疼痛，在临床上最为多见。肝脏主疏泄，调节全身气机，能促进协调脾胃的升降运动。胃气下降，受肝脏疏泄功能的调节。若肝失疏泄，导致胃失通降，胃气上逆，则见胃脘胀痛不适，恶心吐酸，嗳气。胃气下降是胃主受纳的前提条件，胃受纳腐熟水谷的功能失职则见纳食减少；肝失条达，横犯脾土，则见大便时干时稀；脾气虚弱未能升清，上不得精微之滋养及肝脉郁滞，皆可见头昏；脉弦细为肝郁之象。方用四逆散加柴胡、白芍配伍，柴胡升阳疏肝，白芍敛阴柔肝，疏柔相合，正适用于肝脏体阴用阳之性，为疏肝法基本配伍。佐枳实与柴胡为伍，升降同用，肝脾同调，甘草健脾和中，土得木疏则健，木得土养则达，则是病可除。易枳实为枳壳，更适用于气滞胀满者。患者有恶心吐酸等症，即可合用乌贝散，乌贝散为民间验方，治胃酸过多，胃、十二指肠溃疡，效果良好。方中乌贼骨有类似活性炭功能，能制酸止血。加法半夏、陈皮和胃降逆，扁豆、茯苓、葛根健脾升阳止泻。诸药合用，气机得畅，脾胃得健，则诸症自除。

三、王行宽验案

患者，男，34 岁。

初诊：2012 年 6 月 23 日。

现病史：胃脘胀痛，间发 1 年许，有时反胃，无嗳气，少有泛酸，纳食尚馨，口干不著，夜寐不易入眠，肠鸣，便软溏、日行 2 次。舌淡暗红，苔薄黄，脉弦缓。有十二指肠球部溃疡、红斑渗出性胃炎、结肠直肠炎病史。

辨证：肝胃不和，肝脾失调，中州失健，然其咎总责之于肺金治节不行。

治法：佐金制木，两和肝胃，健脾助运。

处方：加味连苏饮合痛泻要方加减。百合 5 g，苏叶 5 g，川黄连 5 g，吴茱萸 5 g，白蔻仁 5 g，防风 10 g，苍术 10 g，白术 10 g，白芍 10 g，青皮 10 g，陈皮 10 g，葛根 20 g，人参 10 g，薏苡仁 30 g，香附 10 g，炙甘草 5 g。14 剂。

二诊：2012 年 7 月 8 日。胃胀已除，仍胃痛，乘车则欲呕，泛酸亦时作，大便软，日行 2 次。舌淡红，苔薄黄，脉弦缓。原法出入，药用：苏叶 5 g，川黄连 5 g，吴茱萸 5 g，白蔻仁 5 g，防风 10 g，白术 10 g，白芍 10 g，青皮 10 g，陈皮 10 g，葛根 20 g，神曲 10 g，广木香 5 g，砂仁 6 g，枳实 10 g，川楝子 10 g，延胡索 10 g，炙甘草 5 g。10 剂。

三诊：2012 年 7 月 19 日。胃胀除，晨间微痛，嗳气、反胃、泛酸均已不著，纳食尚馨，厌油腻，口干，夜寐改善，大便软溏，日行 1 ~ 2 次。舌淡红，苔薄黄，脉弦缓。胃痛，大肠胀，虽云脾胃、肝脾有和调之势，然毕竟未至和谐之境。处方：苏叶 5 g，川黄连 5 g，吴茱萸 5 g，白蔻仁 5 g，柴胡 10 g，防风 10 g，白术 10 g，白芍 10 g，葛根 20 g，枳实 10 g，川楝子 10 g，延胡索 10 g，薏苡仁 20 g，鸡内金 10 g，谷芽 10 g，麦芽 10 g。14 剂。

四诊：2012 年 8 月 3 日。药后肝脾和调，精神可，二便调，未诉不适，纳食馨。舌淡红，苔薄白，脉弦缓。拟以原方续进巩固疗效。苏叶5g，川黄连5g，吴茱萸5g，白蔻仁5g，柴胡10g，防风10g，白术10g，白芍10g，葛根20g，枳实10g，川楝子10g，延胡索10g，薏苡仁20g，鸡内金10g，谷芽10g，麦芽10g。7剂。

【按语】"连苏饮"出自薛生白《湿热病篇·十七条》，曰："湿热证，呕恶不止，昼夜不差，欲死者，肺胃不和，胃热移肺，肺不收邪也，宜用川连三四分，苏叶二三分。两味煎汤，呷下即止。"薛氏用"连苏饮"治以胃中郁热之呕吐。后由近代金陵医派名医张简斋加入白蔻仁、吴茱萸成为本方，是治疗胃脘痛的经验方。费伯雄在《医醇义》中言："天下无神奇之法，只有平淡之法，平淡之极乃为神奇……"王老临证常以看似平淡之剂出奇治愈疑难杂证。方证相合即可产生四两拨千斤之效，加味连苏饮即是其中一方。本方取苏叶辛温，气味芳香，疏肝和胃通降顺气；黄连苦寒泄降胃热，以降上冲之胃火；加吴茱萸辛热疏肝，温胃降气；加白蔻仁辛温，芳香化湿，和中止呕。四药相伍，共奏苦辛通降之效。本方药味少，用量轻，具轻清灵动之特点。肝郁乘脾，脾失运化，则见大便不调，肠鸣腹痛，弦脉为肝郁，缓主脾虚，方用痛泻要方，方中白术为君药，补脾燥湿建脾土；陈皮理气醒脾、燥湿化痰，防风理肝舒脾、祛风胜湿，二药可助白术渗湿健脾；芍药酸苦通泄，能开阴结，与陈皮、防风二药合用，则可行气起滞，柔肝止痛。诸药合用，共奏泄肝补脾之功效。二诊时，仍见胃痛泛酸，故加用川楝子、延胡索行气疏肝止痛。三诊时，患者胃痛泛酸已不显著，但见大便软溏，故加用薏苡仁健脾渗湿，再加鸡内金、谷芽、麦芽消食除胀。四诊再以效方巩固疗效。

四、彭述宪验案

患者，男，59岁。

初诊： 1998年8月14日。

主诉： 胃脘痛1年半。

现病史： 西医诊断为胃溃疡，初起服香砂养胃丸、木香顺气丸，痛可缓解，每月发1~2次。1个月前，服香砂理中汤加高良姜、厚朴，服6剂后，觉胃脘灼热痛，上脘穴压痛明显，烦渴饮冷，大便干燥，小便黄，舌质红干，边略暗，脉细数。

临床诊断： 胃溃疡。

辨证：温胃太过，耗伤阴液，久痛络瘀。

治法：清火养阴，和胃止痛。

处方：百合地黄汤加味。百合 30 g，生地黄 15 g，石斛 15 g，丹参 15 g，川楝子 6 g，青木香 6 g，丝瓜络 12 g，麦芽 12 g。10 剂。

二诊：服上方 10 剂后，胃脘稍感热痛，脘满纳少，口渴，舌红少津，脉小而数。原方去川楝子、丝瓜络，加沙参、天花粉各 12 g。续进 6 剂，痛止能食。

【按语】百合地黄汤出自《金匮要略》，原为治疗百合病的主方，主要是针对阴虚内热者而设。病虽不同，机制一致，此乃异病同治。此例患者素食生辣，加之嗜酒，日久化火，灼胃作痛，又屡进辛温香燥之药，化燥伤阴，痛久胃络凝瘀。用百合地黄汤清火润燥，益胃生津；加石斛清养胃阴；川楝子泻火止痛；青木香清热理气，通络止痛；麦芽健脾和胃；丹参清热活血；丝瓜络活血通络。二诊时，胃脘痛即减弱，仍有口渴，此乃阴液未复，余热未尽之象。故在原方去川楝子、丝瓜络，加沙参、天花粉养胃生津，又无壅滞之弊，疼痛即止。现代医学将消化性溃疡归论于心身疾病之列，长期思想压力过大、心理情志异常与消化性溃疡的发生、发展密切相关。情志不仅可从肝论治，也可从心论治，所谓"心者，五脏六腑之大主"，心主神明，对五脏六腑的生理功能可产生直接影响。故心肝同治，调畅气血，也不失为治疗消化性溃疡一个重要切入点。

五、胡希恕验案

患者，男，46 岁。

初诊：1965 年 11 月 30 日。

现病史：10 余年来胃脘疼痛，近来加重，在当地中西医治疗无效，中药多是温中理气、活血祛瘀之品。西药治疗无效，动员其做手术，因惧怕拒绝手术而来治疗。

现症：胃脘刺痛，饥饿时明显，背脊发热，午后手心发热，有时烧心，心悸，头晕，身冷畏寒，汗出恶风，口中和，不思饮食，大便微溏，苔白舌尖红，脉细弦。

诊查：X 线钡剂造影检查示十二指肠球部溃疡，溃疡面积 0.4 cm × 0.4 cm。

处方：小建中汤。桂枝 10 g，白芍 20 g，生姜 9 g，大枣 4 枚，炙甘草

6 g，饴糖 45 g（分冲）。

二诊：1965 年 12 月 3 日。痛减，手心发热亦减，但仍胃脘刺痛，背脊发热，大便日行一次。上方加炒五灵脂 6 g，元胡粉 1.5 g（分冲）。

三诊：1965 年 12 月 9 日。胃脘痛已不明显，惟食后心下痞，四肢发凉，夜寐不安。将返东北原籍，改方茯苓饮，带方回家调理。处方：茯苓 15 g，党参 9 g，枳壳 9 g，苍术 9 g，生姜 9 g，陈皮 30 g，半夏 12 g。

【按语】胡希恕先生是我国近代著名的经方家，一生致力于《伤寒论》《金匮要略》的研究。从既往书籍、期刊来看，几乎很少人能重视到外邪与溃疡病之间的关系，胡老便是其中一人。此例患者有见汗出恶风、头晕、心悸等症，可知有邪在表，同时伴有表虚证，外寒里虚。前人治疗仅见温补脾胃或理气活血，不顾表证，引邪入里，延误病情，致使患者胃脘痛久痛不愈。当以表里同治，温补脾胃同时解表散寒。《伤寒论》中第 100 条记载："伤寒，阳脉涩，阴脉弦，法当腹中急痛，先与小建中汤。"患者表现正是小建中汤的适应证，故服药仅三剂即起效，九剂而诸症自除。对于胃痛病程较久，冬季尤为加重，喜温喜按，脘腹濡软如舟状，舌淡苔白，脉弦而涩者，即可选用小建中汤。小建中汤在《汤液经》中称为建中补脾汤，重在温补中焦，建立中气，故名为"建中"，建其脾也。之所以谓之"小"，乃不及于大建中汤温补之力。本方实为桂枝汤倍芍药，米粥改为饴糖。也可视为桂枝加芍药汤再加饴糖，桂枝加芍药汤本治太阳阳明合病的腹满痛，再加饴糖，乃是治太阳太阴合病之腹痛，其补虚缓急止痛之效更胜。《经方实验录》记载"夫小建中汤不用饴糖，尤桂枝汤之不用桂枝。"《千金·食治》记载饴糖有"补虚冷，益气力，止肠鸣、咽痛，除唾血，却咳嗽"的功效。现代研究表明，饴糖酶法生产衍生出的低聚异麦芽糖可促进人体内双歧杆菌生长繁殖。方以饴糖为君药，也体现了小建中汤以补为重，攻邪之力弱的特点。需要注意的是，胃痛患者常伴有恶心呕吐，而呕者不喜甘味，故呕吐急性发作或急性炎症发作时，不可使用小建中汤。

六、韦绪性验案

患者，男，37 岁。

初诊：2014 年 11 月 16 日。

主诉：胃脘疼痛 3 年余，加重半个月。

现病史：患者长期工作繁忙，饮食失节，饥饱无常，渐致胃脘疼痛 3 年

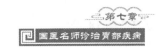
未愈。半个月前因进食辛辣食品而病情加重，胃镜检查示胃溃疡。遂服奥美拉唑等西药治疗，疼痛无明显缓解。

现症：胃痛频作，痛势如灼，饭后痛甚，口干咽燥，形体消瘦，四肢乏力，纳食减少，饥而不欲食，大便偏干，2～3日1行，小便短黄，夜寐不安，舌质红，中有裂纹，苔少，脉弦细数无力。

诊查：胃镜检查示胃溃疡。

临床诊断：西医诊断为胃溃疡，中医诊断为胃脘痛。

辨证：脾胃气阴两虚，虚火灼伤胃络。

治法：补益脾胃气阴，清热和胃，缓急止痛。

处方：竹叶石膏汤合芍药甘草汤加减。太子参25 g，生山药30 g，麦冬12 g，竹叶12 g，生石膏25 g（先煎），清半夏12 g，生地黄15 g，丁香3 g（后下），白芍25 g，炙甘草12 g。每日1剂，水煎500 mL，分2次温服。

二诊：服上方10剂，胃脘灼痛好转，大便仍偏干，3日1行。上方减生石膏之寒凉，加制大黄6 g，枳壳12 g，以通腑泄热。

三诊：服上方5剂，大便正常，胃脘痛基本消失，饮食增加。上方减竹叶、大黄、枳壳，以免寒凉伤中，白芍减至15 g，炙甘草减至3 g，加白扁豆25 g，当归12 g，以增强益气养血之力。守方调理3周，诸症悉除。

【按语】本案患者因长期饮食失宜而患胃痛3年之久，复因进食辛辣，以致脾胃气阴益虚，而虚火益炽，发为本病。治宜补脾胃之气阴与清热和胃、缓急止痛法并投。竹叶石膏汤中用太子参配麦冬，补气养阴生津；竹叶、石膏相配，清泄胃热；半夏虽性温，但与清热生津药相伍，则温燥之性去而降逆之用存，可增强其降逆和胃之效，并能使太子参、麦冬补而不滞，使石膏清而不寒；以生山药代粳米，其与炙甘草合用，和脾养胃。丁香行气温中，生地黄清热养阴，两者相配，一温一凉，刚柔相济，用以治阴虚胃痛功专力宏；合芍药甘草汤，则缓急止痛之力倍增。纵观全方，配伍严谨，补而不滞，寒不伤中，标本兼顾，而收全功。

（周　姝　周赛男）

七、周健雄验案

患者，男，48岁。

初诊：2011年7月22日。

主诉：上腹部阵发性灼热疼痛反复发作 3 年。

现症：上腹部灼热疼痛阵发，吞酸，口渴口臭，便结尿黄，进食可。素食肥甘辛辣之物，嗜酒。

诊查：胃镜报告示糜烂性胃炎，幽门螺杆菌（＋）。上腹部压痛，脉滑数，舌质红，苔黄燥。

临床诊断：糜烂性胃炎，幽门螺杆菌（＋）。

辨证：脾胃郁热证。

治法：清胃泄热。

处方：清胃散加减。黄连 8 g，生石膏 30 g，生地 15 g，牡丹皮 15 g，蒲公英 30 g，生大黄 6 g，瓦楞子 10 g，海螵蛸 10 g，升麻 10 g，甘草 6 g。45 剂，水煎 2 次，混合分 3 次凉服，忌饮酒，尽量少食肥甘辛辣烧烤之物。

二诊：疼痛灼热减轻，大便通畅，仍口渴口臭，有时吞酸，尿黄，初见效，上方去大黄，再服 6 剂。

三诊：疼痛缓解，口已不臭，二便可，偶有泛酸，有时口渴，二诊方黄连减至 5 g，加百合 12 g，石斛 12 g，再服 10 剂。

四诊：继续好转，因虑及幽门螺杆菌（＋），非短时间内可除，以三诊方化裁续服。至 11 月份复查胃镜幽门螺杆菌（－），已告收功。

【按语】本证属“胃脘痛”脾胃郁热证。素体阳盛，又嗜饮酒，喜食辛辣肥甘之物，日久气郁化火。胃火炽盛，致胃脘灼热疼痛，口渴口臭，便结尿黄，吞酸。舌红、苔黄燥，脉滑数，是脾胃郁热之症。

清胃散以苦寒黄连为君，直泻胃腑之火，升麻为臣，清热解毒，升而能散，宣达郁遏之伏火，即“火郁发之”之意。两相配伍，泻火而无凉遏之弊，升麻得黄连，则散火而无升焰之虞。生地、丹皮、蒲公英、生石膏清热解毒，凉血滋阴。大黄通腑泄热。瓦楞子、海螵蛸制酸止痛，甘草和中且调和诸药。

治胃病，每遇幽门螺杆菌（＋）者，无论寒热虚实均以蒲公英 30～45 g 加入，经数月治疗后可转阴。考虑其作用有二：其一，大剂量蒲公英有抑制或杀灭幽门螺杆菌作用；其二，中药组方后可改变胃内幽门螺杆菌生存环境，不利其生长繁殖，且每次复诊时处方有加减，剂量亦有变化，幽门螺杆菌很难产生耐药性，是中药治疗幽门螺杆菌（＋）之有效途径。正确与否，赖同道深究。

（周　萍）

参 考 文 献

[1] 葛均波，徐永健. 内科学 [M].8 版. 北京：人民出版社，2013：369 - 370.

[2] 闫树新. 浅析中医对胃溃疡的辨证施治 [J].中医现代药物应用，2009，3（5）：186 - 187.

[3] 崔桂娟，刘立华，李会英. 消化性溃疡的辨证论治 [J].河北中医，2010，32（5）：686，706.

[4] 王风亭. 中医辨证论治消化性溃疡 198 例 [J].现代中西医结合杂志，2008，17（19）：2997.

[5] 陈伟良，伍振峰，邓中银，等. 中医药在抗胃溃疡研究应用中的现状与进展 [J].中国实验方剂学杂志，2013，19（8）：371 - 376.

[6] 陈云芝. 慢性胃炎的中西医治疗 [M].上海：上海中医药大学出版社，2001：60，63，65 - 66.

[7] 段富津. 方剂学 [M].上海：上海科学技术出版社，1995：87.

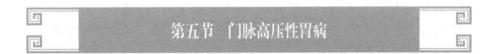

第五节 门脉高压性胃病

门脉高压性胃病是指门静脉高压患者伴发的胃黏膜病变，内镜下表现为各种形态的充血性红斑（尤其是"蛇皮"征或 Mosaic 征、樱桃红斑）和糜烂。最常见于肝硬化患者，其多半有脘腹疼痛、胁肋胀闷、泛酸、呃逆、喜嗳气、善叹息等症状，严重者可见呕血、黑便。在门静脉高压的患者中，门静脉高压性胃病的发生率达 50% 以上，其中引起上消化道出血者达 10% ~ 60%，诊断需依赖内镜和组织学所见。

在中医文献中尚无与之相对应的病名，根据临床表现，可将之归于"胃痛""胁痛""呃逆""胃痞"等范围。然其虽以胃肠道症状为主要临床表现，但其本质病理变化为门静脉高压，故其病症表现在胃，根本在肝纤维化，同中医所述的"肝胃同病""肝病犯胃""肝性胃病"不谋而合。肝纤维化与中医学中的"癥瘕""积聚""肝积""胁痛""肝着"等相关。其常见的病因病机有饮食不节、脾胃受损，郁怒伤肝、气滞血瘀，湿热疫毒、内侵肝胆，虫毒阻络、隧道不通，正气虚弱、病邪难祛等。

西医治疗门脉高压性胃病的主要目的是预防或治疗其并发症（上消化

道出血），主要治疗原则为降低门静脉压力、保护胃黏膜。若为急性大出血可采取经内镜下食管－胃底曲张静脉套扎、硬化、组织胶粘合，经手术贲门－胃底曲张静脉离断，以及门体静脉分流术等治疗方法。若为慢性广泛渗血，则以上微创及手术治疗方法均不适用，而中医药在提高临床疗效、控制门脉高压性胃病出血及复发等方面具有独特优势；且在出现上消化道出血前已存在的胃脘部症状根据中医辨证施治也可获得明显疗效。

一、张赤志验案

患者，女，53 岁。

初诊：2015 年 3 月。

主诉：反复腹胀 1 年余，加重伴胃脘隐痛不适 14 天。

现病史：患乙型肝炎肝硬化约 4 年，患者 1 年前开始出现腹胀不适、泛酸，胃镜检查示食管—胃底有 4 条静脉中度曲张，无红色征，胃底、胃体、胃角、胃窦、幽门部充血水肿，胃窦部可见充血性红斑，诊断为食管—胃底静脉曲张（中度），门脉高压性胃病。开始间断服用普萘洛尔、奥美拉唑及中药治疗，症状反复。14 天前患者出现上诉症状加重，伴胃脘部疼痛，服用质子泵抑制剂效果不佳。

现症：胃脘隐痛，腹胀，泛酸，口干喜饮，无口苦，纳差，大便时干时稀，小便正常。

诊查：舌淡、苔白腻，脉细。

临床诊断：中医诊断为胃痛，西医诊断为肝炎肝硬化乙型代偿期、门脉高压性胃病。

辨证：肝郁脾虚，兼寒热错杂。

治法：疏肝活血，平调寒热，健脾利湿。

处方：方用半夏泻心汤加减。干姜 3 g，黄连 5 g，白芍、茯苓各 15 g，法半夏、广木香、蒲黄炭、五灵脂、炒二芽、生甘草各 10 g，白花蛇舌草、沙参、乌贼骨各 30 g。

进上方 14 剂后前来复诊，已无胃脘疼痛，腹胀较前明显缓解，无反酸，纳食可，二便调。继服上方月余，未有不适，改用抗纤软肝颗粒（院内制剂），随访半年，无不适。

【按语】张教授认为门脉高压性胃病属虚实、寒热错杂之症，病位主要涉及肝、脾、胃三脏腑；气机不畅、寒热错杂、湿浊内蕴、瘀血阻络是该病的基本病机。治宜辛开苦降，注重寒热并用：方选半夏泻心汤或黄连温胆汤加减。宜疏肝健脾，重视养血活血：常在使用疏肝解郁药的同时加用党参、白术、茯苓等健脾益气，使脾气恢复，达到"脾实则肝自愈"的目的，另外兼顾疏理肝气，以防肝郁乘脾；常配以赤芍、白芍凉血活血、养血柔肝止痛，蒲黄炭、五灵脂活血祛瘀通络。宜清热化湿，忌用大苦大寒：参三仁汤之意，多选用薏苡仁、法半夏、厚朴、白蔻仁、滑石、藿香、佩兰等轻清之品以利湿化浊，配合白花蛇舌草、连翘、蒲公英之品透邪解毒。宜以肝为本，化痰祛瘀：在胃肠道症状巩固后使用成药抗纤软肝颗粒、安络化纤丸或抗肝纤维化中药治疗。

二、赵文霞验案

患者，女，60岁。

初诊： 2012年1月21日。

主诉： 间断呕血、便血7年，再发1日。

现病史： 患者于7年前进食粗糙饮食后出现呕血、便血，出血量约1000 mL，伴心慌、汗出，在某医院治疗血止后行脾切加贲门周围血管离断术。2年前再次出现呕血、便血，行内镜下食管曲张静脉套扎、胃底曲张静脉硬化治疗，半年后因呕血再次行胃底曲张静脉硬化治疗。1年来无明显诱因先后4次呕血、便血，胃镜诊断为门脉高压性胃病，无法再进行局部治疗。每次均予以生长抑素等药物及输血治疗。1日前劳累后再次出现黑便，每日4次，总量约300 g，呕血1次。既往慢性乙型肝炎史20余年，肝硬化史10年，拉米夫定片联合阿德福韦酯片抗病毒治疗10年。

现症： 脘腹胀闷，甚则作痛，吐血色紫黯，口干，大便色黑，潮热，面色晦暗，颧红，乏力，齿衄。

诊查： 心率100次/分，血压90/55 mmHg。舌体瘦小、质红、苔薄少，脉细数。乙肝病毒脱氧核糖核酸（HBV-DNA）阴性；肝功能检查示总胆红素37 mmol/L，白蛋白31 g/L，丙氨酸氨基转移酶27 U/L，胆碱酯酶2.7 kU/L；血常规示白细胞4.9×10^9/L，中性粒细胞百分比56%，血红蛋白95 g/L，血小板28×10^9/L。

临床诊断： 中医诊断为血证，吐血；肝积。西医诊断为门脉高压性胃病并上消化道出血；失血性贫血（轻度）；肝炎肝硬化乙型（失代偿期，活动性）。

辨证：阴虚火旺。

治法：滋阴降火，凉血止血。急予以康复新口服液 10 mL，6 小时 1 次，口服。禁食，西药予以扩充血容量、降低门脉压、止血，对症支持治疗。予生长抑素针 500 μg/h 微量泵入以降低门脉压力，奥美拉唑针 8 mg/h 微量泵入以抑酸，蛇毒血凝酶 2 kU 肌内注射、2 kU 静脉推注以止血。

二诊：2012 年 1 月 22 日。患者黑便 3 次，总量约 250 g，无呕血，潮热，颧红，乏力，舌体瘦小、质红、苔薄少，脉细。入院后尿量 1000 mL。心率 86 次/分，血压 96/60 mmHg。予以知柏地黄汤加味。生地黄 24 g，山药 12 g，山萸肉 12 g，牡丹皮 9 g，泽泻 9 g，茯苓 9 g，知母 6 g，黄柏 6 g，白及 15 g，三七粉 3 g（冲），仙鹤草 30 g，白茅根 15 g，厚朴 10 g，3 剂，浓煎取汁 120 mL，每次 20 mL，分 6 次温服。西药继续以上述方案治疗。

三诊：2012 年 1 月 25 日。患者大便转黄，每日 1 次，量少，无呕吐，潮热、颧红减轻，舌体瘦小、质红、苔薄少，脉沉细。中药 3 剂，守上方，水煎取汁 200 mL，分 4 次温服。流质饮食。23 日起，生长抑素针减量为 250 μg/h 微量泵入，奥美拉唑针改为 40 mg，12 小时 1 次，静脉滴入，余药同前。25 日起停生长抑素针、奥美拉唑针、蛇毒血凝酶，给予盐酸普萘洛尔片（每次 10 mg，每日 2 次）口服以降低门静脉压力，奥美拉唑胶囊 20 mg，12 小时 1 次，口服以抑酸。

四诊：2012 年 1 月 28 日。患者胃脘痞满，食欲差，颧红消失，手、脚心热，舌体瘦小、质红、苔薄，脉沉细。中药守上方，去知母、黄柏，加连翘 15 g，鸡内金 15 g，14 剂，水煎取汁 400 mL，分 4 次温服。

五诊：2012 年 2 月 18 日。患者胃脘痞满减轻，纳食量少，手脚心热，面色晦暗，舌体瘦小、质红、舌下脉络迂曲、苔薄，脉沉细。中药守上方，14 剂，水煎取汁 400 mL，分 2 次温服。加用鳖甲煎丸，每次 1 g，每日 3 次，口服。嘱，如无不适，3 个月内鳖甲煎丸逐渐加量至每次 3 g、每日 3 次口服。

六诊：2012 年 5 月 20 日。患者未再呕血、便血，纳食量少，手脚心热基本消失，面色晦暗减轻，舌体适中、质红减轻、舌下脉络迂曲、苔薄，脉沉细。血常规：红细胞 3.9×10^{12}/L，血红蛋白 118 g/L，血小板 117×10^9/L，白细胞 4.1×10^9/L；大便常规：黄褐色软便，隐血试验阴性。中药以滋补肝肾为主，兼以活血化瘀。六味地黄丸，每次 8 粒，每日 3 次，口服；健脾丸，每次 8 粒，每日 3 次，口服；鳖甲煎丸，每次 3 g，每日 3 次，口服。嘱：饮食有节，忌粗糙食物，起居有常，劳逸适度，避免情志过极。

【按语】赵教授认为，火、瘀、虚是肝硬化合并门脉高压性胃病出血的主要病理因素，其中血瘀贯穿病程始终，为中心环节，火和虚皆可致瘀，为导致出血的关键病机。治疗宜"急则治其标"，以止血为主：阴虚为主者给予康复新液以养阴生肌止血，血瘀为主者予云南白药以化瘀生肌止血，或以白及、三七溶于水少量频服；气损及阳之虚寒证及寒热错杂、虚实并见之出血，可辨证使用大黄炭、侧柏叶炭、黄芩炭、牡丹皮炭等炭剂，减其药性之寒凉，增加其逐瘀止血之功。出血稳定24小时后，应"缓则治其本"：如肝火犯胃型，以泄肝清胃、凉血止血为治法，方选丹栀逍遥散合十灰散加减；以阴虚火旺为主要病机者，治以滋阴降火、宁络止血，方选知柏地黄汤或茜根散加减；气虚血瘀导致出血者，治以益气活血止血，急则用独参汤，缓则用当归补血汤合四君子汤加减。出血停止后，处于恢复期时，当以防止再次出血为主，可根据病机辨证使用中成药巩固疗效。肝火犯胃型常选用丹栀逍遥散合鳖甲煎丸，阴虚火旺型常选用龟甲养阴片，气虚血瘀型常选用复方鳖甲软肝片。正如清代唐容川《血证论·吐血》治血四法"惟以止血为第一要法；血止之后，其离经而未吐出者，是为瘀血……故以消瘀为第二法；止吐消瘀之后，又恐血再潮动，则需用药安之，故以宁血为第三法；去血既多，阴无有不虚者矣……故又以补虚为收功之法。"

此案例中该患者原有"肝积"，因肝血瘀阻，脉络不通，致反复呕血、便血，间有大呕血，已先后行脾切加贲门周围血管离断术、两次胃底曲张静脉硬化治疗，后仍反复呕血、便血，每次量少，不易止血，查胃镜示门脉高压性胃病，胃黏膜弥漫性渗血，为非食管–胃底静脉曲张破裂出血，不能行内镜或手术止血，治疗较棘手。在病机上该患者主要为久病阴虚火旺，灼伤血络而弥漫少量出血；同时因反复出血兼见气血耗伤致气不摄血，再加之劳累耗气诱发血溢脉外，导致大量出血而便血、呕血，病情急骤，迅速出现脉细数、血压降低，有气随血脱的危险。

《景岳全书·血证》云："血本阴精，不宜动也，而动则为病。血主荣气，不宜损也，而损则为病。盖动者多由于火，火盛则迫血妄行；损者多由于气，气伤则血无以存。"治疗先以生肌止血为主，血止后再以滋阴降火、软坚散结为法。初诊先用康复新口服液以养阴生肌止血，二诊后继以知柏地黄汤为主方以滋阴降火、凉血止血，方中将熟地黄改为生地黄作为君药，既滋阴生津，又能清热凉血。伍以白及、三七、仙鹤草、白茅根清热化瘀止血，另予厚朴调畅气机，使补而不滞。三诊，患者诸症悉减，中药守二诊方以巩固疗效，出血停止故禁食水改为流质饮食。四诊，阴虚火旺之症状消失，故去知母、黄柏，又因胃脘痞满，食欲差，上方基础上加连翘、鸡内金以清热散结运脾。五诊，出血停止已20余日，诸症俱减，故上方基础上加用鳖甲煎丸软坚散结以治病之源。六诊，患者虚火之象已去，给予六味地黄丸、健脾丸及鳖甲煎丸等补益肝肾，兼以活血化瘀巩固疗效。因反复出血，气阴不足之象逐渐明显，予以健脾丸益气健脾，恢复气血之源。

（刘伏春　易妙敏）

参 考 文 献

［1］吴孟超，李梦东．实用肝病学［M］．北京：人民卫生出版社，2011：546.

［2］谢晶日，杨尾莲．从"理法方药"论门脉高压性胃病［J］．中医药学报，2012，40（1）：47-48.

［3］肖崚，涂晋文，李天望．涂晋文教授治疗门脉高压性胃病肝郁脾虚证经验［J］．湖北中医药大学学报，2015，17（6）：96-98.

［4］张丽慧，马素平，赵文霞．赵文霞教授诊治肝硬化并发症经验举要［J］．中国中西医结合消化杂志，2019，27（9）：717-720，722.

［5］何堂清，张赤志，李晓东．张赤志教授治疗门脉高压性胃病临床经验［J］．中西医结合肝病杂志，2017，27（2）：110，129.

［6］马素平，贾攀，刘江凯．赵文霞治疗肝硬化合并门脉高压性胃病出血经验［J］．中医杂志，2019，60（19）：1633-1637.

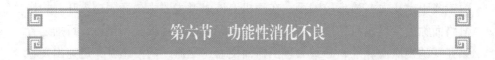

第六节　功能性消化不良

功能性消化不良（functional dyspepsia，FD）是临床上最常见的一种功能性胃肠病，是一组以上腹部疼痛和（或）上腹灼热感、餐后饱胀和（或）早饱为表现，可伴有食欲不佳、反酸、嗳气、恶心等，经检查排除了可能会引起这些症状的器质性疾病的一组临床综合征，症状常持续或反复发作。

现代研究发现，功能性消化不良的发病主要与脑-肠互动紊乱有关，同时涉及胃动力减弱、胃窦收缩力降低、小肠动力异常、内脏敏感性增高、幽门螺杆菌感染等因素，亦与现代社会生活工作紧张，精神压力大有关。

目前西医对于功能性消化不良的治疗，一般根据患者症状不同，采用抑制胃酸、保护胃黏膜、调节胃肠动力、根除幽门螺杆菌感染、抗抑郁药物及心理疏导等对症治疗，但功能性消化不良普遍存在胃肠症状重叠问题，对于单靶点的化学药物来说，往往需要使用多种不同药物来控制症状，且仍难以取得满意的疗效。而中医药对于本病的防治常表现出较好的疗效。

一、喻斌验案

患者，女，33 岁。

初诊： 2016 年 1 月 19 日。

主诉： 反复上腹部胀痛 3 月余，加重 3 天。

现症： 上腹部胀痛伴嗳气，平素急躁易怒，每因情绪改变而腹痛加重，自觉工作压力较大，口苦，纳差，夜寐不佳，小便正常，大便干结，两日一行。舌红，苔薄黄，脉弦。

诊查： 无痛胃镜检查提示慢性浅表性胃炎，幽门螺杆菌（－）。

临床诊断： 西医诊断为功能性消化不良，中医诊断为胃脘痛病。

辨证： 肝郁为主，兼有胃气郁滞。

治法： 疏肝解郁，行气和胃。

处方： 柴胡疏肝散合四磨汤加减。醋柴胡 10 g，麸炒枳壳 10 g，香附 10 g，白芍 15 g，陈皮 10 g，木香 10 g，麸炒乌药 10 g，槟榔 10 g，延胡索 15 g，火麻仁 15 g，盐知母 10 g，九香虫 10 g，甘草 5 g。水煎服，每日 1 剂，早晚分服，7 剂。

二诊： 服药 1 周后复诊，诉上腹部胀痛明显减轻，但仍有嗳气，纳食尚可，睡眠较前改善，大便稍干，舌红，苔薄白，脉小弦。在原方基础上去延胡索、黄连，加入厚朴 10 g，鸡内金 10 g，以加强消食导滞之功。7 剂。服药 1 周后上腹部胀痛基本消失，饮食及夜寐可，二便正常。嘱其注意饮食，调畅情志，劳逸结合。

【按语】 喻老师认为，肝郁脾虚，肝脾失和是功能性消化不良的基本病机、本质所在。正如《血证论》所言："木之性主于疏泄，食气入胃，全赖肝木之气以疏泄之，而水谷乃化。设肝之清阳不升，则不能疏泄水谷，濡泻中满之证，在所不免。"忧思郁结，脾失健运，使气机郁于中焦；抑郁恼怒，情志不遂，肝气郁滞，失于疏泄；情志不遂，肝失疏泄在先，木郁乘土在后，或禀赋不足，脾胃虚弱在先，土反侮木在后，肝气郁滞和脾气虚弱都是其基本病机，或以肝郁为主，或以脾虚为主，两者不可分割。腹胀痛、痛无定处、急躁易怒、脉弦表现为著者多以肝郁为主，治以疏肝行气、和胃止痛，以柴胡疏肝散为主方。

（胡 政 邓 磊）

二、周健雄验案

患者，女，26 岁。

初诊： 2012 年 3 月 5 日。

主诉： 腹痛、腹泻、纳呆、神疲三月余。

现症： 因受寒腹痛、腹泻三月余。便溏完谷不化，夹少许白黏液，每日 2 ~ 3 次。食欲不振，神疲乏力，口不渴，小便如常。未系统治疗。

诊查： 腹部 B 超未发现明显异常，大便常规见脂肪球（＋）。消瘦，脐周轻压痛，未触及包块，四肢欠温。脉细，舌质淡，边有齿印，薄白腻苔。

临床诊断： 功能性消化不良。

辨证： 脾虚湿盛证。

治法： 益气健脾，燥湿止泻。

处方：

方一：参苓白术散加减。党参 30 g，茯苓 10 g，炒白术 10 g，炒扁豆 10 g，淮山药 15 g，薏苡仁 15 g，桔梗 8 g，砂仁 6 g（后下），莲子肉 10 g，甘草 3 g，炒山楂 12 g，炒麦芽 12 g，石榴皮 10 g。6 剂，水煎 2 次，混合后分 2 次温服。

方二：肉桂 15 g，五倍子 50 g，共研细末，适量开水调，晚上敷神阙及关元穴，两穴交替使用。忌油腻食物及一切生冷水果。

二诊： 大便每日 1 次，稀软，未见黏液，食欲增进。

方一续服 10 剂，方二继续使用。

三诊： 大便成形，每日 1 次，食欲好，精神已振，四肢尚温。大便常规亦正常。已告收功。

【按语】 本案属中医"泄泻"范畴。受寒致泻，失于治疗，即脾胃虚弱，湿浊内生，中阳不振，水谷停滞，清浊不分。泻下溏便，或完谷不化。湿阻脾胃，消化失常，致纳呆。精微物质泻下，无以充养肌肤及四肢，故消瘦且神疲乏力。脉细，舌质淡，边有齿印，苔白腻，属脾虚湿盛之证。

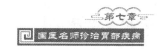
方以党参、白术益气健脾，茯苓、扁豆、薏苡仁健脾化湿止泻，更入石榴皮收敛止泻，山药、莲肉补脾益肾，砂仁和胃理气，醒脾开胃，并可防壅滞，桔梗载药上浮，升提中气，山楂、麦芽消食化积，甘草调和诸药。外敷方则温中固涩。

（周　萍）

参 考 文 献

[1] 曾孟晖，喻斌．喻斌教授治疗功能性消化不良临证经验［J］.湖南中医药大学学报，2017，37（3）：288 – 290.

[2] 戴自英．实用内科学［M］.9 版．北京：人民卫生出版社，1996：1360 – 1361.

[3] 王永炎，张天，李迪臣，等．临床中医内科学［M］.北京：北京出版社，1994：1830 – 1805.

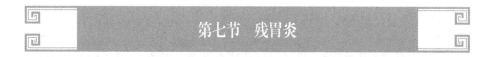

第七节　残胃炎

早期胃癌、胃十二指肠溃疡经久不愈或合并上消化道出血等疾病，经胃次或全切除术后，不少患者仍有残胃炎性反应，发病率大约为60%。胃大部切除后，失去正常的功能，胆汁、十二指肠液等容易反流入残胃腔，破坏胃黏膜的屏障作用，引起炎性反应等诸多症状。

现代中医认为，因为残胃容量较小，患者的饮食均有不同程度减少，而且胃的腐熟功能不足，气血生化之源亦减少，所以，中虚气血不足是本病的基本病机。加之气机不畅，升降失调，肝气郁结，横逆犯胃，胃气不降反升，故见呕恶、嗳气、吞酸；脾气不升而反降，浊阴填塞中焦，故见脘痛痞胀，便溏不实。胆胃通降失常，肝之"余气"胆液可以上逆入胃，可见口苦，甚则泛吐苦黄液，胃镜下可见胃中有黄绿色胆汁潴留或反流入胃甚则至食管中的征象。

因此，肝失疏泄、胃失和降、胆液倒流也是本病的主要病机。手术损伤组织，脉络难免残留瘀血。留血为瘀，影响气化功能，导致气滞血瘀。气滞与血瘀又互为因果，使血瘀内结，不易骤化。有的患者术前就有血瘀，术后又添新瘀，故残胃炎性反应的病理因素中，血瘀也是其中之一。气虚、阳虚者，瘀得寒而尤凝。阴虚、郁热者，易致瘀热互结，并有可能因瘀热伤络，继病出血，复因离经之血内留，使血瘀更甚。

总之，残胃炎的病机较为复杂，以虚为本，以实为标，血瘀、气滞、湿浊、食滞均易形成，升降平衡遭受破坏，因而诸症丛生，不易速愈。

然而，胃腑阳明多气多血，虽然切除大半，若术前身体较健壮，手术精细，术中失血较少，术后调理得当，残胃之腔逐渐扩充，虽有轻度升降失调，其虚不甚，其实亦较轻者，患有炎性反应也可经及时防治而愈。

徐景藩验案

患者，女，38岁。

初诊：2005年3月17日。

现病史：患者2004年6月因上腹疼痛伴出血在南京市某医院查胃镜示胃底间质瘤，后于北京某医院手术。术后上腹部痞胀不适反复发作，伴胃中嘈杂、食欲不振，术后体重减轻15 kg。曾多次于外院就诊，病情反复，时轻时重。

现症：患者脘痞作胀，自觉有气在腹部窜动，或有瘕聚，得矢气则舒，时自汗出，不知饥，饮食不多，无黑便，心情不佳，形体消瘦，神疲乏力，舌质淡红，苔薄白，前少苔，脉细弦。

诊查：2005年2月23日外院复查胃镜示胃远端切除术后，残胃吻合口炎症。

临床诊断：胃远端切除术后，残胃吻合口炎症。

辨证：术后脾胃受损，气血两亏，中焦气滞，兼有情志不畅。

治法：益气养营，疏肝解郁。

处方：残胃饮化裁并合用疏肝解郁之解郁合欢汤。太子参10 g，当归10 g，白芍15 g，炙甘草3 g，乌药10 g，莱菔子15 g，刀豆壳15 g，鸡内金6 g，炒麦芽30 g，建曲10 g，百合20 g，合欢花10 g，佛手花10 g，绿萼梅10 g，白残花10 g，郁金10 g。

二诊：2005年4月4日。腹中积气显著改善，近来汗出已少，纳食较前改善，但仍不知饥，大便日行，面色欠华，心情尚可，舌质淡红，苔薄白小腻，脉细。患者服药后诸症改善，但中焦受损，脾运未复，水湿渐生，拟法益气养营，健脾助运。处方：太子参12 g，炒白术6 g，当归10 g，白芍

15 g，茯苓 15 g，炙甘草 3 g，橘皮 6 g，法半夏 10 g，石见穿 15 g，乌药 10 g，建曲 15 g，炒谷麦芽各 30 g。

三诊： 2005 年 4 月 11 日。胸腹窜气攻动症状改善，偶有嗳气，平时饮水不多，大便日行，舌微红，治参原法。加莱菔子 15 g，刀豆壳 20 g，使气从下走。

四诊： 2005 年 5 月 9 日。偶有脘痞不适，气窜结瘕已减，食欲改善，纳食增加，大便日行，舌质淡红，苔薄白，前少苔，脉细。患者脾运渐复，中焦气机仍然不畅，拟法行补兼施，疏肝和胃。原方去橘皮、法半夏、乌药、莱菔子，加香附、佛手、鸡内金各 10 g，炒薏苡仁 30 g。再进 1 个月，症状基本消失，随访未见复发。

【按语】 本例患者为胃底间质瘤术后残胃炎，主症为上腹痞胀，消瘦纳差。患者原有胃底间质瘤出血病史，加之手术切割胃腑，气血两伤，难于恢复。脾虚运化无权故消瘦纳差，中虚气滞加之情志不畅，肝气横逆，故痞胀而时有瘕聚。初诊以残胃饮化裁，太子参、甘草、鸡内金、建曲健脾开胃，当归、白芍调补营血。叶天士言："胃土久伤，肝木愈横。"胃病日久则情志因素犹易作祟。徐老针对患者情志不畅之症，选用养心开郁之百合及多种行气解郁的花类药材，理气而不伤阴。二诊患者脾运未复而渐生湿邪，故以归芍六君子汤为主方，佐以消食和中。四诊患者脾运复而气未畅，故去陈皮、半夏、乌药而改用药性更为平和的香附、佛手调理收功，随访效良。

（胡　政）

参 考 文 献

［1］ 王杰，陆为民．徐景藩教授补、和、消三法论治残胃炎经验［J］．浙江中医药大学学报，2018，42（6）：439 － 441，445.

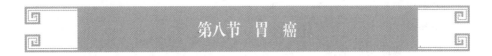

第八节　胃　癌

胃癌是指源于胃黏膜上皮细胞的消化道恶性肿瘤，以腺癌为主，好发于胃窦、贲门、胃体，是我国最常见的恶性肿瘤之一，其患病率和病死率均居于各类肿瘤的前位。早期胃癌可无症状，进展期胃癌临床主要表现为食后饱胀、上腹部疼痛、呕血、黑便、消瘦等，可伴有食欲不振、乏力、贫血。中医学虽无胃癌的名称，但根据胃癌的临床表现，可归属为"痞满""胃痛""积聚""噎膈"及"反胃"等范畴。如《灵枢·邪气脏腑病形》曰："胃脘当心痛……膈咽不通，食饮不下。"《灵枢·五变篇》云："……肉不坚而淖泽，如此则肠胃恶，恶则邪气留止积聚，乃伤脾胃之间，邪气至，蓄积留止，大秉乃起。"《金匮要略》曰："朝食暮吐，暮食朝吐，宿谷不化，名曰反胃。"

现代医学认为胃癌主要与幽门螺杆菌感染、慢性萎缩性胃炎、肠上皮化生、异型增生、腺瘤、残胃等多种因素有关，也与生活习惯、环境因素、饮食因素、遗传因素等有一定关系。中医历代医家认为，癌为有形之邪，癌的发生，多由正气内虚、外感邪毒、内伤七情、饮食失调，或宿有旧疾等因素致脏腑功能失调、气血津液运行失常，而产生气郁、血瘀、痰凝、湿浊、毒聚等病理产物，蕴结于脏腑，相互搏结，日久渐积而成的一类恶性疾病。

胃癌的预后直接与诊断时的分期有关。我国大部分胃癌患者在确诊时均已处在中晚期，5 年生存率为 7% ~ 34%。治疗上，西医早期胃癌主要行内镜下黏膜切除术、内镜黏膜下剥离术或胃部分切除术；进展期胃癌主要行外科根治性切除或姑息性手术治疗与化学治疗相结合。然而部分患者存在确诊胃癌时因瘤体的大小、肿瘤的转移情况、身体的条件不能耐受或经济条件不能承受手术治疗及化学治疗等情况，也存在术后复发等问题。我国中医药各医家在治疗胃癌及胃癌术后上有丰富的临床经验，在辨证论治的基础上，形成了自己独特的思想理念，在改善患者的临床症状、提高自身的免疫力及预防疾病的复发上取得了良好的疗效，现将部分具体案例及治疗思想分享如下。

一、李佃贵验案

患者，男，56 岁。

初诊：2005 年 3 月 18 日。

主诉：间断胃脘痞满 6 个月。

现病史：患者于 6 个月前无明显诱因出现胃脘部痞满不适，餐后加重，间断服用舒肝快胃丸等药物缓解不明显，且逐渐加重。15 天前于河北医科大学附属某医院查电子胃镜示胃癌累及贲门；取病理示胃体少许腺癌组织

（低分化），刷片找到癌细胞；拟予手术及化疗，患者欲求中医治疗，遂来我院就诊。查上消化道造影示钡剂于食管下段充盈不良，黏膜不规则，充盈缺损，贲门管壁变硬，胃底小弯侧可见一钡斑。考虑贲门癌波及食管下段及胃底。既往饮酒少量。

现症： 胃脘部痞满不适，伴嗳气、胃脘部隐痛，口干口苦，纳呆，乏力，大便黏腻不爽，每日2~3次，小便尚调。

诊查： 舌质暗红，苔黄腻，脉弦滑。

中医诊断： 胃痞病。

辨证： 浊毒内蕴。

治法： 化浊解毒，健脾和胃。

处方： 化浊解毒1号方。茵陈15 g，黄连9 g，厚朴12 g，枳实9 g，清半夏9 g，炒白术9 g，代赭石30 g，竹茹9 g，炒鸡内金15 g，莪术9 g，全蝎9 g，蜈蚣2条。10剂，水煎服。并配合顺铂规范化疗。医嘱：清淡饮食，少量多餐，忌辛辣油腻之品，调畅情志。

二诊： 2005年3月28日。服上药10剂后胃脘部痞满、嗳气、胃痛均减轻，化疗后出现腹胀、恶心，舌脉同前，方药调整如下。处方：化浊解毒汤1号方加味。药用：茵陈15 g，黄连9 g，厚朴12 g，枳实9 g，清半夏9 g，炒白术9 g，代赭石30 g，竹茹9 g，炒鸡内金15 g，莪术9 g，全蝎9 g，蜈蚣2条，焦槟榔12 g，生姜9 g，炒莱菔子15 g。20剂，水煎服。

三诊： 2005年4月18日。服上药20剂后，患者胃脘部痞满、嗳气明显好转，胃痛消失，偶有恶心，口干、纳呆，体力较前增强，纳可，寐可，大便仍黏腻不爽，舌质暗红，苔薄黄腻，脉弦细。处方：化浊解毒汤1号方加味。药用：茵陈15 g，黄连9 g，厚朴12 g，枳实9 g，清半夏9 g，炒白术9 g，代赭石30 g，竹茹9 g，炒鸡内金15 g，莪术9 g，全蝎9 g，蜈蚣2条，焦槟榔12 g，生姜9 g，炒莱菔子15 g，沙参12 g，麦冬12 g。20剂，水煎服。

患者后连续服用此方，2个月后复查上消化道造影示口服钡剂原病变处管壁僵硬，扩张受限，钡剂通过可；其上段食管未见扩张；胃充盈可，管壁完整，未见充盈缺损及龛影，十二指肠未见异常。与前片相比好转。1年后回访，患者自诉无明显不适。

【按语】 李佃贵教授系河北省中医院教授，主任医师，博士生研究生导师，第三届国医大师，全国首届中医药高校教学名师，全国著名脾胃病专家，全国第三、四、五批老中医药专家学术经验继承工作指导老师。李教授行医50余载，积累了丰富的临床经验，首创的"浊毒论"，能有效逆转肠上皮化生和异型增生等胃癌前病变，同时"浊毒论"对溃疡性结肠炎的治疗也有良好疗效。

李教授认为，浊毒作为一个中医学的术语，其含义有广义和狭义之分。广义的浊毒泛指一切对人体有害的不洁物质；而狭义的浊毒是指由于湿浊、谷浊久蕴化热而成的可对脏腑气血造成严重损伤的黏腻秽浊之物。

广义的浊毒学说将充斥于天地之间及人体之内的浊毒分别称为天之浊毒、地之浊毒和人之浊毒。狭义的浊毒既是致病因素，又是病理产物，其精髓在"浊"，包括"湿浊"和"谷浊"两部分，两种病理产物皆可酿化浊毒，分别称为湿浊毒和谷浊毒。

浊毒之病理特性为兼"浊""毒"两者之长，胶固难解，具有"易耗气伤血、入血入络；易阻碍气机，胶滞难解；易积成形、败坏脏腑"的特点。

浊毒致病病机为浊毒病邪胶结作用于人体，导致人体细胞、组织和器官的"浊毒化"，即致病过程；"浊毒化"的结果是导致细胞、组织和器官的浊变，即形态结构的改变，包括现代病理学中的肥大、增生、萎缩、化生和癌变，以及炎症、变性、凋亡和坏死等变化。治疗浊毒是"化浊毒"的过程，要化浊解毒同时进行，给浊毒以出路，使浊毒尽快排出，以减少对机体的损伤，同时截断浊毒的生成，断其浊毒生成之源，使机体尽快恢复健康。

在胃癌发病中，浊毒既是一种病理产物，又是重要的致病因素，浊毒相关危害乃胃癌病机关键所在。从临床表现看，胃癌患者舌质多红或紫黯，舌苔黄燥或黄腻，脉多弦滑或滑数，均为浊毒中阻之明证。从胃镜表现看，胃癌患者癌肿呈菜花状突入胃腔、表面有污秽的苔覆盖，或为溃疡型、黏膜糜烂、底部有细小颗粒或覆盖白薄苔，与"浊"性质相似；而肿块隆起，黏膜充血、糜烂、溃疡，透见红色血管纹，与热"毒"伤阴性质相似。李教授发现，以化浊解毒法为总治则，辅以健脾和胃法指导胃癌的临床用药，见患者舌质转淡红，苔转薄白，脉象趋于和缓，临床症状减轻或消失，能明显延长患者生存期，提高生活质量，获得明显疗效。

本例患者以间断胃脘痞满6个月为主诉，经上消化道造影、胃镜及病理检查明确诊断为贲门胃腺癌。病因考虑为酒食不节，损伤脾胃，脾胃升降失和，中焦运化失职，浊气不降，湿浊内生，积湿不化而成浊，郁久不解而成热，热蕴入血而成毒，浊毒内蕴日久成积，而发为癌。李教授认为在胃癌发病中，浊毒既是病理产物，又是重要致病因素。且该患者舌质暗红，苔黄腻，脉弦滑，与湿热浊毒脉证相合，故一诊中以化浊解毒为治疗大法，方中茵陈、黄连化浊解毒为君药，厚朴、枳实宽中理气，清半夏燥湿消痞共为臣药，炒白术健脾燥湿，代赭石、竹茹和胃降逆，全蝎、蜈蚣解毒散结，鸡内金、莪术合用健脾消食开胃，共为佐使。诸药合用，共奏化浊解毒之效。

二诊患者胃脘部痞满、嗳气、胃痛均减轻，症状改善，舌脉同前，仍以浊毒内蕴为主，继续守前方化浊解毒；因化疗后出现腹胀、恶心，故加焦槟榔、炒莱菔子消食下气除满，并加生姜止呕。

三诊患者胃脘部痞满、嗳气明显好转，胃痛消失，体力较前增强，疗效确切。患者苔薄黄腻，浊毒较前减轻；脉弦而细，仍口干，久病胃阴不足，浊毒瘀久兼见阴伤，且原方中多为燥湿之品，故加沙参、麦冬滋阴润燥以顾护胃气，是为反佐，并与化疗相结合应用，标本兼治，疗效确切。

二、王行宽验案

患者，男，71 岁。

初诊：2014 年 3 月 28 日。

主诉：胃癌手术及化疗后 5 月余。

现症：胃胀痛，无泛酸及反胃，但感胃部怯冷，纳食尚馨，口不干苦，夜寐谧，头不晕，大便成形，每日 1 次。

诊查：舌淡红、胖大，苔薄黄，脉弦细缓。

临床诊断：中医诊断为胃癌术后，西医诊断为胃癌手术、化疗术后。

辨证：肝胃不和，脾胃阳虚，痰湿瘀毒互结。

治法：两和肝胃，温中散寒，豁痰化瘀泄毒。

处方：党参 10 g，百合 15 g，苏叶 5 g，高良姜 10 g，香附 10 g，荜澄茄 10 g，炙甘草 3 g，丹参 10 g，山慈菇 10 g，谷芽、麦芽各 10 g，枳实 10 g，白术 10 g，白芍 10 g，炒蒲黄 10 g，14 剂。水煎，每日 1 剂，分两次服，饭后温服。

二诊：2014 年 4 月 11 日。服上方后胃胀好转，胃部怯冷亦好转，无泛酸及反胃，纳食尚馨，口不干苦，夜寐谧，头不晕，大便成形，日行 1 次。舌淡红，苔薄黄，脉弦细缓。上方有效，故守方，予党参 10 g，百合 15 g，苏叶 5 g，高良姜 10 g，香附 10 g，荜澄茄 10 g，炙甘草 3 g，丹参 10 g，山慈菇 10 g，谷芽、麦芽各 10 g，枳实 10 g，白术 10 g，白芍 10 g，炒蒲黄

10 g，14 剂。水煎服，每日 1 剂，分两次服，饭后温服。

三诊：2019 年 3 月 20 日。患者持续间断服用上方 5 年，久未诊治，病史如前。定期复查胃镜，无复发及转移。诉平素胃脘部无特殊不适，但情志不舒、天气寒冷及多食后出现胃痛。舌淡红，苔薄黄，脉弦细缓。中医诊断：胃癌术后。西医诊断：胃癌手术、化疗后。证型：气血亏虚，肝胃不和。治法：疏肝和胃，益气健脾，调畅气血。予白参 10 g，当归 10 g，白芍 10 g，柴胡 10 g，法半夏 10 g，陈皮 10 g，百合 15 g，苏叶 5 g，黄芩 10 g，枳实 10 g，谷芽、麦芽各 10 g，丹参 10 g，炙甘草 5 g，广木香 5 g，砂仁 6 g，30 剂。水煎服，每日 1 剂，分两次服，饭后温服。

【按语】王教授认为，胃癌之成，瘀毒必见，瘀毒贯穿胃癌发病始终，临证时活血化瘀泄毒之药必不可少，常用山慈菇、僵蚕、白花蛇舌草、桃仁、莪术、丹参、败酱草、蒲公英、半枝莲、重楼、虎杖、蒲黄等。王教授在临床工作中尤其重视"肝"对疾病的影响，其治疗胃癌亦重"治肝"之法；"肝木犯胃、胃气不和"是诸多胃癌的重要发病机制，故临证时常常活用疏肝、暖肝、养肝、清肝、平肝等法，如疏肝常用柴胡、香附、枳壳；暖肝善用甘草、百合、麦冬、枸杞子；养肝多用白芍、当归、五味子；清肝常用青黛、栀子、黄芩；平肝擅用天麻、石决明、蒺藜、钩藤等药物。对于病机复杂之胃癌胃痛者，王教授常用自拟方柴百连苏饮（柴胡 10 g，黄连 4 g，吴茱萸 4 g，百合 15 g，紫苏叶 5 g，白豆蔻 6 g 等。）以疏肝和胃，佐金平木；杂有痰邪者则加法半夏、陈皮、石菖蒲；虚寒甚者则用炒白术、高良姜、吴茱萸、干姜等以温中散寒；胃火热盛者则用麦冬、黄芩、黄连、蒲公英、百合、牡丹皮、泽泻等清泄胃火。手术及放疗、化疗术后尤需顾护阴液与精气，常用黄芪、沙参、太子参、人参、麦冬等以扶正养阴。

三、李济仁验案

患者，男，40 岁。

初诊：1992 年 10 月。

现病史：患者于 1992 年 9 月因幽门梗阻症到当地某医院门诊就诊，行胃肠钡剂摄片见胃窦部充盈缺损，被诊断为胃窦癌。遂住该院外科，行剖腹探查及病理活检，见胃窦部癌块如鸭蛋大，与胰腺粘连，腹腔大网膜及胃小弯淋巴结有如蚕豆及花生米或黄豆等不同大小的转移癌。取大弯淋巴结活检，病理证实转移性腺癌，未能切除，仅做胃肠吻合术。

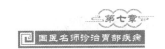

现症：精神不振，神疲乏力，面色萎黄，形体消瘦，脘腹作胀，只能进流质饮食，二便尚可。

诊查：舌质淡红，苔薄白，脉细弱。

临床诊断：胃窦癌胃肠吻合术后。

辨证：正气亏虚。

治法：健脾益气、理气和胃，兼攻癌毒。

处方一：黄芪 25 g，潞党参 15 g，茯苓 15 g，白术 15 g，阿胶 10 g（烊冲），绞股蓝 20 g，广木香 9 g，南沙参 10 g，神曲 15 g，陈皮 15 g，鸡内金 10 g，白花蛇舌草 20 g，龙葵 20 g，石见穿 20 g。水煎服，每日 1 剂。

处方二：菝葜（根部）2500 g，洗净切碎，加水 12.5 L，文火浓煎，去渣。得液 4 L，加肥猪肉 250 g（切碎）再浓煎，得药液 2500 mL。每日服 125～250 mL，服完再复煎。

服"处方一"3 周后，诸恙好转，脘腹作胀明显减轻，已能进半流质饮食。改服"处方二"，3 个月后，体力增强，体重增加，肤色转红润，精神好转，能操劳家务。服药 6 个月后症状消失，体力、精神恢复如前，能参加正常工作。此后间歇服用 5 年，临床症状消失。2000 年 3 月复查，钡剂摄片示原胃窦部充盈缺损症消失。触胃脘柔软，腹部无肿物，全身未见异常体征，直肠指诊阴性。

【按语】本案处方一是以扶正补虚为主治疗胃癌的典范。胃癌病情发展迅速，机体快速消瘦而可见阴、阳、气、血不足之证；同时胃癌到了中、晚期或现代医疗手术、化疗、放疗等治疗之后，均会出现机体正气损伤。此时必须扶正补虚，通过补益，调整人体气血阴阳，增强机体抵抗力和免疫力，控制肿瘤发展，延长寿命。如《卫生宝鉴》中说："养正积自……今令真气实，胃气强，积自消矣。"又如《黄帝内经》曰："有胃气则生，无胃气则死。"上述均强调扶正补益胃气的重要性。因此，对恶性肿瘤的治疗，必须祛邪扶正，扶正祛邪相结合。

该患者为胃窦癌伴腹腔内广泛转移，精神不振，神疲乏力，面色萎黄，形体消瘦，脉细弱，均为气血津液不足、正气大亏之相。所以，李老治以健脾益气、理气和胃兼攻癌毒之法。方用黄芪、党参、白术、茯苓、阿胶等益气养血之物以扶其正；南沙参益气养阴和胃；陈皮、神曲、鸡内金理气健脾，消食和胃。"脾胃为后天之本，为气血生化之源"，脾胃健则能安胃纳谷，气血充则可匡正扶赢，正气盛则病邪除。再辅以绞股蓝、白花蛇舌草、龙葵、石见穿等解毒、散结、抗癌治其邪实。现代药理研究证实白花蛇舌草有增强机体的免疫能力及抗肿瘤作用；龙葵是解毒、散结、抗癌良药。石见穿活血化瘀、散结消肿。

服用处方一扶正后患者诸症好转，改用处方二即单用菝葜配肥猪肉长期服。《品汇精要》说菝葜"散肿毒"。现代药理研究菝葜对消化道致病菌有抑制作用，对肠道黏膜发炎的充血、水肿有收敛作用。上方中因菝葜含有皂素及鞣酸等杂质，对胃肠道黏膜有一定的刺激性，加用猪肉同煎以中和皂素及杂质，可减少胃肠刺激引起的恶心、呕吐。有明确记载菝葜治胃食管癌确有一定疗效。如《中草药治肿瘤资料选编》载有治食管癌良方"鲜菝葜1斤（500 g），用冷水3斤（1500 g），浓缩成1斤（500 g）时，去渣，加肥猪肉二两（100 g），待肥肉熟后即可。此系1日量，分3次服完。"又如《现代名老中医治疗胃癌经验集》亦载有主药为菝葜的治胃癌方（健脾散结汤）"党参15~20 g，黄芪15~20 g，白术15 g，薏苡仁30 g，生半夏15 g，菝葜30 g，狼毒3 g，陈皮6 g，甘草3 g。每日1剂，水煎服"。此方以大量补益脾胃的药物配合菝葜、狼毒散结消肿，在健脾扶正的基础上兼以祛邪散结，临床取得良好疗效。在以扶正补虚为主治疗肿瘤的案例中，补益脾胃之气的四君子汤，经过大量研究证实，可以通过增强免疫力控制肿瘤，同时还有直接抗肿瘤作用，且复方制剂疗效优于单味药。

（刘伏春）

参 考 文 献

[1] 葛均波，徐永健，王辰．内科学［M］.9版．北京：人民卫生出版社，2018：364-367.

[2] 李佃贵．李佃贵浊毒理论临床经验实录丛书：胃癌浊毒论［M］.北京：中国科学技术出版社，2016.

[3] 王小菊，王智贤，吴彬才，等．全国名中医王行宽从"瘀毒"论治胃癌经验撮要［J］.湖南中医药大学学报，2020，40（10）：1249-1252.

[4] 刘剑勇，王行宽．王行宽教授运用柴百连苏饮治疗胃脘痛经验［J］.湖南中医药大学学报，2015，35（9）：37-38.

[5] 李济仁．中医名家肿瘤证治精析［M］.北京：人民军医出版社，2014：94-95.

[6] 李平．现代名老中医治疗胃癌经验集［M］.合肥：安徽科学技术出版社，2019：254.

［7］李靖，钱军，贾建光，等．四君子汤对胃癌细胞株 SGC-7901 侧群细胞增殖的影响
　　　［J］．中国中西医结合杂志，2014，34（6）：704-709．

［8］党民卿，王道坤．王道坤治疗胃癌经验［J］．辽宁中医杂志，2015，42（6）：
　　　1209-1210．

［9］常建平，王道坤．王道坤教授运用异功散经验举隅［J］．医学信息，2013，26
　　　（4）：608．

［10］周萍，徐国缨，张存钧．张镜人调治胃癌术后的经验［J］．辽宁中医杂志，2003，
　　　30（9）：694-695．

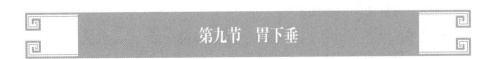

第九节　胃下垂

胃下垂是指人站立位时胃大弯最低点可达盆腔，胃小弯弧线的最低点降至髂嵴连线以下，多发生于瘦长体形者、经产妇、久病体弱者、腹部手术者等。胃下垂属中医"胃缓""胃下"范畴。《灵枢·本藏》曰："脾应（内）肉，肉䐃坚大者，胃厚；肉䐃麋者，胃薄……肉䐃不坚者，胃缓。"胃下垂多表现为饭后上腹饱胀、痛明显、恶心、厌食、嗳气不舒、便秘，症状与"痞证""胃脘痛""痰饮"等病证相似，故也将胃下垂归于上述病证范畴。

胃下垂是一种功能性疾病，是由于胃平滑肌或韧带松弛所致。发病多由平素饮食不节、长期劳累过度、女性多产多胎导致腹壁松弛、肌肉不坚及情志内伤诱发。黄均毅等认为其为外感或误治致邪气内传、脾胃升降功能失常，日久引发。气血瘀滞，水谷精微无以濡养，胃体及其支持韧带代谢紊乱，弹性及紧张度异常可致本病。丁雷总结文献及临床研究发现，胃下垂病机多为中气下陷，虚实寒热夹杂，肝脾胃同病，肾脏亏虚，肝胃不和，阴虚火旺等。周文艳归纳出胃下垂可属中医痰饮证，从病位上看，首属脾胃，涉及肝、肾和肠等脏腑。病机以脾虚气陷为主，但常兼有肝胃不和，气阴两虚，气虚兼疲，胃肠停饮等，而多见气虚、气滞、血瘀、食积、痰饮相互夹杂。

现代医学对本病缺乏有效的治疗手段，一般采用手术胃大部切除等方法，但由于治疗创伤性及副作用大，很难被患者接受。中医认为胃下垂多以脾胃虚弱、中气下陷为主证，故多以健脾和胃、补气升提为主要治法。李薇等提出先天肾阳虚衰，火不生土，致脾胃虚损，进而提出治疗胃下垂需从肾

论治的观点。还认为久病必穷及肾，故补气健脾同时还需兼顾肾。代波提出在用健脾升提之法治疗胃下垂效果不佳时，用通法治疗可获较好疗效。刘玉卿结合临床实践，提出脾虚致水湿运化失司，酿生痰湿，湿困脾，脾更虚，则脘腹胀满更甚，故在健脾益气时可兼以化痰湿。具体案例如下。

一、赵国岑验案

患者，男，35岁。

初诊：2014年9月12日。

主诉：胃脘胀满、嗳气3年。

现病史：因为工作性质，吃饭不规律，饥饱无常。3年前感觉胃脘胀满，嗳气，饭后加重，遂到当地医院求治，诊治为胃下垂。给予胃康灵、保和丸等药治疗，胃脘胀满减轻。此后症状时轻时重，也未进行系统治疗。今欲彻底治疗，经人推荐，慕名来诊。

现症：胃部胀满，嗳气，大便溏，每日2次。舌质暗，苔白，脉左关大。

诊断：中医为痞满（脾虚胃滞证），西医为胃下垂。

治法：健脾益气化滞。

处方：参芪合化滞益胃汤加减。方药：黄芪30 g，党参15 g，炒白术15 g，猪苓20 g，防风10 g，木香10 g，砂仁10 g（后下），陈皮10 g，姜半夏10 g，枳实10 g，厚朴10 g，甘草10 g，苏梗10 g，生姜3片为引。7剂，水煎服，每日1剂分服。

二诊：2014年9月19日。服药后，胃脘胀满、嗳气明显减轻，余症同前。前方去甘草加白及15 g，炒槟榔10 g。14剂，水煎服，每日1剂，早晚分服。

三诊：2014年9月26日。服上药后胃脘胀满、嗳气继续减轻，仍便溏，按上方去姜半夏、陈皮、党参，加补骨脂10 g，姜竹茹15 g。14剂，水煎服，日1剂，早晚分服。

四诊：2014年10月10日。服药后胃脘胀满基本消失，大便基本成形，偶嗳气。调整处方，巩固疗效。方药：黄芪10 g，炒白术15 g，木香10 g，砂仁10 g（后下），陈皮10 g，枳实10 g，厚朴10 g，炒麦芽15 g，香橼10 g，苏梗10 g，槟榔10 g，补骨脂10 g。14剂，水煎服，每日1剂，早晚分服。

【按语】近年来，痞满证发病率呈上升趋势，在临床上常见此类患者。中医院校的《内科学》教材中没有单列，但是近几年各种消化系统的专业书籍，均把痞满证单列，说明了该病已很常见。赵老治疗痞满证经验丰富，其经验方"化滞益胃汤"即是代表方，有健脾益胃、化滞的功能，主治因脾虚弱引起的胃脘胀满、嗳气等滞塞症状。合用参芪加强健脾之力，使脾气健运，滞塞得化，诸症尽除。他认为痞满一证，滞塞是标，脾虚是本。滞有多种，如气血、饮食、痰湿、寒热。临床治疗应抓住病之本，清病之表，则痞满的治疗不难。本案患者脾虚是本，饮食停滞于胃是表，"化滞益胃汤"加减治疗 1 个月，胃脘胀满得消，嗳气得除。

二、黄德章验案

患者，男，19 岁。

初诊：1976 年 3 月 19 日。

病史：1975 年 5 月起，大便干秘，每月只解大便二三次，且量少，初服大量果导片及双醋酚汀，继服即无效。中药大剂量大黄、芒硝、番泻叶及中西药润肠药均无效。并先后吃过几十斤蜂蜜。

现症：患者身体发育稍差，营养中等，看来如 15 岁上下，面色青黄。唇绀红，苔薄白，舌有红刺点，少动懒言，六脉细缓，胃热，尿黄，时呕，口不干苦。除病情经过如前述外，并述伴腰腹胀，眠食好，每日可摄入约 500 g 食物，但吃与不吃均可以，常几天不进食，春节期间曾有半个月未进食，每天只进些葡萄糖水。

诊查：县医院钡餐提示胃下垂。

辨证：脾虚湿滞，阳明热积。脾虚湿滞忌凉，阳明热积忌燥。

治法：拟以滋肾行气、清润阳明通积法试治。

处方：旱莲草 24 g，女贞子 15 g，旋覆花 9 g，瓜蒌仁 12 g，地肤子 15 g，冬瓜仁 24 g，大腹皮 12 g，威灵仙 24 g，草决明 15 g，肉苁蓉 12 g，枳壳 9 g，桔梗 9 g，火麻仁 12 g，白芍 12 g，大枣 7 枚，甘草 9 g。

1976 年 3 月 22 日患者母来称：上方服完 2 剂（缺桔梗及瓜蒌仁），服药后腹见阵痛，尚能忍受，未解大便，余症如前。为药虽有效而力差之故。前方去桔梗、瓜蒌仁，加小茴 9 g，郁李仁 12 g 再服。

二诊：1976 年 3 月 24 日。上方服 1 剂后腹痛，即解黑色大便一次，先干后稀。隔 24 小时又解黄色稀软便一次。腹不痛，胀亦消失。唇舌、面色如前，脉较有力。为阳明腑气虽通，邪热尚未根除之故。再遵前法加减以追穷寇。处方：旋覆花9g，莱菔子12g，地肤子24g，瓜蒌仁12g，杏仁9g，黄芩9g，白芍15g，地榆15g，枳壳9g，蚕沙12g，青木香9g，火麻仁12g，大枣7个，甘草9g。病者之母喜出望外，明日决定回县工作，并继续治疗，约定必要时来信改方或再来亲诊。

【按语】阳明热积便秘易治，遵仲景承气法下之则愈。本例用之无效，乃兼见脾虚湿滞故也。脾虚湿滞应燥，但燥则更助阳明积热。阳明积热宜下、宜凉，下与凉则又更伤脾。不唯中医不易治，且西医亦无法也。《素问·至真要大论》云："太阴司天，病阴痹，大便难，阴气不用，病本于肾。"《素问·脏气法时论》又说："肾苦燥，急食辛以润之，开腠理，致津液，通气也。"故用养肾行气以扶脾，清润阳明以通积滞法，而见速效。初诊方服2剂效果不明显，因缺二药，行气不足，药力不达也，故改二味一服即效。

三、陈国范验案

患者，女，35岁。

病史：来诊前数日感下腹部胀痛如坠。诉1个月前感周身不适，倦怠无力，月经愆期，继则出现少腹坠胀，疼痛日增，白带多，有腥味，小便短少，大便稀薄，左腹部自觉有硬块，微有形寒肢冷，口淡无味，曾在某医院诊为"胃下垂""子宫脱垂"，经服药治疗无好转，遂前来我院就诊。

诊查：面色萎黄，走路蹒跚，舌质红、苔薄白，脉细弱无力。

诊断：胃及子宫下垂（中气下陷）。

治法：升胃气，温脾阳。

方药：人参5g，黄芪10g，白术10g，升麻10g，柴胡10g，当归10g，茯苓15g，白果3g，白芍30g，益智仁10g，金樱子10g，乌梅10g，五味子10g。连服4剂，基本治愈。

【按语】此病案根据"寒则温之，虚则补之，陷者举之"的原则，运用升补中气之剂，加入收敛之品而治愈。

（杨婉露）

四、周健雄验案

患者，男，54岁。

初诊： 2002 年 9 月 14 日。

主诉： 食后脘腹痞满、坠胀疼痛，嗳气 10 余年。

现症： 进食后脘腹痞满不舒，坠胀，疼痛嗳气，平卧时可缓解。纳呆神疲，大小便正常。

诊查： B 超及 X 线钡餐均诊断为胃中度下垂。大便常规无异常。体形瘦长，神疲倦怠，面色不华，上腹部压痛，未触及包块。脉濡细，舌质淡，边有齿印，苔薄白。

临床诊断： 胃下垂（中度）。

辨证： 脾虚气陷证。

治法： 健脾益气，升陷扶中。

处方： 补中益气汤合枳术丸加减。黄芪 30 g，党参 30 g，炒白术 10 g，当归 12 g，升麻 10 g，柴胡 10 g，炙甘草 6 g，陈皮 6 g，枳壳 6 g，旋覆花 10 g（布包）。6 剂，水煎两次，混合分 3 次温服。

注意事项： ①食物宜为易消化的，忌食红薯、糯饭、碳酸饮料一类产气滞气食物。

②早晚做仰卧起坐以增强腹部及内脏力量。

③睡觉宜右侧卧位。

二诊： 腹胀痛减轻，纳食增进，仍嗳气，时感神疲乏力。已取效，上方加法半夏 10 g，续进 10 剂。

三诊： 已无明显不适；体重增加，体力增进，精神好，面色红润。嘱服补中益气丸和枳术丸 3 个月。2 年后随访未复发。

【按语】 该案属中医"胃缓"范畴。先天体形瘦长，脾虚运化失司，则纳呆，食后脘腹痞满。胃气上逆，失于通降而嗳气坠胀。脾虚不运，精微生化不足，气血来源缺乏，故而神疲倦怠，面色不华。脉濡细、舌质淡、边有齿印、苔薄白是脾虚气陷之象。方以参芪补气，白术健脾，当归养血，炙甘草缓急和中止痛，枳壳、陈皮理气泄浊，旋覆花、法半夏和胃降气；升麻、柴胡以升清气，待脾胃升降复常，则胃之缓也可愈。上方实为消补兼施之剂。

（周　萍）

参 考 文 献

[1] 黄均毅，李晓君，周蕾. 胃下垂的中医病因病机治法探讨［J］. 北京中医药大学学报（中医临床版），2009，16（1）：26－28.

[2] 丁雷. 胃下垂的临床研究进展［D］. 北京：北京中医药大学，2007.

[3] 周文艳. 中医治疗胃下垂研究进展［J］. 中医药临床杂志，2007，19（3）：307－309.

[4] 李薇，于家军. 从肾论治胃下垂［J］. 光明中医，2011，26（3）：471－472.

[5] 代波. 通法治疗胃下垂四则［J］. 浙江中医杂志，2008，43（8）：448.

[6] 刘玉卿. 益气化痰升阳法治疗胃下垂［J］. 医学理论与实践，2007，20（11）：1324.

[7] 王永炎，张天，李迪臣，等. 临床中医内科学［M］. 北京：北京出版社，1994：828－831.

[8] 方药中，邓铁涛，李克光，等. 实用中医内科学［M］. 上海：上海科学技术出版社，1986：249－251.

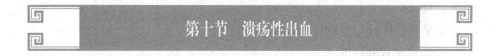

第十节　溃疡性出血

　　溃疡性出血是指消化性溃疡伴出血，也是溃疡病常见的并发症。少量出血往往没有临床症状，仅在大便隐血试验时发现。出血量大于 500 mL 时，即为大出血，主要表现为呕血、便血和不同程度的贫血。

　　早在《黄帝内经》中即对血的生理及病理已有较深入的认识，对各种出血均已论及。有关篇章对血溢、血泄、衄血、咯血、呕血、尿血、便血等病证做了记载，其中溃疡性出血归于呕血或便血范畴。张仲景《金匮要略·惊悸吐衄下血胸满瘀血病脉证治》首先对吐血、便血进行了辨证论治，并将数种血证列为一个篇章，并记载了泻心汤、柏叶汤、黄土汤等方剂并沿用至今。巢元方《诸病源候论·血病诸候》将血证称为血病，对各种血证的病因病机做了较详细的论述。孙思邈《备急千金要方》收载了一些较好的治疗血证的方剂，至今仍广泛应用的犀角地黄汤即首载于该书。宋代的《太平圣惠方》《圣济总录》等书，对各类血证在简要论述的基础上，分门别类汇集了众多的治疗方剂，大大地丰富了血证的治疗方法。严用和《济生方·失血论治》有"所致之由，因大虚损，或饮酒过度，或强食过饱，或饮啖辛热，或忧思恚怒"，而对血证的病机，则强调因热者多，"夫血之妄行也，未有不因热之所发。盖血得热则淖溢，血气俱热，血随气上，乃吐衄也"。刘完素《素问玄机原病式·热类》亦认为失血主要由热盛所致，谓："血溢者，上出也。心养于血，故热甚则血有余而妄行"。"血泄，热客下焦，而大小便血也。"朱震亨对于阴虚导致的出血有新的阐发，在《平治荟萃·血属阴难成易亏论》说："阴气一亏伤，所变之证，安行于上则吐衄，衰涸于外则虚劳，妄返于下则便红。"在《丹溪心法·吐血》中还说："诸见血，身热脉大者难治，是火邪胜也。身凉脉静者易治，是正气复也。"这对于估计整个疾病的预后均有指导意义。

一、邓铁涛验案

患者，男，45岁。

现病史：患者近年来自觉胃脘部灼热不适，尤以空腹时明显，最近一周内间发黑便，伴胸骨后灼痛明显，反酸纳差，平素交际应酬较多，烟酒过度，舌淡、苔薄黄腻，脉弦滑数。

辨证：肝气犯胃。

治法：疏肝健脾，和胃降逆。

处方：党参18g，白术12g，茯苓15g，柴胡9g，佛手片5g，煅乌贼骨（或瓦楞子）15g，甘草5g。10剂，一日一剂，嘱清淡饮食，勿近烟酒，一剂后胸前区烧灼感明显缓解，五天后大便色质回复正常。

二诊：患者偶感呃逆反酸，舌淡、苔薄黄腻，脉弦滑。原方再进，半个月后愈。

【按语】病生于胃，受侮于肝，关键在脾。脾气虚常为本病的重要一环，故用四君子汤健脾益气。疏肝与健脾有调节神经与肠胃功能的作用，邓教授还选用柴胡、佛手片疏肝和胃；乌贼骨或瓦楞子（煅）制酸。健脾补气是治疗溃疡病的基础，常加黄芪健脾益气；若胃胀、嗳气反酸者加砂仁、延胡索或合用乌贝散；兼吐血、便血者加侧柏叶、白及、阿胶、田七末（炒）以凉血、止血；肝胃不和者，治宜疏肝和胃，加白芍、枳壳、郁金或左金丸；肝郁化火或胃热过盛者合用三黄泻心汤加川楝子、延胡索、郁金之属，以清热疏肝，和胃止痛；脾胃虚寒者，治宜健脾温中，加黄芪、桂枝、法半夏或附桂理中汤；脾虚肝郁兼瘀证者，治宜健脾去瘀或兼疏肝，加黄芪、红花、桃仁、白芍、海螵蛸之属；胃阴亏虚者，治宜益胃养阴，加麦冬、石斛、玉竹等。若脾胃虚寒而见呕吐清水冷涎、胃部有水声、舌苔厚腻者，是胃中停饮，宜温中化痰，方用平胃散加桂枝、茯苓、法半夏。

西医治疗本病重视制酸，邓教授认为，制酸并不能根治本病，但在调理胃药中加入一些制酸之剂，使标本兼顾，亦是良策。如配合用乌贝散（乌贼骨占量85%、浙贝母量占15%研为极细末），每服2~3g，一日3次，对制酸止痛有一定的疗效但制作时必须注意研成极细末，否则反而不差。

此外，止痛药亦是治标，因其多辛燥，久用则耗气伤津，有损脾胃，不可不知。

中医学没有胃十二指肠溃疡病的病名，但根据其临床表现，可概括于胃痛中。胃痛或称胃脘痛，文献亦有称心痛或心气痛。本病的成因较为复杂，多因几种因素的反复作用而成。于诸种因素之中，较为重要的有三大因素：饮食因素、精神因素、体质因素。三者之中又以体质因素为关键性因素，体质因素即脾胃虚。李东垣的内因脾胃为主论，对本病的防治确有指导意义。

二、熊继柏验案

案1：

患者，51岁。

现病史：平素劳作辛苦，饮食无常，近两个月来，大便间断黑便，量不多，伴面色淡白，神疲乏力，语声低微，纳差夜寐欠佳，小便正常。舌淡，苔薄白，脉沉细弱。血红蛋白54 g/L。

辨证：气血亏虚。

治法：补气摄血。

处方：归脾汤。功效为益气补血，健脾养心。白术10 g，当归10 g，白茯苓10 g，黄芪15 g（炒），龙眼肉10 g，远志10 g，酸枣仁10 g（炒），人参6 g，木香3 g，甘草3 g（炙），白茅根10 g，藕节炭20 g，蒲黄炭10 g，加生姜、大枣，水煎服。10剂，一日一剂，嘱加强营养，软质饮食，一周后大便色质恢复正常。

二诊：患者大便色质正常，仍觉神疲乏力，夜寐差，舌淡，苔薄白，脉细弱。辨证气血亏虚，心神失养。给予补益气血，健脾养心。予白术10 g，当归10 g，白茯苓10 g，黄芪15 g（炒），龙眼肉10 g，远志10 g，酸枣仁10 g（炒），人参6 g，木香3 g，炙甘草3 g，柏子仁10 g，夜交藤10 g。30剂，嘱一日一剂。一个月后复查血红蛋白107 g/L。

【按语】本病多由思虑过度，劳伤心脾，气血亏虚所致，治疗以益气补血、健脾养心为主。心藏神而主血，脾主思而统血，思虑过度，则心脾气血暗耗，脾气亏虚则体倦、食少；心血不足则见惊悸、怔忡、健忘、不寐、盗汗；面色萎黄，舌质淡，苔薄白，脉细缓均属气血不足之象。方中以人参、黄芪、白术、甘草甘温之品补脾益气以生血，使气旺而血生；当归、龙眼肉甘温补血养心；茯苓（多用茯神）、酸枣仁、远志宁心安神；木香辛香而散，理气醒脾，与大量益气健脾药配伍，复中焦运化之功，又能防大量益气补血药滋腻碍胃，使补而不滞，滋而不腻；用法中姜、枣调和脾胃，以资化源。一是心脾同治，重点在脾，脾旺则气血生化有源，方名归脾，意在于此；二是气血并补，但重在补气，意即气为血之帅，气旺血自生，血足则心有所养；三是补气养血药中佐以木香理气醒脾，补而不滞。

本病虽成因多种，但必因脾胃元气受损致不能自复而后成病，常常是慢性而反复发作，故不能满足于症状的缓解而中止治疗。既然脾胃气虚为本病之根本，因此不管原属何证型，最后均需健脾益气或健脾益气再加养胃阴，巩固治疗 2~4 个月，乃可停药。脾主肌肉四肢，欲脾胃常健运者，必须坚持体育锻炼，药物治疗终非长久之计，故用药的同时，应衡量体质进行适当的体育活动，特别是疾病基本治愈之时，坚持锻炼是达到根治的重要措施，不可因病愈而懒于锻炼。

案 2：

患者，51 岁。

现病史：素有慢性消化性溃疡病史，饮食无常，近 5 年，间断黑便，曾多次住院治疗，每次出血量不多，伴面色青白，形体消瘦，受凉即发腹痛下利，偶感手足心热，纳差夜寐欠佳，小便正常。舌淡、苔薄白、脉细弱。

辨证：脾肾两虚。

治法：温肾健脾，滋补气血。

处方：灶心土 60 g，干地黄 30 g，白术 15 g，附子 10 g（炮），阿胶 10 g，黄芩 10 g，甘草 6 g。30 剂，一日一剂，嘱加强营养，软质饮食，患者未复诊，经电话联络，患者自诉基本痊愈。

【按语】梦瑶《医碥·吐血》说："吐血即呕血。旧分无声曰吐，有声曰呕，不必。"其发病概由胃络受损所致，因胃腑本身或他脏疾患的影响，导致胃络损伤，血溢胃内，以致胃气上逆，血随气逆，经口吐出，其中以暴饮暴食、饥饱失常、过食辛辣厚味，致使胃中积热，胃络受损；或肝气郁结，脉络阻滞，郁久化火，逆乘于胃，胃络损伤；以及劳倦过度，中气亏虚，气不摄血，血溢胃内等三种情况所致的吐血多见。吐血的治疗当辨证候之缓急、病性之虚实、火热之有无。吐血初起以热盛所致者为多，故当清火降逆，但应注意治胃、治肝之别；吐血量多时容易导致气随血脱，当急用益气固脱之法；气虚不摄者，则当用大剂益气固摄之品，以复统摄之权；吐血之后或日久不止者，则需补养心，益气生血。故清热凉血、健脾温中为便血的主要治法。

（廖　沙）

参 考 文 献

[1] 张锡纯. 张锡纯医学全书：奇效验方 [M]. 北京：中国医药科技出版社，2014.

[2] 邱仕君. 名老中医临床用药心得丛书：邓铁涛用药心得十讲 [M]. 北京：中国医药科技出版社，2012.

第八章　国医名师诊治小肠疾病

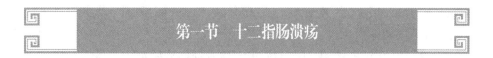

第一节　十二指肠溃疡

十二指肠溃疡属中医学"胃脘痛""嘈杂"等范畴，该病发病率高，病程长，单纯西药治疗较快，但易复发，效果不甚满意。十二指肠溃疡一般是饮食不节、素体虚弱等原因先造成脾胃功能受损，然后进一步导致肝气上逆，及气滞、血瘀、痰湿等病理产物，最后气血亏虚，气滞血瘀痰湿堆积，肝气横逆，虚实夹杂，形成一个新的平衡。因此治疗十二指肠溃疡，应在治疗各种临床不适症状的同时，针对脾胃功能受损对其进行调整。

西医十二指肠溃疡是指十二指肠黏膜防御功能减弱，导致十二指肠黏膜被胃液中的胃酸消化腐蚀而形成的局部炎性破损，严重时可损伤黏膜下血管或穿透肠壁肌层引起出血或穿孔。西医治疗的办法包括抑制胃酸、保护胃黏膜和幽门螺杆菌控制治疗法及手术疗法。该病的疼痛多出现于中上腹部，或在脐上。疼痛多呈钝痛、灼痛或饥饿样痛，持续性剧痛提示溃疡穿透或穿孔。常见并发症包括出血、穿孔、幽门梗阻和癌变。十二指肠球部溃疡属消化性溃疡范畴，具有长期性、周期性、节律性等特点，整个病程平均6~7年，有的可长达一二十年。发病季节多在秋冬、冬春之交。

一、李佃贵验案

患者，女，47岁。

初诊： 2020年7月14日。

主诉： 间断胃脘疼痛1年。

现症： 胃脘疼痛，走路时牵扯难受。纳少、寐差、大便日行2次。

诊查： 2019年8月29日胃镜检查示十二指肠球部多发溃疡，幽门螺杆菌阳性（＋）。肠镜示慢性肠炎。舌红、苔黄腻，脉沉弦细滑。

临床诊断：胃脘痛。

辨证：浊毒内蕴，肝郁气滞。

治法：化浊解毒，疏肝解郁。

处方：百合 15 g，乌药 12 g，当归 12 g，川芎 12 g，白芍 30 g，茯苓 15 g，黄连 12 g，黄芩 12 g，黄柏 15 g，白花蛇舌草 15 g，半枝莲 15 g，苏梗 15 g，青皮 15 g，香附 15 g，甘草 6 g，枳实 15 g，厚朴 9 g，白术 12 g，姜黄 9 g，元胡 15 g，广木香 9 g，甘松 9 g，檀香 9 g。7 剂，水煎服，每日 1 剂，分 2 次温服。

二诊：2020 年 7 月 21 日。药后患者胃脘部疼痛感消失，易饱、痞满不适、心烦焦躁，舌淡红、苔薄黄，脉弦细滑。自述已闭经两年。调整处方为：茵陈 12 g，黄连 12 g，白头翁 12 g，广木香 9 g，檀香 9 g，苏梗 15 g，香附 15 g，甘草 6 g，川朴 9 g，枳实 15 g，黄芩 12 g，黄柏 15 g，白芷 15 g，元胡 15 g，蒲公英 15 g，当归 12 g，白芍 30 g，百合 15 g，乌药 12 g，川芎 12 g，茯苓 15 g，白术 10 g。共 7 剂，水煎服，每日 1 剂，分 2 次温服。

三诊：2020 年 8 月 4 日。服药后患者无胃脘疼痛，无痞满，心烦好转，纳寐可，大便日行 1 次，舌红苔薄黄，脉弦细滑。调整处方为：茵陈 12 g，藿香 12 g，佩兰 12 g，黄连 12 g，黄芩 12 g，黄柏 15 g，白花蛇舌草 15 g，半枝莲 15 g，苏梗 15 g，青皮 15 g，香附 15 g，甘草 6 g，姜黄 9 g，川朴 9 g，枳实 15 g，白术 12 g，当归 12 g，白芍 30 g，百合 15 g，乌药 12 g，川芎 12 g，茯苓 15 g。15 剂，水煎服，每日 1 剂，分 2 次温服。

【按语】李佃贵教授认为患者为湿热郁积，日久成病。脾湿生浊，肠热成阻，肝郁成毒。湿、热、郁三毒叠加，构成此病的特征与难点。针对此证的复杂性，李教授从和肝胃着眼，以化浊毒为抓手、防恶变为重点，形成是方。可谓肝从胃治，肠胃同调，内外兼顾，凸显稳、准、狠兼具的治疗风格。二诊时胃痛已止，腻苔变薄，化浊解毒、清热利湿的治疗方向仍需坚持。考虑患者疼痛已不明显，且已闭经两年，血瘀成为影响血脉及经络通畅的主要因素之一，因此，用活血止痛法替代攻伐十足的解毒抗炎法，继续治疗。李教授用白芷、元胡牵头的活血止痛方，旨在因势利导，以通治痛。《中医浊毒论》指出"白芷入肺、胃经，祛风、燥湿、消肿、止痛……浊毒内蕴，止于中焦，气血流通不畅，不通则痛，临床多表现为胃脘部疼痛不适的同时，兼有后背的沉紧疼痛……白芷配伍元胡可以达到很好的治疗效果。"

二、谭海彦验案

患者，男，48 岁。

初诊：2011 年 6 月 5 日。

主诉：胃痛，脘胀，泛酸，烧心，偶有黑便 6 年。

现症：胃脘疼痛，伴有脘痞不适，泛酸，烧心，时有柏油样黑便，形体消瘦，神疲乏力。

诊查：^{14}C 试验幽门螺杆菌 1127 dpm/mmolCO$_2$，呈强阳性反应（正常值＜100 dpm/mmolCO$_2$）。胃镜检查示胃及十二指肠球部多发性溃疡。舌苔薄黄、舌质暗红，脉弦细。

临床诊断：十二指肠溃疡。

辨证：胃热生疮，胃气失和。

治法：清热敛疮，和胃健脾。

处方：方用敛疡汤加减。药用：黄连 6 g，白术 20 g，白及 20 g，煅瓦楞子 3 g，蒲公英 15 g，姜半夏 15 g，枳壳 15 g，陈皮 15 g，海螵蛸 30 g，延胡索 30 g，白芍 30 g，甘草 10 g。7 剂，每日 1 剂，水煎服。

二诊：2011 年 6 月 12 日。诉药后胃痛、脘胀、泛酸、烧心等症明显减轻，黑便消失，仍然形体消瘦，神疲乏力。效不更方，仍处上方 14 剂。

三诊：2011 年 6 月 26 日：诉药后胃痛、脘胀、泛酸、烧心等症消失，精神转佳，仍然消瘦。嘱患者停止服药，节制饮食，1 个月后来院复查。

四诊：2011 年 7 月 31 日。患者诉停药后除了消瘦之外，别无不适，复查^{14}C 试验幽门螺杆菌（－）（65 dpm/mmolCO$_2$）。由于患者不愿做胃镜复查，便处上方 10 剂，煎汤加蜜炼膏，以善其后。

五诊：2011 年 12 月 29 日，患者来诊，诉其体重增加，无其他不适。

【按语】患者诉泛酸，烧心，舌苔薄黄、舌质暗红，^{14}C 试验幽门螺杆菌（＋），是胃有热毒，故以黄连、蒲公英等清解胃中热毒；胃及十二指肠球部多发性溃疡，属于中医学疮疡范畴，时有柏油样黑便，则是胃有出血现象，胃腑生疮出血，故用白及敛疮生肌止血；泛吐酸水、胃脘疼痛，是胃酸过多、胃气上逆，故以姜半夏、海螵蛸、煅瓦楞子、延胡索、白芍等降逆制酸止痛；脘痞不适、胃脘疼痛，是气滞胃腑，故以枳壳、陈皮行气消痞止痛，形体消瘦、神疲乏力，是脾气亏虚、化源不足，故以白术、甘草等健脾以助化源。药证相符，故取得较好疗效。

十二指肠溃疡是临床上的常见病和多发病，病因、病机复杂，病情周期发作，呈慢性病程，易导致多种并发症，治疗不及时可引起严重不良后果。从中医学角度来解释，十二指肠溃疡可归属胃痛痞满、血证等。病因多与情志不遂、饮食不洁、熬夜劳累、暴饮暴食、烟酒刺激、饥饿或服用有损脾胃的药物有关。病机主要是情志不遂致肝气郁结，横逆犯胃；或饮食伤胃，胃失和降；或饥饱失常、劳倦过度，脾气虚弱，运化失职，最终导致气机阻滞，不通则痛。气滞日久，或气郁化热，火热内结，迫血妄行；或气滞血行不畅，涩而成瘀。治疗时，须辨寒热、虚实、气血，审症求因，审因论治。对于肝胃不和的患者，治宜疏肝解郁、理气止痛，方用柴胡疏肝散加减。方中白芍养血柔肝，缓中止痛；柴胡疏肝解郁；牡丹皮、栀子清热凉血；白术补脾益胃；茯苓补中健脾；甘草补脾益气，清热解毒，缓急止痛，调和诸药。中医辨证治疗十二指肠溃疡，可有效地消除病因，缓解症状，愈合溃疡，防治并发症，副作用少，但疗程较长。要使十二指肠溃疡完全愈合，患者必须提高对中药的服药依从性，切忌自行停药，频繁换药，以发挥其最佳治疗效果，并保持乐观的心态，培养健康合理的饮食、运动习惯，戒烟酒等刺激性食物。综上所述，对十二指肠溃疡患者采取中医药治疗，可以明显改善患者的体质，促使溃疡愈合。

（阳一帆　丁　伟）

三、周建雄验案

患者，男，32 岁。

初诊：2013 年 12 月 20 日。

主诉：晚间上腹部隐痛伴嗳气、泛酸反复发作 2 年。

现症：近 2 年晚间发作上腹隐痛，伴嗳气、泛酸，喜按喜暖，进食饼干可缓解。劳累受寒诱发，纳食尚可，口不渴，小便清长，不解黑便。冬春季发作多。

诊查：胃镜报告示十二指肠球部溃疡，幽门螺杆菌（－）。大便潜血（－）。面色萎黄，上腹部轻压痛，手足不温。脉沉细，舌质淡红，薄白苔。

临床诊断：十二指肠球部溃疡，幽门螺杆菌（－）。

辨证：脾胃虚寒。

治法：益气健脾，温中和胃。

处方：黄芪健中汤加减。黄芪30 g，桂枝15 g，白芍15 g，党参20 g，甘草3 g，郁金10 g，延胡索10 g，乌贼骨20 g，瓦楞子15 g，旋覆花10 g（布包），干姜10 g，大枣6枚。7剂，水煎两次，混合后分3次温服，忌食酸性食物，注意避寒保暖。

二诊：上腹部隐痛缓解，已无嗳气、泛酸，仍上腹部怕冷，效不更方，再进10剂。

三诊：无明显不适，再进10剂，以后服附桂理中丸善后。2年后追访未复发。

【按语】本案属脾胃虚寒之"胃脘痛无疑"。素体阳虚，中阳不振，脾虚中寒，故胃脘隐痛、喜按喜暖。温煦失职而畏寒，手足不温。脾虚则气机不畅，升降失常而嗳气泛酸。口不渴，尿清长，面色萎黄，脉沉细，舌淡苔薄白，皆属脾胃虚寒之象。方以黄芪、党参、大枣益气健脾，桂枝、干姜温中和胃，白芍、甘草、延胡索、郁金理气缓急止痛，旋覆花降逆止嗳，乌贼骨、瓦楞子制酸。

（周　萍）

参 考 文 献

[1] 陈勇.中医辨证治疗十二指肠溃疡疗效观察［J］.广西中医药，2014，37（4）：27-28.

[2] 秦伯未.谦斋医学讲稿［M］.上海：上海科学技术出版社，1964：170-172.

[3] 陈云芝.慢性胃炎的中西医治疗［M］.上海：上海中医药大学出版社，2001.

[4] 方药中，邓铁涛，李克光，等.实用中医内科学［M］.上海：上海科学技术出版社，1986.

第二节　嗜酸性粒细胞性胃肠炎

嗜酸性粒细胞性胃肠炎当属中医学"胃痛、腹痛、泄泻、呕吐"等病证范畴。本病病位在胃肠，与肝、脾关系密切，亦可影响肺部，临床较为罕见。

嗜酸性粒细胞性胃肠炎亦称嗜酸性胃肠炎，是以胃肠道组织中有弥散性或局限性嗜酸性粒细胞异常浸润为特征的胃肠道疾病。所有种族、所有年龄段均可发病，以男性发病为多。其发病机制尚未完全明确，可能与某些特异食物或药物过敏、免疫功能障碍有关。

单兆伟验案

患者，男，45 岁。

初诊：2008 年 5 月 28 日。

主诉：反复腹痛、腹泻 17 年。

现症：入院时，患者阵发性上腹部剧烈疼痛，腹胀不思饮食，咳喘时作。伴咳吐白色黏痰，神疲乏力，偶有短气，四肢无力，口干不欲饮，畏寒，汗出较多，大便不成形，日行 2~3 次。

诊查：腋窝及腹股沟处有暗红色瘀斑，局部无红肿热痛，无皮肤瘙痒，其余皮肤正常，腹软，无压痛、反跳痛，无液波震颤，无振水声，无腹部包块，肝脾未触及，墨菲征阴性，移动性浊音阴性。2008 年患者第四次住院时查血常规示 WBC 16. 37/L，Hb 165 g/L，PLT 348 × 10^9/L，N% 49.9%，L% 19.4%，嗜酸性粒细胞百分比 27.7%；腹部 B 超示胆壁毛糙、胆壁胆固醇结晶、腹腔少量积液；吸入物、食入物变应原阴性。胃镜示慢性胃炎。胃镜病理示幽门口、窦大弯轻中度慢性浅表性炎。肠镜示回肠末端溃疡伴增生，慢性结肠炎，结肠多发性增生伴糜烂。肠镜病理示回盲末端、横结肠和降结肠黏膜中度慢性炎，腺体萎缩黏液变，伴裂隙样溃疡。全消化道钡餐示小肠扩张蠕动弱，性质待定。小肠镜示回肠多发间断性溃疡。小肠镜病理示黏膜中重度慢性炎，活动性，裂隙样溃疡，间质嗜酸细胞小脓肿伴血管炎。上腹部 CT 示腹腔少量积液。骨髓检查示骨髓增生活跃，血小板小簇易见；嗜酸细胞增高。骨髓穿刺提示嗜酸细胞增多。患者曾在某市血吸虫病防治所检查，未找到血吸虫。舌质暗红、苔薄白，脉弦细。

因患者及其家属拒绝激素治疗，而临床上仅对症支持治疗效果不显，故特请单兆伟教授会诊。

临床诊断：嗜酸性粒细胞胃肠炎。

辨证：肝脾不调，脾虚不运，痰浊阻肺。

治法：疏肝健脾，清肺化痰。

处方：柴胡10 g，黄芩10 g，法半夏10 g，太子参15 g，生甘草4 g，白芍20 g，炒枳壳10 g，陈皮10 g，大贝母10 g，金荞麦15 g，莱菔子15 g，延胡索10 g，防风6 g，白僵蚕10 g，蝉衣5 g。

二诊：2008年6月11日。患者咳喘、咳痰较前明显好转，上腹部疼痛亦有所缓解，但仍腹胀不思饮食、神疲乏力、畏寒、活动后易出汗，大便不成形，日行2~3次，舌暗红、苔薄白、脉弦细。查血嗜酸性粒细胞百分比下降为16.4%，药既见效，治再循前方出入。处方：柴胡10 g，黄芩10 g，法半夏10 g，党参15 g，生甘草5 g，白芍20 g，炒枳壳10 g，陈皮10 g，炒谷芽30 g，炒麦芽30 g，炒白术10 g，延胡索10 g，防风6 g，白僵蚕10 g。

三诊：2008年6月25日。患者咳喘、咳痰已止，有时上腹部隐痛。腹胀较前好转，纳食转香，仍神疲乏力、畏寒、活动后易出汗，有时夜间盗汗，大便略溏，日行1~2次，舌淡红、苔薄白、脉弦细。查血嗜酸性粒细胞百分比下降为11%。治以疏肝健脾、固表止汗。处方：柴胡10 g，黄芩10 g，法半夏10 g，党参15 g，炙甘草5 g，白芍15 g，炒枳壳10 g，煅龙骨20 g，煅牡蛎20 g，炒谷芽15 g，炒麦芽15 g，炒白术10 g，元胡10 g，防风6 g，白僵蚕10 g，生黄芪10 g。

四诊：2008年7月9日。患者诸症消失，复查血常规示嗜酸性粒细胞百分比为4.5%，继以疏肝健脾方巩固治疗。处方：柴胡10 g，白芍15 g，炒枳壳10 g，党参15 g，炒白术10 g，茯苓10 g，甘草5 g，陈皮10 g，延胡索10 g，白僵蚕10 g，防风6 g，煅龙骨20 g，煅牡蛎20 g，炒谷芽15 g，炒麦芽15 g。

【按语】本案患者属肝脾不调、脾虚不运、痰浊阻肺，治当肝、脾、肺同治。一诊选用小柴胡汤合四逆散加减。此二方均为仲景所创，配伍巧妙，所治范围甚广，对较多系统疾病均有良好的效果。方中柴胡疏肝解郁，黄芩清肺，半夏燥湿化痰，太子参、生甘草益气健脾，白芍养肝柔肝，合甘草缓急止痛，枳壳宽中和胃、降气化痰，与柴胡相合，一升一降，共调气机之升降出入，大贝母、金荞麦、陈皮清肺化痰以止咳平喘，莱菔子既可降气化痰，又可消食和胃，白僵蚕既可化痰，又可解痉止痛，还可合防风、甘草、蝉衣抗过敏。因嗜酸性粒细胞胃肠炎的发病原因尚未十分明确，一般认为是由外源性或内源性过敏引起的变态反应性疾病，故本案治疗过程中使用白僵蚕、蝉衣、防风、甘草等抗过敏。后期患者咳喘、咳痰渐止，以脾虚不运、肺卫不固为主，故渐减化痰药而改太子参为党参，并加炒谷芽、炒麦芽、黄芪、白术、煅龙牡等，益气健脾，固表止汗。最后以四逆散合异功散加减共奏调和肝脾兼抗过敏之功，以巩固疗效。

（阳一帆）

参 考 文 献

［1］王红敏．嗜酸细胞性胃肠炎9例临床分析［J］．现代实用医学，2009，21（5）：535－536.

［2］沈亚琪，胡道予，刘贤富．嗜酸性粒细胞胃肠炎一例［J］．临床放射学杂志，2006，25（7）：694.

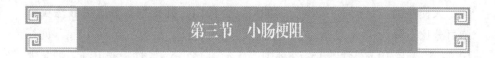

第三节 小肠梗阻

　　肠梗阻是外科常见的四大急腹症之一，其发病率仅次于阑尾炎，若治疗不当可导致肠坏死、感染、中毒性休克等，危及患者生命。肠梗阻属中医学"肠结""关格""腹痛"等范畴。体虚是造成肠梗阻的内在本质因素；外感时邪是肠梗阻发病的重要外因；多数患者发病时情志失调；饮食不节是肠梗阻的主要诱因。治疗本病，应以"通"字立法，故以"通则不痛"为原则。所谓"通"并非纯用攻下而言，热者寒之亦通、寒者热之亦通、虚则补之亦通、实则泄之亦通。

一、金广辉验案

　　患者，女，63岁。

　　初诊：2016年7月29日。

　　主诉：腹痛、腹胀月余，加重伴腹泻7天。

　　既往史：40岁时因子宫肌瘤行子宫切除术，43岁时又因粘连性肠梗阻行粘连松解术1次，术后20年来经常腹痛不适。50天前因右膝关节增生又置换人工关节。

　　现症：神疲倦怠，消瘦憔悴，面颊微红血丝隐现，手足不温，舌淡，苔滑腻，口舌干燥，纳呆、恶心欲吐，全腹胀满腹痛、小腹坠胀压痛尤甚，大便溏稀，每日 6～7 次，泻后腹痛不减。伴尿频、尿急，腰痛，右腿麻木，每因腹痛即麻痛加剧。脉右弦大，左滑数。

诊查： 体温 36.6 ℃，呼吸：20 次/分，脉搏：80 次/分，血压：150/85 mmHg。形体消瘦，痛苦面容，胸部、心、肺未见异常，腹部胀满，按之疼痛，腹部听诊有气过水声。腰痛，脊柱四肢无畸形，右腿麻木、时有抽痛，肌力 5 级，双侧巴氏征（＋）。X 线示腹部多发小液气平，提示肠梗阻。腰椎 MRI 示腰椎间盘突出，椎管狭窄。

临床诊断： 中医诊断为腹痛。西医诊断为粘连性肠梗阻，尿路合征。

辨证： 少阴病腹痛，阴盛格阳，热结旁流。虚实错杂，寒热互结。

治法： 通腑行滞，破阴回阳。

处方： 大承气汤合四逆汤加减。枳实 5 g，厚朴 15 g，大黄 8 g，芒硝 4 g（入首服汤药 1 次冲服），黑附子 10 g，干姜 15 g，甘草 20 g，木香 10 g，莱菔子 15 g，羌活 15 g，黄连 10 g，白头翁 20 g，乌药 15 g。5 剂，水煎服，每日 3 次。外用：仙鹤草 50 g，蛇床子 30 g，黄柏 20 g，川椒 20 g，苦参 40 g，白矾 30 g，水煎坐浴熏洗会阴部。

二诊： 2016 年 8 月 5 日。患者依法用药，5 剂服完、再加坐浴熏洗，症状明显好转，腹痛减轻，小腹坠胀、尿频急感已愈，大便次数减少至 1 日 2 次，困扰多年腿痛麻木也愈。复查腹部 X 线片未见明显异常，梗阻解除。为防复发配料药：枳实 50 g，厚朴 50 g，大黄 30 g，芒硝 20 g，木香 30 g，莱菔子 50 g，黑附子 30 g，干姜 30 g，甘草 60 g，三七 30 g，黄连 30 g，白头翁 50 g，乌药 30 g。加工为细粉，每服 8 g，每次用水 150 mL，煎服，每日 2 次。

三诊： 2016 年 8 月 17 日来诊，诉服散剂后每日腹泻 3 次，但无腹痛，腹部异常轻松，为彻底治愈，每服 4 g，日 1 服，连用 1 个月。观察至今，病未复发。

【按语】 通因通用法指用通利药物，治疗具有通泻症状的类似于"虚证"，而实则为实性的病证，亦称为"以通治通"。《素问·至真要大论》，论曰："逆者正治，从者反治，从少从多观其事也。"张介宾注曰："以寒治热，以热治寒，逆其病者，谓之正治。以寒治寒，以热治热，从其病者，谓之反治。"正治法与反治法是治病求本的两种表面相反而实则归一的表现形式，正治法逆其表象而治，反治法顺其表象而治，亦是治病求本之法。

本案患者年事已高，屡经手术，戕伐机体，腹内粘连，病程较长，病情重笃，来诊时神疲倦怠，消瘦憔悴，面颊微红血丝隐现，手足不温，口舌干燥，纳呆恶心欲吐，全腹胀满腹痛、小腹坠胀压痛尤甚，大便溏稀，每日6~7次，泻后腹痛不减。此乃少阴病阴盛格阳证，口燥咽干腹痛腹泻，属少阴三急下证。其表象似虚而泻，究其根源是体内邪实盘踞使然，此因燥实内结，结聚肠间，迫液下泻，所谓热结旁流也。非遵仲景法不可。《伤寒论》云："少阴病，下利清谷，里寒外热，手足厥逆，其人面色赤，或腹痛，或干呕，或咽痛，或利止脉不出者，通脉四逆汤主之。""少阴病，得之二三日，口燥咽干者，急下之宜大承气。""少阴病，自利清水，色纯青，心下必痛，口干燥者，急下之，宜大承气汤。""少阴病，六七日，腹胀不大便者，急下之，宜大承气汤。"综观该患诸症皆符经文圣意，此阴盛格阳、热结旁流证非承气四逆莫属。但必究量效关系，大承气和四逆汤原方剂量较大，此等虚实错杂，寒热互结之患，必须权衡利弊，方内芒硝应用方法独特，4 g首服顿服，先化燥屎，小量取胜，再加群药行气泄满、破阴回阳，凉药热浴更能暖下清热，故遵承气四逆两方加减用药而愈。

二、王自立验案

患者，男，52岁。

主诉：腹胀10余天。

现症：经X线腹部站立位平片检查发现双侧中上腹有大量肠管积气，大量液平面，于2005年11月21日收住某职工医院。入院后经禁食水、胃肠减压、补液、大承气汤灌肠等对症治疗，于11月22日晨通气并解紫褐色稀水样便约2000 mL，粪常规检查（－），考虑为中药药液，观察1天，腹胀仍未缓解。查体，心肺未见异常，腹膨隆，未见肠型及蠕动波，腹软、全腹无压痛及反跳痛，移动性浊音（－）、肠鸣音较弱，1~2次/分钟，未闻及气过水声。复查X线腹部站立位片示中上腹部肠管大量积气，并见大量液平面，但未见膈下的游离气体，考虑为机械性不完全性肠梗阻，遂于23日行剖腹探查术，术中见腹腔内有较多淡黄色渗液，约1000 mL，小肠均匀扩张，未发现包块及其他异常，关腹。术后给予抗感染、补液、补钾以调整电解质及酸碱平衡、营养支持、胃肠减压，中药灌肠，嘱患者12小时后下床活动，24小时后查患者，病情平稳，肠鸣音活跃，8~12次/分钟。术后72小时左右出现腹胀，呈进行性加重，立即行腹部立位平片检查，全腹见15~17个大小不等的液平面。肠黏膜光滑，膈下未见游离气体，给予中药灌肠、针灸等治疗，腹胀未能减轻。遂以麻痹性肠梗阻转入兰州某医院，欲再次行剖腹探查，患者及家属恐惧，遂求治于王自立主任医师。师往观之，患者面色晦暗，表情痛苦，腹大如鼓，口干不欲饮，不欲纳食，小便短少，矢气不通，舌淡，苔厚腻、微黄，脉弦紧。追问患者发病情况，其妻述患者月初时，晚饭后外出散步，当时披衣于身，行不远，即觉胃部不适，遂返家，回家后患者冰梨一个食之，不久脘腹部出现胀痛，逐渐加重。遂出现上述过程。师思之患者初冬时节，着衣不慎，感受寒邪。复取冰梨食之，寒邪直中于内，困于脾胃，寒凝气滞，发为气鼓，寒邪日久不化，挟有湿邪，病程缠绵。

临床诊断：肠梗阻。

辨证：寒邪中阻。

治法：温中散寒，健脾行气。

处方：苍术 30 g，厚朴 15 g，香附 15 g，砂仁 10 g，枳壳 30 g，石菖蒲 15 g，炒麦芽 15 g，小茴香 30 g，台乌药 15 g，仙鹤草 15 g，生姜 3 片。同时食盐及小茴香炒热装布袋热敷腹部。服药 1 剂，矢气频频，腹胀即减，再服 1 剂，舌苔去之一半，脉沉，腹胀已消。可进食，再往观之，面色淡红，对答如常，守方继服 3 剂。后予调理脾胃之剂，再服 10 余剂，病愈出院。随访至今未见复发。

【按语】我国古代对鼓胀早有论述，《灵枢·水胀》篇载："鼓胀何如？岐伯曰：腹胀身皆大，大与肤胀等也。色苍黄，腹筋起，此其候也。"本病在各家中有许多不同的名称，如"水蛊""蛊胀""蜘蛛蛊""单腹蛊"等。李中梓《医宗必读·水肿胀满》说："在病名有鼓胀与蛊胀之殊。鼓胀者，中空无物，腹皮绷急，多属于气也。蛊胀者，中实有物，腹形充大，非虫即血也。"张景岳《景岳全书·气分者胀论治》篇说："单腹胀者名为鼓胀，以外虽坚满而中空无物，其像如鼓，故名鼓胀。又或以血气结聚，不可解散，其毒为蛊，亦名蛊胀，且肢体无恙，胀唯在腹，故又名为单腹胀。"前人根据病因病机不同分为"气鼓""血鼓""水鼓""虫鼓"之称。此患者西医诊断为"麻痹性肠梗阻"，当属中医"气鼓"范畴。患者在治疗过程中多次运用大承气汤，以求畅通，但大承气汤是寒下的代表方。其以伤寒邪传阳明之腑，入里化热，与肠中燥屎相结而成之里热实证为主治重点。而本患者因寒湿困脾所致，故用之无效，且使寒邪更甚。脾喜燥而恶湿，故方中用苍术、厚朴燥湿健脾，佐以香附、砂仁、枳壳宽中行气；小茴香、台乌药温经散寒；石菖蒲、炒麦芽祛湿醒脾。诸药合用，使寒湿得祛，气滞得行，病则以愈。临床用药时当审证求因，谨守病机。

（阳一帆）

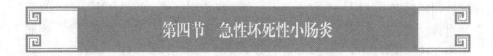

第四节　急性坏死性小肠炎

急性坏死性小肠炎是一种局限于小肠的急性出血性坏死性炎症，本病病因未明，近年认为由产 B 毒素的 C 型魏氏杆菌所致，以儿童和青少年多见，常于夏秋季来发病，可有不洁饮食史，病变主要发生在空肠或回肠，严重者会累及全小肠，呈节段性肠壁充血、水肿、炎性细胞浸润，广泛出血、坏死及溃疡形成，甚至是穿孔。肠腔大量坏死物及血性液肠管扩张伴有混浊或者是血性腹腔。

周健雄验案

患者，男，73 岁。

初诊：1984 年 3 月 22 日。

主诉：阵发性腹痛，腹泻洗肉水样大便一天。

现症：阵发性脐周疼痛，随之腹泻，共 4 次，为洗肉水样便，每次量多少不一，异常腥臭。稍口干饮水，小便短赤，神疲倦怠。无呕吐，无发热，四肢不冷。

诊查：精神不振。脐周轻压痛，肠鸣音活跃，大便潜血（＋），二氧化碳结合力正常。脉细无力，舌质红，苔黄燥少津。

临床诊断：急性坏死性小肠炎。

辨证：热毒壅盛，肠络伤腐。

治法：通腑泄热，解毒和络。

处方：小承气汤合芍药甘草汤加味。酒大黄 8 g 后下，枳壳 4 g，厚朴 4 g，白芍 12 g，地榆炭 15 g，槟榔 6 g，白参 8 g，甘草 6 g。2 剂，水煎两次，取汁混合，每 3 小时服 100 mL。禁食（内服中药除外），配合输液维持水电解质平衡。

二诊：24 小时后腹痛缓解，大便稀溏，腥臭明显减轻，上方酒大黄改为 4 g，余药不变。再进 2 剂，水煎两次，取汁混合，分 4 次服。进食糜粥。

三诊：解黄色稀便一次，无腥臭，大便潜血（－）。中病即止，停服上方，舌淡红，苔白润，改六君子汤加减，健脾益气、消食导滞以扶正。党参 10 g，炒白术 8 g，茯苓 6 g，甘草 6 g，陈皮 6 g，炒山楂 8 g，炒麦芽 8 g，白芍 8 g，槟榔 6 g，6 剂。

【**按语**】本病腹泻特点是：洗肉水样便，异常腥臭。与历代中医文献描述之泄泻确有不同，与"热结旁流"又有相似之处，故仍认为属"泄泻"范畴。

本证是疫毒热邪壅盛，肠络伤腐，故腹痛腹泻，大便洗肉水样，且腥臭异常，邪热灼津，则口干饮水，小便短赤。胃肠受损，脾失健运，水谷精微难以化生气血，濡养全身，则神疲倦怠。

小承气汤合芍药甘草汤加味，其大黄苦寒泄热，涤肠胃之邪热积滞，消除致病之因。厚朴苦温下气，除满消胀。枳壳、槟榔行气导滞，白芍、甘草缓急止痛，和中益气。白参、党参补气以防泻下气脱。地榆配白芍温肠止血。本病热毒壅盛是本质，腹泻是现象，故用寒下以通之。《类经》所谓"火热内蕴……积聚留滞，泻痢不止……热滞者以寒下之，此通因通用之法也"。本案以"通因通用"取效。

（周　萍）

第九章　国医名师诊治大肠疾病

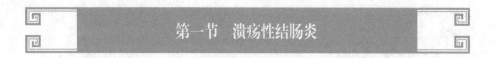

第一节　溃疡性结肠炎

溃疡性结肠炎是一种病因不明的直肠和结肠慢性非特异性炎症性疾病，病变主要累及大肠黏膜及黏膜下层。临床上以腹泻、黏液脓血便、腹痛为主要表现，通常病情迁延不愈，反复发作，易于癌变。本病的发病机制尚未研究清楚，目前普遍认为发病与免疫、遗传、环境、感染、肠道菌群失调等因素密切相关。本病的西医临床治疗目标是诱导并维持临床缓解，促进黏膜愈合，防止并发症和改善患者生存质量。治疗方案多根据不同分级、分期、分段来制订，多用氨基水杨酸制剂、硫唑嘌呤类药物、生物制剂类药物、肠道益生菌、激素等达到治疗目标。

中医对溃疡性结肠炎的认识较渊长，但历代中医文献中并无溃疡性结肠炎这一病名。溃疡性结肠炎在中医古籍中常被划分在"泄泻""下利""痢疾""肠澼""肠风""脏毒"等篇章中进行论述。现代医家多认为脾气虚弱是溃疡性结肠炎发病的基础，与肺、肝、肾、肠相关，而感受外邪、饮食不节（洁）、情志失调等是主要的发病诱因。脾气本虚，肠腑失司，致使水湿泛滥，或加之外淫、不洁饮食，或以情志化火，邪湿互结，气血瘀滞，损伤肠络发为"痢疾"，病久损及肝肾，临床上出现虚损之象。故临床多认为溃疡性结肠炎活动期多属实证，主要病机为湿热蕴肠，气血不调，而重度以热毒、瘀热为主，反复难愈者应考虑痰浊血瘀的因素。缓解期多属虚实夹杂，主要病机为脾虚湿恋，运化失健。其中不同临床表现有不同病机侧重点。

一、田德禄验案

患者，女，30 岁。

初诊：2018 年 6 月 27 日。

主诉：腹痛伴黏液脓血便 6 年余。

现病史：结肠镜示溃疡性结肠炎，左半结肠。间断服用美沙拉嗪等药物，病情控制尚可，但每遇饮食不慎或过于疲劳而诱发。

现症：大便每日 3~4 次，不成形，黏液便，带脓血，伴腹痛、里急后重，乏力，腹部胀满不适，肠鸣，矢气频，月经时痛经，经期 10 天，量少。纳差，舌暗苔黄腻，脉细滑。

中医诊断：久痢。

辨证：肝郁脾虚，湿热内蕴。

治法：健脾疏肝，清热燥湿。

处方：黄芪 30 g，连翘 15 g，赤芍 10 g，白芍 10 g，生甘草 10 g，生蒲黄 10 g，附子 6 g，炒薏苡仁 30 g，败酱草 20 g，焦山楂 10 g，焦麦芽 10 g，焦神曲 10 g，白芷 10 g，防风 10 g，麸炒白术 10 g，三七 3 g。14 剂，水煎服，每日 1 剂。

二诊：2018 年 7 月 11 日。服药后大便次数减少，每日 1~2 次，基本成形，黏液较前减少，偶有脓血，里急后重、乏力减轻，腹痛、腹胀，经前大便有黏液无血，经后大便带脓血，纳差，舌暗，苔薄黄，脉细滑。故于上方加阿胶 10 g，续断 10 g，益母草 12 g，酒黄精 30 g，灵芝 30 g。14 剂，煎服法同前。

三诊：2018 年 7 月 25 日。大便每日 1 次，成形，偶有黏液及脓血，里急后重减轻，无腹胀，经期少量脓血便，月经过后正常，痛经较前减轻，舌暗，苔薄黄，脉细滑。前方加香附 10 g，鹿衔草 30 g。14 剂，煎服法同前。

四诊：2018 年 8 月 8 日。大便每日 1 次，成形，无黏液脓血便，腹部偶感不适，便前腹痛，便后痛缓，肠鸣，舌暗，苔薄黄，脉细滑。前方去香附、鹿衔草，加陈皮 10 g，木香 10 g。14 剂，煎服法同前。随访半年无复发。

【按语】本案患者为年轻女性，经期绵长，痛经，且腹痛胀满，纳差，劳累及饮食不节复发溃疡性结肠炎，为中焦虚损之证。情志及劳倦损伤脾气，脾气运化失司，致使湿浊丛生，下降于肠间，郁久蕴热，故下迫大肠，出现里急后重、腹痛、下痢脓血之象，而久病损及气血，且脾虚气血生化乏源，故患者月经缠绵，痛经时作，而见气滞血瘀之象，二者相互影响，肠络失养，发为赤白之痢。故治先清热燥湿，健脾疏肝理气。在中虚改善之后，再加入理气行血之药，达到行血养血止血之效。

二、路志正验案

患者，女，30 岁。

初诊：2011 年 9 月 24 日。

病史：慢性溃疡性结肠炎 3 年余。

现症：脐腹发凉，大便溏，有时夹有脓血，日 2～3 次，甚则 4～5 次，腹部隐痛，排便时明显，遇风冷则腹痛加重，痛时即泻，泻后痛减，有时腹胀，可见肠形，伴有纳少，头晕，乏力，气短，语声低微，畏寒，易感冒，睡眠欠安，腰酸，脚凉，有时小腿拘挛，月经量少。望之形体消瘦，面色萎黄少华，口唇爪甲色淡，舌体胖，边有齿痕，质淡暗、苔白腻，脉沉细小弦。

中医诊断：肠澼。

辨证：脾阳虚寒。

治法：温中理脾，疏肝缓急，调其升降。

方药：附子理中汤加味。

处方：炒薏苡仁 30 g，败酱草 15 g，炒黄芪 15 g，炒白术 12 g，茯苓 20 g，桂枝 20 g，白芍 20 g，仙鹤草 20 g，炮姜 10 g，木香 10 g（后下），陈皮 10 g，炒槐花 12 g，炒防风 12 g，炒山楂 12 g，炒神曲 12 g，炒麦芽 12 g，大黄炭 3 g，淡附片 8 g（先煎），炙甘草 8 g。水煎服，21 剂（宜中病即止，免伤正气，大黄炭连服 10 剂后停用）。

二诊：上方连服半个月便血渐止，食欲增加，但晚餐后胃胀。近期停药后又有血便，时为鲜血，时为黑便，伴有白色脓样便，偶有泡沫，便前左下腹痛，便后缓解，倦怠乏力，畏寒，腰腹尤甚，易感冒，腰酸，眠安，小便量偏少。月经先期 4～5 天，量少，色紫黯，无血块，经期腹痛，白带少。舌体胖、质淡暗，苔薄白腻，脉沉细小弦。

方药：连理汤合痛泻要方化裁。

处方：生黄芪 15 g，炙黄芪 15 g，地榆炭 15 g，炒白芍 15 g，仙鹤草 15 g，紫珠草 15 g，炒白术 12 g，炒防风 12 g，木香 12 g（后下），乌梅炭

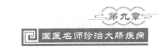
12 g，黄柏 8 g，三七 8 g，西洋参 10 g（先煎），炮姜 10 g，炙甘草 10 g，黄连 10 g。水煎服，21 剂。

三诊： 服上方，夜间大便次数略减，白天不成形，1～2 次，偶有水样便、脓血便，出血量稍减，纳增，纳后腹胀、嗳气、心悸、小腹发凉、手心热等症均有减轻。晨起脐周及剑突下包块症状持续时间较前缩短，不痛，按之濡，有窜动感。腰部酸软发凉，便血时四肢酸软明显，头疼，眠安，近 2 天便后肛门略有热感，小便量增加。自诉便血多为受凉或劳累后诱发或加重。舌质淡暗、苔薄白，脉细弱。拟连理汤合补中益气汤化裁。处方：生黄芪 20 g，炙黄芪 20 g，仙鹤草 20 g，炒白术 12 g，炒防风 12 g，当归 12 g，乌梅 12 g，黄连 8 g，炒白芍 15 g，党参 15 g，地榆炭 15 g，败酱草 15 g，炮姜 10 g，木香 10 g（后下），升麻 6 g，柴胡 6 g，阿胶珠 6 g（烊化），炙甘草 8 g，生姜 1 片，大枣 2 枚。水煎服，21 剂。

四诊： 药后便血已止，大便晨起 1 次，能成形，初起有黏液，无腹痛、腹胀，仍有包块。纳可，寐安，小便调，体力略充。继续服中药调理，半年后随访，大便已正常。

【按语】 本案患者患病多年，一派脾肾阳虚不能腐熟温化之象。中土一衰，湿自内生，水湿停滞不运，并进一步阻碍气血运行，形成瘀血浊毒，日久化热成腐，故见便溏兼夹脓血黏液、腹胀腹痛、泻后痛减等虚中夹实之象；脉沉细弦，为土壅木郁，阴邪阻滞，气血不畅之症。路教授首诊以附子理中汤暖水燠土，以益火之源；合痛泻要方、薏苡附子败酱散加味抑肝扶土，祛湿行瘀化浊，以消阴翳。反佐一味大黄炭，不仅能够泄热解毒，并能入血分，止血行瘀，推陈出新，使阳气能够畅行无阻。路教授常说：胃肠的蠕动，是有其节律性的，浊阴不降，则清阳难升，欲使阳升，先要浊气下降，温阳的同时不要忘记顾及阴邪，所谓升降相因是也。但用药宜中病即止，待脓血渐去，虚象毕露，则应温运中焦与敛肠并施。如《读医随笔·用药须时邪有出路》云："虚弱之人，中气不运，肠胃必积有湿热痰水，格拒正气，使不流通……服补益者，必先重服利汤，以攘辟其邪，以开补药资养之路也……斯胃中常时空净，而可受温补，亦不妨辛热矣。"

三、沈洪教验案

患者，男，45 岁。

初诊： 2018 年 3 月 4 日。

主诉：黏液脓血便间作 3 年余。

现病史：目前口服美沙拉嗪 4 g/d 治疗。

现症：大便日行 4 次，不成形，夹有少量黏液脓血，伴肛门灼热，里急后重，便时腹痛肠鸣，口渴，身热，小便短赤，纳可，夜寐尚安。舌质红，苔薄黄微腻，脉细滑，左脉兼弦。

诊查：2015 年 4 月 6 日肠镜示溃疡性结肠炎，全结肠及直肠黏膜充血糜烂，散在浅表小溃疡。病理为黏膜慢性炎。2017 年 6 月 4 日复查肠镜示溃疡性结肠炎（E3）；病理为距肛门 20 cm 示慢性炎症伴炎性渗出及脓肿形成，粪常规为隐血（＋）。粪便钙卫蛋白 369.7 μg/g，C－反应蛋白 3.55 mg/L，血沉 10 mm/h。

中医诊断：肠澼。

辨证：厥阴热利。

处方：白头翁 15 g，黄连 3 g，黄芩 10 g，秦皮 12 g，木香 6 g，炒白芍 15 g，地榆 10 g，白蔹 10 g，炙甘草 3 g，炒白术 10 g，炒山药 20 g，炒薏苡仁 30 g，陈皮 10 g，防风 10 g，广藿香 10 g，六神曲 15 g，茜草 15 g，槐花 15 g。14 剂，水煎服，早晚顿服。

二诊：2018 年 4 月 5 日。大便日行 2～3 次，时不成形，夹有少量暗红色血液，腹痛缓解，仍感口渴，身热心烦，舌质红，有裂纹，苔薄白中剥，脉细滑。上方去防风、白蔹、炒白芍、炙甘草，加石斛 15 g，麦门冬 15 g，生甘草 3 g。14 剂，水煎服，早晚顿服。

三诊：2018 年 6 月 12 日。大便日行 1～2 次，尚成形，夹有少量黏液，腹痛不显，纳可，寐安，舌淡红，苔薄白，脉细弦。上方去秦皮、茜草，加白芷 10 g。继服 14 剂后，患者症状稳定，大便日行 1～2 次，尚成形，无黏液血。

【按语】邪气亢盛，深陷厥阴血分，迫于大肠，致络损血溢。湿热蕴结肠道，影响厥阴肝木之疏泄，气机不畅，致腹痛里急。故症见黏液脓血便、肛门灼热，肠鸣腹痛，里急后重，口渴，身热，小便短赤。治予凉血疏肝，清热止痢。方选白头翁汤合痛泻要方加减治疗。方中黄芩、黄连、白头翁清热解毒、凉血止痢。地榆、槐花、茜草清热凉血、宁络止血。白芍、防风疏肝祛风，缓脾止痛。炒山药、炒薏苡仁健脾燥湿。为防过用苦寒药，伤脾胃之阳，碍于中焦健运，取炮姜、藿香温阳化湿，既能使湿去，亦能防正伤。全方共奏清肠化湿、凉血止痢之功。

（杨倩怡　冯浔灵）

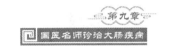

四、周健雄验案

患者，女，36 岁。

初诊：2012 年 7 月 17 日。

主诉：腹胀、隐痛、腹泻反复发作 3 年。

现症：3 年前起，时常发作腹泻，稀便或带黏液，每日 2～3 次，肛门灼热，坠胀，便意频，治疗可缓解，但仍反复，伴口苦、口黏腻，不渴，小便略黄，神疲乏力，气短懒言，无发热。喜食辛辣煎炸食物。否认菌痢史。

诊查：精神萎靡。脐周轻压痛，未触及包块，肠鸣音正常，大便常规示黏液便，镜检（－）。全结肠镜检示全结肠炎。脉濡数，舌红，黄白腻苔。

临床诊断：全结肠炎。

辨证：湿热壅滞，脾虚失运。

治法：清热燥湿，理气健脾，消食化积。

处方：《医方集解》木香槟榔丸加减。广木香 8 g，槟榔 10 g，陈皮 10 g，瓜蒌壳 12 g，黄连 8 g，熟大黄 8 g（后下），神曲 10 g，炒莱菔子 15 g，党参 30 g，炒山楂 12 g，炒麦芽 12 g，石榴皮 10 g，甘草 3 g。6 剂，水煎两次，取汁混合分 3 次凉服。忌食辛辣、油腻、煎炸及生冷饮食。

二诊：腹胀明显减轻，大便每日 1～2 次。尚成形，有时夹黏液，肛门仍灼热坠胀，精神好转。守上方续服 6 剂。

三诊：大便成形，每日 1 次，纳食可，尿不黄，腹无胀痛。脉濡，舌淡红，薄白苔。湿热已清，拟益气健脾，消食导滞为法，用七味白术散加减。党参 30 g，茯苓 10 g，藿香 10 g（后下），炒白术 10 g，炒山楂 10 g，炒麦芽 10 g，神曲 10 g，广木香 6 g，甘草 8 g。10 剂，水煎服以善后。

【按语】全结肠炎当属"泄泻"范畴，饮食不节，复感湿热之邪，两相搏击，壅滞中焦，困阻脾土而泄泻。湿热下注则泻下急迫、肛门灼热，湿热阻滞中焦，气机不畅而腹胀痛。反复日久脾气受损则神疲倦怠，气短懒言。脉濡数，舌红、黄白腻苔是湿热内壅，脾虚受损之象。

方中大黄、黄连泄热燥湿，木香、槟榔、陈皮、炒莱菔子理气顺气而导滞，神曲、山楂、麦芽消食导滞化积，党参、甘草健脾益气和中，石榴皮涩肠收敛。后期以七味白术散加减，以达芳香健脾、益气消食之目的。笔者常以木香槟榔汤化裁治疗肠梗阻和结肠炎，乃异病同治也。

（周　萍）

参 考 文 献

[1] 牛少娟，张晓艳，丁晓坤，等.溃疡性结肠炎病因病机述评 [J].河南中医，2019，39（5）：799-801.

[2] 沈洪，朱磊.重视溃疡性结肠炎的中西医结合治疗 [J].中国中西医结合消化杂志，2016，24（8）：571-574.

[3] 张声生，沈洪，郑凯，等.溃疡性结肠炎中医诊疗专家共识意见（2017）[J].中华中医药杂志，2017，32（8）：3585-3589.

[4] 常炳龙，何莹，刘凯文，等.田德禄教授"内疡"理论治疗溃疡性结肠炎经验及用药规律 [J].中国临床医生杂志，2019，47（11）：1375-1377.

[5] 石瑞舫，路志正.路志正教授以温法治疗脾胃病经验介绍 [J].新中医，2014，46（11）：28-31.

[6] 张天涵，沈洪.沈洪教授运用六经辨证治疗溃疡性结肠炎经验探析 [J].天津中医药，2019，36（8）：784-787.

[7] 段富津.方剂学 [M].上海：上海科学技术出版社，1995：276-277.

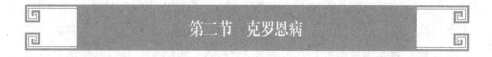

第二节　克罗恩病

克罗恩病（Crohn's disease，CD）亦属于炎症性肠病的范畴，其发病由环境、遗传、感染、免疫等多种因素相互作用所致，是一种病因不明、以胃肠道透壁性炎症为特征的疾病，可能累及从口腔到肛周区域的整个消化道，同时伴随全身其他系统侵害的症状。其主要表现为乏力、长期腹泻伴腹痛、体重减轻和发热，伴或不伴肉眼出血。克罗恩病临床表现复杂，中医古籍中并没有与克罗恩相对应的中医病名，目前现代医家多根据克罗恩病的临床表现来进行中医病名的诊断。临床可用的诊断有"腹痛""泄泻""痢疾""积聚""便血""肠痈""虚劳""肠风""脏毒""肛痈""肛瘘""口糜""痹证""口疮""肠痹""久泄""痢后风""交肠""内伤发热""痔漏""大肠疽"等，这是由克罗恩病对全身多系统的损伤决定的。

克罗恩病往往是慢性病程，迁延不愈、虚实夹杂是其主要病程特点，因此在诊治过程中，攻补兼施、寒热并用、温清兼顾、调和肝脾、燮理阴阳气血之变化需要同时体现在处方中。由于克罗恩病的诊断繁复，经中医治疗且

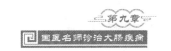

明确诊断为克罗恩病的名中医验案较少，故在此列举数位名中医验案供同道学习参考。

一、王琦验案

患者，男，57岁。

初诊： 2016年6月30日。

主诉： 脐周反复隐痛伴间断性发热7年余，加重1个月。

现病史： 患者2009年无明显诱因反复出现左下腹持续性疼痛，伴低热、腹胀，便干而量少，经抗感染及止痛治疗后上述症状仍反复发作。行肠镜检查确诊为克罗恩病，患者拒绝手术治疗，予以抗生素、生物制剂、免疫抑制剂及激素等保守治疗，曾皮下注射阿达木单抗注射液，隔周1次，每次40 mg，并口服硫唑嘌呤片，每日1次，每次100 mg；现口服雷公藤多苷片，每日3次，每次40 mg，症情控制欠佳。

现症： 患者饮酒后反复出现脐周阵发性疼痛，其痛如绞如灼，脘胀噫嗳，排气不畅，排便次数多，日行3~4次，粪便量少，里急后重，带有黏液及泡沫，口干欲饮，舌红而干，苔白厚、浊腻，脉弦数。平素倦怠乏力，食欲不振，常口干口气重，矢气频多，大便干结，夜寐尚安，面色萎黄，形体瘦。

诊查： 小肠镜检查示十二指肠及小肠多发散在溃疡，节段性分布黏膜片状充血、水肿伴糜烂，另可见息肉隆起，表面充血糜烂；病理示黏膜慢性炎急性活动伴浅表溃疡形成，部分区域上皮呈增生性改变，部分区域腺体损害较明显，可见潘氏细胞增生（环周溃疡处空肠中段）。黏膜慢性炎，上皮呈增生性改变，局部管腔略狭窄（空肠下段）。血常规示白细胞 8.21×10^9/L；血红蛋白154 g/L；中性粒细胞百分比（%）54.80%；血沉19 mm/h；超敏 C-反应蛋白2 mg/L；便常规示隐血（±）。

临床诊断： 克罗恩病（肠痈）。

辨证： 湿热瘀毒蕴结肠腑。

治法： 清温并进，凉血解毒。

处方： 连梅清肠汤。乌梅20 g，黄连10 g，生薏苡仁20 g，淡附子10 g，败酱草20 g，红藤30 g，莪术20 g，金银花30 g，砂仁（后下）3 g，白头翁10 g，秦皮10 g，生甘草10 g。14剂，每日1剂，水煎服。嘱忌食生冷、辛辣刺激、海鲜类。

二诊：2016 年 7 月 22 日。患者偶有脐周阵发性隐痛，无发热，纳少，进食后易腹胀，大便次数日行 2 次，欠成形，无明显里急后重，小便调，夜寐安。舌淡红、苔薄，脉滑。在上方基础上去白头翁、秦皮，减莪术至 15 g、红藤至 20 g、加鸡内金 10 g、皂刺 20 g、白花蛇舌草 30 g、白芍 20 g。14 剂，每日 1 剂，水煎服。

三诊：2016 年 8 月 19 日。患者脐周隐痛改善，无腹胀，胃纳可，进食后易腹胀，夜寐安，小便调，大便日行 1~2 次，稍欠成形，无里急后重，近 2 个月体重较前增加 4 kg。舌淡红、苔薄，脉细。上方加党参 10 g、莱菔子 20 g，30 剂，每日 1 剂，水煎服。

四诊：2016 年 9 月 26 日。患者无腹痛、腹胀，无里急后重，胃纳可，小便调，大便日行 1 次，质软成形，夜寐安，舌淡、苔薄，脉细。在上方基础上去白芍、莱菔子，加石见穿 20 g、黄芪 20 g。30 剂，每日 1 剂，水煎服。

3 个月内随诊一次。2016 年 12 月复查肠镜示十二指肠黏膜光滑，未见溃疡及新生物；小肠未见溃疡糜烂，局部见息肉，散在斑片状充血。血沉 4 mm/h，C - 反应蛋白 3.30 mg/L，患者病情平稳未见反复。

【按语】 王老从病因学角度提出"脾胃外感"论治本病，突出强调因外感六淫时邪、疫疠之气或饮食不洁而产生的消化系统疾病，其发病多具有明确外感史。"脾胃外感论"中的"脾胃"涵盖整个消化系统及部分泌尿、免疫、运动等系统功能的范畴，狭义范围指西医消化系统疾病，如各种胃炎、肠炎、溃疡等，广义范围包括由脾胃疾病导致其他脏腑的疾病，如湿热邪毒蕴脾出现的口疮等；"外感"包括外邪是病因、外袭是途径、重视祛邪是治法的三方面。

"脾胃外感论"重视祛邪治法，本患者病机特点为湿热留恋中焦，瘀毒蕴结肠腑，故治以清热凉血、解毒散瘀，王老以自拟连梅清肠汤（乌梅、黄连、生薏苡仁、淡附子、败酱草、红藤、莪术、金银花、砂仁、生甘草等）为主，治疗本病。方中乌梅、黄连为君药，乌梅酸温，《肘后方》记载其"治久痢不止，肠垢已出"，合黄连酸苦泄热，止痛止泻，现代药理研究表明，黄连含有多种生物碱，主要为小檗碱，含量高达 3.6% 以上，具有抗病原体、抗急性炎症、抗消化性溃疡及降血糖作用。生薏苡仁甘淡微寒、败酱草辛散苦泄，既可清热解毒祛湿，又擅破瘀排浊止痛，淡附子除脏寒、助生发之气以祛毒外出，薏苡附子败酱散为《金匮要略》治疗"肠内有痈脓"

之主方。红藤、金银花清热解毒，消痈散结，尤为治肠痈之要药。白头翁清热凉血又能升散，秦皮收涩肾气以除后重，二者相用一散一涩；莪术通经活血，散瘀止痛，砂仁辛温芳香，化湿行气，甘草缓急止痛，调和诸药。遣方特点为气血同调，清热凉血与解毒散瘀并行。

复诊时患者大便次数减少，无明显里急后重，遂去白头翁、秦皮，减莪术、红藤；因偶有脐周阵发隐痛，故施予白芍与甘草相合而成的芍药甘草汤以养血益阴，缓急止痛；因进食后易腹胀，故加莱菔子、鸡内金，降气除满以消食积；考虑热毒余烬难消，遂加白花蛇舌草、皂角刺、石见穿消肿排脓以达清热解毒之效。治疗后期，患者诸症好转，考虑痼疾日久，祛邪扶正，渐增党参、黄芪以实脾土，温运中焦阳气以使邪去正安。如此方药组合，清温并进，消补兼施，经数月调治后患者腹痛腹泻未再发作，复查肠镜未见肠黏膜溃疡糜烂及新生物，复查血常规均正常，疗效显著。

二、危北海验案

患者，男，11 岁。

初诊：2005 年 8 月 12 日。

主诉：腹痛 8 年，伴有间歇腹泻。

现病史：既往多次就诊于北京某医院，曾行腹部 B 超检查示中腹部病变，肠壁全层水肿；全消化道造影示空肠起始段肠管炎性改变，诊断为克罗恩病。给予柳氮磺胺吡啶口服治疗（起始量为每日 20 mg/kg，渐加量至 50 mg/kg），患者病情平均 2 年反复 1 次，且每于上呼吸道感染后发病，多发于冬季。

现症：发病时症见脐周疼痛较剧，大便日 1~4 次，稀便，偶见黏液及黑便，伴有发热，体温一般在 37.8 ℃，呕吐，呕吐物为胃内容物，纳呆，倦怠乏力。舌淡、苔黄厚腻，脉弦滑。

临床诊断：克罗恩病。

辨证：脾虚肝郁、湿热内蕴。脾胃虚弱，运化失司，清阳之气不能升发，湿滞内停，阻碍气机，腑气不畅故见腹痛；由于湿滞内着，大肠传导失职，清浊不分，混杂而下，故见大便溏泄、时发时止、缠绵难愈；舌脉均为脾虚湿热之象。

处方：醋柴胡、苦参、黄柏、川芎、赤、白芍、连翘、甘草、天花粉各 4 g，延胡索、苍、白术、黄连、丹参、当归、石斛、蒲公英各 6 g，吴茱萸

2 g，鱼腥草 3 g，香附、太子参、金银花各 9 g，葛根、鸡内金、茯苓各 12 g，黄芪、焦三仙各 15 g，三七粉 1.5 g（冲服）。每日 1 剂，水煎服，10 剂。

二诊：2005 年 9 月 29 日。患儿服用上方 10 剂后，自觉症状有所减轻，其母遂自行购药，又服用上方月余，腹痛好转，大便日 1 次，成形软便，夜寐安，纳食好，乏力改善。上方基础上减醋柴胡、延胡索、香附、葛根、鱼腥草、金银花、连翘，加生薏苡仁、山药等，以健脾益气、活血化瘀，佐以清热燥湿为法。连服 20 剂，以巩固疗效，促进机体康复，阻止疾病进一步发展。

【按语】危北海老师根据多年的临床诊治经验，发现脾胃虚弱是本病发病的根本内因，方中应用丹参、川芎、赤芍活血化瘀，改善肠壁血液循环，抑制克罗恩病肠壁肉芽肿形成和促使肠壁淋巴管畅通；醋柴胡、延胡索、香附理气解郁，从而预防肠梗阻；黄芪、太子参、白术补脾益气，提高机体免疫功能和机体适应性；白芍、甘草缓急止痛，解除平滑肌痉挛；三七粉活血益气、化瘀止痛并有保护肠黏膜的功用；鸡内金、焦三仙意在助运化、助消导，使邪不留滞，更有利于瘀毒的排出；黄连、吴茱萸疏肝和胃、降逆止痛；黄柏、葛根清热燥湿、升清止泻。全方使气机条畅，脾胃健运，腹痛、腹泻能较快改善或能基本恢复。并嘱其饮食宜为少渣无刺激且营养的流质或半流食，避免生冷刺激之物，牛奶尽量少食用。总结老师对于该病的用药特点是：健脾益气类常用党参、白术、茯苓、黄芪、甘草等；行气导滞类常用陈皮、木香、枳实、焦槟榔、大腹皮、酒军等；健胃消积常用焦三仙、谷麦芽、鸡内金等；疏肝解郁常用郁金、香附、醋柴胡、延胡索、川楝子等。另外，多以甘草辅用三七粉，甘草旨在调和诸药并甘缓和中；三七粉活血益气、化瘀止痛并有保护肠黏膜的功用，诸药搭配得当，使临床症状得以较快改善或基本消失。

三、刘沈林验案

患者，男，28 岁。

初诊：2008 年 10 月 14 日。

现症：入秋以来病情有所反复，左下腹时有隐痛，有时阵发加重，神疲乏力，腹部怕冷，食欲欠振，大便溏滞不爽，舌苔薄白腻，脉细。

临床诊断：克罗恩病。

辨证：脾阳不振，夹有积滞，气机不畅，虚实寒热错杂。

处方：予乌梅丸加减。药用：炙乌梅 10 g，白芍 10 g，炮姜 3 g，川连 3 g，制附片 5 g，制大黄 5 g，川椒目 2 g，台乌药 10 g，广木香 10 g，槟榔 10 g，小茴香 3 g，枳壳 10 g，川楝子 10 g，沉香曲 15 g，党参 10 g，炙甘草 3 g。每日 1 剂，水煎服，分 2 次服。

二诊：2008 年 11 月 18 日。药后腹痛好转，病情平稳。原方加淡吴茱萸 3 g，益智仁 10 g。

三诊：2008 年 12 月 2 日。经寒温并用，补泻兼施治疗，腹未疼痛，便成形，每日 1 次，惟晨起口干，舌苔薄白，脉细，法不变更。原方加北沙参 15 g。

【按语】本案患者以腹痛为主症，既有神疲乏力、腹部怕冷之中焦虚寒之表现，又有大便溏滞不爽、舌苔薄白腻之积滞未尽之象，乃虚实夹杂、寒热互见之复杂证候，仿乌梅丸加减，方中附子、炮姜、川椒目、淡吴茱萸、小茴香温运脾阳，川连、大黄清化积滞，党参、益智仁温阳健脾，木香、槟榔行气导滞，台乌药、小茴香、枳壳、川楝子、沉香曲行气止痛，乌梅、白芍、炙甘草既能缓急止痛又能酸甘化阴以制姜、附之辛热。本案脾阳不振较著，而热象不明显，故方中温中散寒之力较强而仅以小剂量黄连、大黄以荡积滞。患者以腹痛为主，所谓"不通则痛"，故方中加强了行气止痛之力。经以上温运中阳、消导积滞、行气止痛治疗后，患者病情平稳，长期服用中药维持缓解。

刘沈林教授认为寒温并用是克罗恩病的基本治法，以经方乌梅丸为主要使用方剂，予以加减应用。治疗上必须兼顾虚实，既不可一味温补兜涩，使邪滞不尽，脾运难复，也不可专事苦寒清化，使脾虚益甚。因此，临证用药时，刘沈林教授善用黄连配炮姜、制大黄配制附子，寒温并用，既能清化湿热，又无凉遏脾阳之忧。至于黄连、炮姜和大黄、附子用量的比例，则按阴阳寒热的偏胜而定。若脾虚与湿热偏胜不著，则附子与大黄、炮姜与黄连药量相当，一般制附子与制大黄各用 5 g，炮姜与黄连各用 3 g，湿热积滞较之脾虚略重，则大黄、黄连药量多于附子、炮姜；若脾阳已虚，畏寒怕冷，泻下白冻为主，则附子、炮姜药量重于大黄、黄连；同时不拘于本方，常随证加减；如乌梅丸健脾之力较弱，常加白术、茯苓、薏苡仁、砂仁以增强健脾化湿助运之功，加木香、槟榔行气导滞以治疗腹胀、大便滞而不爽，加白芍、炙甘草以缓急止痛，又可与乌梅共奏酸甘化阴之功，发作期出血多者常加白头翁、地榆炭清化止血；若挟有肝郁，肠鸣、腹痛可合痛泻要方加减，喜用药对台乌药、炒防风治肠鸣，疗效显著。

克罗恩病在西医诊断治疗上往往需要与溃疡性结肠炎鉴别清楚，在中医治疗上却大多可与溃疡性结肠炎互相参考，如名中医田德禄先生提出的"内痈"理论治疗溃疡性结肠炎同样对克罗恩病的治疗有巨大指导意义；同样，中医特色外治法对于克罗恩病的常见肛周并发症，如肛裂、肛周脓肿等的治疗亦可或主或辅地起到巨大作用。

（张忠国）

参 考 文 献

［1］李志雄.克罗恩病的中医古籍文献整理［D］.广东：广州中医药大学，2016.

［2］陈聪，李品，彭莉，等.国医大师王琦从"脾胃外感"论治克罗恩病验案一则［J］.环球中医药，2018，11（5）：720－721.

［3］史涛.危北海治疗克罗恩病经验介绍［J］.山西中医，2014，30（7）：4－5，7.

［4］张小琴.刘沈林教授运用寒温并用法治疗克罗恩病的经验［J］.云南中医中药杂志，2011，32（7）：3－4.

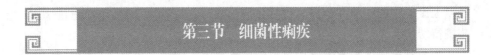

第三节 细菌性痢疾

细菌性痢疾（又称菌痢）是由痢疾杆菌引起的常见急性肠道传染病，该病以夏秋季多见。主要特征有全身中毒症状、发热、腹痛、腹泻、排脓血样便、里急后重等。临床分急性（又分普通型、轻型和中毒型三种）、慢性（又分慢性迁延型、慢性隐匿型、急性发作型三种）两类。古代先贤就已经对痢疾有了较为全面的认识，首先来了解中医对于痢疾的发展是如何认识的。

细菌性痢疾属中医的"痢疾"范畴，《黄帝内经》将痢疾称为"肠澼""赤白""赤沃"等。《素问·至真要大论》提到"少阳司天，火淫所胜，则温气流行，金政不平，民病头痛，发热恶寒而疟，热上皮肤痛，色变黄赤，传而为水，身面浮肿，腹满仰息，泄注赤白"，《素问·至真要大论》

描述为"少阴之胜，心下热，善饥，脐下反动，气游三焦，炎暑至，木乃津，草乃萎，呕逆躁烦，腹满痛溏泄，传为赤沃"。隋·巢元方在《诸病源候论》中将痢疾称为"痢"，并分为水谷痢、赤白痢、赤痢、血痢、脓血痢、冷痢、热痢、冷热痢、杂痢、白滞痢、蛊注痢、肠蛊痢等多种类型。随后，宋代《太平惠民和剂局方》中第一次提出了痢疾病名，"皆因饮食失调，动伤脾胃，水谷相伴，运化失宜，留而不利，冷热相搏，遂成痢疾"。明清时期秦景明在《症因脉治》中也提到了痢疾的病名，并将其依据病因的不同分为寒湿痢、湿热痢、燥热痢、疫痢、七情痢、劳役痢、饮食痢及休息痢八种不同证型，沿用至今。在病因病机方面，《黄帝内经》提出该病由饮食不节、感受外邪所致。《素问·太阴阳明论》云："食饮不节，起居不时者，阴受之。阳受之则入六腑，阴受之则入五脏。入六腑则身热，不时卧，上为喘呼，入五脏则满闭塞，下为飧泄，久为肠澼。"《素问·至真要大论》亦云"岁少阳在泉，火淫所胜，则焰明郊野，寒热更至，民病注泄赤白"，认为痢疾的基本病位在胃、肠，阳盛迫阴、阴血亏耗为本病发生的病机关键。巢元方认为该病病机主要为"肠胃虚弱，冷热之气乘虚入客于肠间，肠虚则泄，故为痢也"，宋金元时期，痢疾的病因病机得到了更完善的阐述。如陈无择在《三因极一病证方论·卷之十二·滞下三因证治》中提出了脏气郁结对其发病的影响，认为"因脏气郁结，随其所发，便利脓血，作青黄赤白黑之不同者，即内所因也"。刘完素、陈自明等提出了"积滞成痢"，正所谓"无积不成痢"。明清时期对前贤认识又进行了进一步创新，如赵献可认为"以为痢发于秋，是暑月郁热所致，其理甚著，其议论亦和平，但不详所以致郁热者，多因暑热酷烈，过饮冰水，过食生冷，热为寒郁，久而为沉寒积冷者，亦有之"，提出寒郁致热的病机理论；秦景明认为外感内伤所致痢疾的病位并不相同，"盖夏秋外感时行之痢，手足阳明肠胃二经主病者也三时内伤，一人独病之痢，三阴脾肾主病者也"。在治疗方面，刘河间提出了"调气则后重自除，行血则便脓自愈"的治则，为后世所沿用。张仲景提出了以白头翁汤治疗湿热痢在后世临床中也常常应用，临证效果显著。陈自明总结了以平为期的治疗大法，喻昌创"逆流挽舟"之法，"引其邪而出之于外"。林佩琴指出痢疾的"四忌"：一忌温补早，一忌大下，一忌发汗，一忌分利。《证治准绳·类方·第六册·滞下》则明确指出痢疾应"忌酒、面、生冷、鱼腥、油腻之物"，至今仍指导着该病的治疗。

现代中医临床一般将痢疾分为湿热痢、疫毒痢、寒湿痢、阴虚痢、虚寒痢及休息痢，从而辨证论治，但总的治疗原则以虚实为要点，补虚泻实，调和气血，以存胃气。

对于痢疾的论治，许多名医大家都有自己独到的理解与经验，以下选取几位名中医论治痢疾的经验。

一、赵绍琴验案

患者，男，28 岁。

主诉：黏液脓血便伴里急后重 1 日。

现症：身热恶寒 1 日，头晕恶心，腹痛阵作，里急后重，大便带有脓血、黏液。

诊查：舌红，苔白、根厚而腻，脉滑而数。

临床诊断：痢疾。

辨证：湿热积滞证。病属暑热积滞互阻不化，湿热积滞，气血被阻，气机不畅，传导失司，故见腹痛，里急后重，湿热熏灼肠道血络，故见便脓血，结合舌脉均为湿热积滞之证。

治法：芳香宣化，逆流挽舟。

处方：葛根芩连汤加减。苏叶 10 g，藿香 10 g（后下），佩兰 10 g（后下），香薷 6 g（后下），葛根 10 g，黄芩 10 g，黄连 6 g，木香 6 g，桂枝 6 g，白芍 10 g，川军 3 g。二剂，水煎服，日一剂。

二诊：3 天后，腹痛止而身热亦退，恶心已除，大便基本恢复正常，下坠感消失。脉象弦，舌红苔白，再以升降分化方法，清其余邪，以善其后。

处方：予葛根 10 g，川连 6 g，黄芩 10 g，秦皮 6 g，木香 6 g，香附 10 g，焦三仙各 10 g，白芍 10 g，丹参 10 g。三剂，水煎服，日一剂。

【按语】 凡痢疾初起有表证者，其邪路未深，可选用风药提出其邪，使由表外达，谓之"逆流挽舟"之法。喻嘉言倡用败毒散治痢疾初起即是此法。赵老多用葛根芩连汤加风药，本案中用香薷、苏叶、桂枝、葛根等，达邪出表；用芩、连、大黄苦寒下行，直清里热，一升一降，故谓之升降分化。藿香、佩兰芳香化湿，透邪外出，木香调气，白芍和营。配伍恰当，两剂即愈。

二、李振华验案

患者，女，41岁。

初诊：2005年8月30日。

主诉：大便带有黏冻伴里急后重时常发作11年。

病史：1994年夏季麦收时，患者因过食生冷菜肴致腹痛，痢下黏条，有便意未尽感，到当地卫生院静脉滴注及口服西药（具体不详）治疗，症状消失，后因饮食失宜致病情时发时愈。曾到当地多家医院口服中药汤剂及中成药（补脾益肠丸、健脾丸等），西药给予盐酸小檗碱、呋喃唑酮、柳氮磺胺吡啶等，病情终未痊愈。

现症：现大便1日3~4次，便前小腹疼痛，有里急后重感，便中伴有黏冻，乏力，时常头晕。

诊查：面色萎黄，舌质淡，舌体胖大，边有齿痕，苔白腻，脉沉细。

诊断：痢疾。

辨证：脾气亏虚，寒湿内蕴。

辨证分析：久病脾胃虚弱，过服寒凉之品，损伤中阳而致阳气亏虚，故见乏力、头晕等症状，寒湿凝滞胃肠，阴邪较盛，故痢下黏条，气机失调，故见里急后重，结合舌脉，四诊合参，属脾气亏虚、寒湿内蕴之候。

治法：健脾益气，温中祛寒，燥湿止痢。

处方：温中止痢汤加减。白术15g，苍术10g，茯苓15g，炒薏苡仁30g，陈皮10g，半夏10g，香附10g，木香6g，厚朴10g，乌药10g，砂仁8g，茴香10g，吴茱萸5g，桂枝5g，诃子12g，白芍12g，甘草3g。15剂，水煎服。

二诊：2周后大便每日3次，仍不成形，黏冻稍减少，腹痛及里急后重感减轻，腰骶部有温热感，仍身体发困无力，舌质淡，体胖大，边有齿痕，苔白腻，脉沉细。病久难以速效，故原方继服20剂。

三诊：3周后大便每日1次，不成形，黏冻、腹痛及里急后重感基本消失，身体较前有力。1周前出现食欲不振，食量减少，大便中伴有少量不消化食物。舌质淡，舌体胖大，边有齿痕，苔薄白，脉沉细。上方加强补脾温中之力，兼以消食健胃。以原方去香附、厚朴、白芍、甘草，加党参、炮姜、神曲、麦芽。25剂，水煎服。

四诊：3周后大便每日1次，基本成形，余症消失。舌质淡，舌体稍胖大，边有齿痕，苔薄白，脉沉细弦。以三诊原方每日半剂，继服 30 剂，以巩固疗效。

【按语】本案系因过食生冷、饮食不节，损伤脾胃，又失于根治，以致反复下痢达 11 年之久，四诊合参，显系脾气亏虚、寒湿内蕴而成虚寒湿之久痢。依据病机，治宜健脾益气、温中祛寒、燥湿止痢。以经验方温中止痢汤治之，药用白术、苍术、茯苓、炒薏苡仁健脾益气化湿，陈皮、半夏、香附、木香、厚朴、乌药、砂仁理气燥湿止痛，小茴香、吴茱萸、桂枝祛寒理气通阳，诃子涩肠止痢，白芍、甘草缓急止痛。全方共奏健脾益气、祛寒通阳、理气燥湿、涩肠止痢之效。本案治疗除用健脾燥湿、理气收涩药物外，重点用桂枝、吴茱萸、炮姜，非此辛温大热之品，不能温脾阳而祛年久之寒湿，尤其用温守之力独强之炮姜配合诸药，方能治愈年久痼疾之虚寒湿痢。

经验方：李老善于灵活运用香砂六君子汤为基础加减变化组成李氏香砂温中汤，药如白术、茯苓、陈皮、半夏、香附或木香、砂仁、桂枝、白芍、郁金、西茴、乌药、枳壳、焦三仙、甘草等。脾胃虚寒之证，在温中健脾药中，注意酌加抑肝之品以防土虚木乘，常用药物如白芍、桂枝、香附、郁金等。对于脾胃气虚下陷之证，"土衰而木无以植"者，治当培土养肝，常选用党参、黄芪、山药、白术、升麻、柴胡等药物。

三、张志远验案

患者，女，32 岁。

初诊：1993 年。

主诉：便下赤白伴里急后重感 1 月余。

现症：患痢疾已月余，便下赤白清晰，大便滑脱，肛门常有坠胀感，肢寒畏冷，腰膝酸痛，食少神疲，完谷不化，常觉消化不良。

诊查：舌淡苔薄白，脉沉无力。

临床诊断：痢疾。

辨证：脾肾阳虚。该病可因感受外邪或饮食失节、过服寒凉之物而致，损伤脾胃中阳，肾失所养，失于固摄，而致脾肾阳虚，故见肛门常有坠胀感，肢寒畏冷，腰膝酸痛，食少神疲，寒湿凝滞于胃肠，阴邪在内，故见便下赤白清晰，结合四诊信息，证属脾肾阳虚之候。

治法：温补脾肾，收涩固脱。

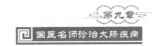

处方：桃花加禹余粮汤加减。赤石脂 30 g，干姜 15 g，粳米 30 g，禹余粮 30 g，黄芪 20 g，白术 10 g，肉桂 10 g，山楂 10 g，樗白皮 50 g，石榴皮 50 g，伏龙肝 30 g。14 剂，每日 1 剂，水煎分 2 次服。

二诊：2 周后患者复诊，自述症状明显减轻，遂又嘱其继续巩固服用 7 剂，改为两日 1 剂。

三诊：几个月后，患者复诊告知已痊愈，未再复发。

【按语】肾虚则寒生，脾虚则运化不利，阻滞肠腑，故生虚寒痢疾，治当求本以温补脾肾，益气防脱。张老以桃花加禹余粮汤为基础方，方中赤石脂性温，可涩肠固脱止血；干姜辛热，可温中祛寒；粳米养胃和中，助厚肠胃；禹余粮涩肠止泻，收敛止血，以此 4 味为基，可先起到温中散寒、固脱止血之效。随后在此基础上再佐以黄芪和白术益气健脾，升举肛门；加入辛热肉桂补肾助阳，散寒止痛；添入山楂既可消食健胃，亦可缓解泻痢不爽；樗白皮和石榴皮可涩肠、止泻、止血，治赤白痢和久痢脱肛；伏龙肝一药，温中散寒，可增强止血的功效，诸药合用可温补脾肾、固脱止血。此外，张老指出若痢下严重，泻下不止，亦可再加入罂粟壳、诃子以加强涩肠止泻之功。

经验方：治疗疫毒痢，临证常以白头翁、黄连、黄柏 3 味药为基础方加味进行治疗；治疗湿热痢，临证常以芍药汤为基础方加味，再佐入白头翁和马齿苋以清热利湿止痢；治疗虚寒痢，善将桃花汤与赤石脂禹余粮汤合二为一，再随证加入补中益气诸药；治疗休息痢，临证治疗常用薏苡附子败酱散加仙鹤草和三七参进行治疗，若久痢不愈，则常考虑外用锡类散配合黄连、乳香、没药、蒲公英煮汤灌肠。

四、熊继柏验案

患者，女，40 岁。

初诊：2005 年 11 月 20 日。

主诉：黏液便伴里急后重 1 周。

现症：诉近 1 周来大便中夹黏液，如脓状，并时夹血丝。大便不畅，肛部略有坠感，腹中微胀，时腹痛，口苦。

诊查：舌苔薄黄腻，脉细滑。

临床诊断：痢疾。

辨证：湿热积滞。湿热滞于肠中，首先气血被阻，气机失调，运化失司，不通则痛，故见腹胀、腹痛、里急后重感；五脏气机失调，肝气不疏，郁热内阻，故见口苦；热灼肠道血络，血络受损，血液外溢，故见便脓血，结合舌苔薄黄腻、脉细滑，考虑其属湿热积滞之候。

治法：清热燥湿，调气活血。

处方：芍药汤加减。当归 10 g，白芍 15 g，黄芩 10 g，黄连 4 g，官桂 3 g，广木香 6 g，槟榔 15 g，甘草 6 g，薏苡仁 20 g，败酱草 15 g，厚朴 15 g。15 剂，水煎服。

二诊：2005 年 12 月 8 日。诉大便中脓液大减，并不再夹有血丝，大便通畅，腹胀、腹痛已止，口苦除，舌苔薄黄，脉细。拟原方再进 10 剂。

【按语】本案应属"痢疾"范畴。《类证治裁·痢疾》云："痢多发于秋，即《黄帝内经》之肠澼也。症由胃腑湿蒸热壅，致气血凝结，夹糟粕积滞，进入大小肠，倾刮脂液，化脓血下注。"刘河间云其"行血则便脓自愈，调气则后重自除"，并创芍药汤治痢。本案取芍药汤治之，并合薏苡败酱散以增强化湿浊之功效，肠中湿热得清，气血和，则痢自愈。

（杨天地）

参 考 文 献

[1] 彭建中，杨连柱．赵邵琴临证验案精选 [M]．北京：学苑出版社，1996．

[2] 郭淑云，李墨航．国医大师李振华教授临证验案举隅 [J]．中医研究，2013，26（12）：40 - 41．

[3] 潘琳琳，王淞，王玉凤，等．国医大师张志远辨治痢疾经验 [J]．中华中医药杂志，2020，35（9）：4429 - 4432．

[4] 熊继柏学术思想与临证经验小组整理．一名真正的名中医：熊继柏临证医案实录 [M]．北京：中国中医药出版社，2009．

[5] 徐春军．关幼波教授治疗痢疾的临床经验 [J]．中国中西医结合脾胃杂志，1996，4（4）：230 - 231．

[6] 方药中，邓铁涛，李克光，等．实用中医内科学 [M]．上海：上海科学技术出版社，1986：124 - 129．

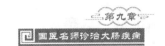

第四节 肠结核

　　肠结核主要是由结核分枝杆菌感染肠道而引起的特异性的慢性传染性疾病，是肺外结核中较常见的一种，有原发性和继发性之分。其感染途径主要有肠道感染、血行播散和直接侵犯三种。①肠道感染：多数为开放性肺结核患者，吞咽含有结核分枝杆菌的痰液，使肠道感染结核菌，也可能是通过与肺结核患者共进饮食，未采取消毒隔离措施，致使结核分枝杆菌直接进入肠道引起感染，而饮用被结核分枝杆菌污染的牛奶所致的原发性肠结核较少见。②血行播散：肠外结核可经血行播散，引起肠结核。③直接侵犯：女性的生殖器结核可以直接向上侵犯引起肠结核。

　　肠结核好发于回盲部，青壮年多见，女性略多于男性，常伴有肺结核。起病缓慢，早期缺乏特异性症状，久病可见食欲不振、反胃、恶心、呕吐，腹部胀气右下腹或脐周阵发性绞痛、隐痛，下腹部可见包块，腹泻、便秘，或腹泻与便秘交替，女性患者可出现月经紊乱。可有全身症状，即结核中毒症状，出现低热、盗汗、乏力、纳差、体重下降等全身中毒症状。在中医可归于腹痛、泄泻、便秘、劳热等范畴。

　　结核多属于虚证，肠结核病位在肠，损伤脾胃，脾胃升降失常，"浊气在上，则生䐜胀，清气在下，则生飧泄"，因此可见，食欲不振、反胃、恶心、呕吐、腹胀、腹泻等气血化生无源，再兼结核杆菌感染耗伤人体气血，使阴精受损，可致消瘦，病久可导致阴损及阳，令人阴阳俱虚。若复感风邪致使热伏于里，则可致虚烦劳热。治法应从脾胃入手，根据肠结核不同阶段和主要症状分步论治，升清降浊，恢复气机，再以健脾兼涩肠止泻或润肠通便，及阴精亏虚，骨蒸潮热甚至阴损及阳者，则可于阳中求阴，或养阴透热并举，使邪退热出，脾胃健旺，气血化生有源，则阳生阴长，正气日复，疾病得以痊愈。以下列举几位医家治疗肠结核之验案。

一、施今墨验案

患者，男，52岁。

主诉： 患肺结核20余年，加重、患肠结核1年。

现病史： 患肺结核，已有 20 余年，病情时轻时重。新中国成立后，曾两次在疗养所疗养，症状迄未稳定。近 1 年来，又患肠结核，久治不效。

现症： 患者面色苍白，体质瘦弱，短气少神，倦怠无力。咳嗽，痰多，大便日行四五次，为脓样物，间有血色，有时溏泻，腹隐痛，小便少。舌光无苔，脉象沉细。

中医诊断： 肺痨；腹泻。

辨证： 面色苍白，体质瘦弱，短气少神，视之疲倦无神，舌光无苔，脉象沉细，消耗殊甚，脾胃虚弱，气血双亏，病在发展，不宜峻补。肺与大肠相表里，二者兼顾。

治法： 先拟清肺理肠，健脾和胃法，俟病邪下退，再施培补之剂。

处方： 云茯苓 10 g，车前草 12 g，云茯神 10 g，血余炭 10 g（禹余粮 10 g，同布包），旱莲草 12 g，白杏仁 6 g，炒白前 5 g，炒紫菀 5 g，白薏仁 15 g，炒百部 5 g，炒化红 5 g，淮山药 30 g，白术 10 g，苍术炭 10 g，北沙参 12 g，诃子肉 10 g，甘草梢 3 g。

二诊： 患者久病，深感治愈甚难，已全无信心，前方屡经家人劝说始服 2 剂，旋又停止，再进数剂，即又不服，半个月共服 6 剂，咳嗽较好，大便脓血依然。处方：前方去白前、百部、沙参，加赤石脂 10 g，白石脂 10 g，炒吴茱萸 5 g，炒黄连 5 g，炒地榆 10 g，炒远志 10 g。

三诊： 前方于八日间共服 4 剂，脓血减少，溏泻增多，然食欲转佳，精神也好，患者服药后感觉腹内舒适，之前时无信心治疗，现有所转变，但仍畏服汤药，拟用丸药治疗。处方：每日早服天生磺 3 g 冲服（煮粥），中午服附子理中丸一丸，晚临卧服参苓白术散 6 g。

四诊： 丸药服 20 日，大便次数减少，但仍溏泻，腹痛已较前大为减轻，唯觉口干。处方：每日早服天生磺 2 g，中午服香砂六君子丸 5 g，临卧服四神丸 5 g。

五诊： 前方共服 1 个月，效果甚好，食眠均较前为佳，大便日行二三次，有时溏，有时软便，已无脓血月余，治愈信心更强，要求配丸药治之。处方：白及 60 g，天生磺 30 g，橘络 30 g，橘红 30 g，金石斛 60 g，紫菀 30 g，苍术 60 g，诃子肉 30 g，白术 60 g，人参 30 g，禹余粮 60 g，云苓 60 g，砂仁 15 g，小青皮 15 g，甘草 60 g，车前子 30 g，朱茯神 60 g，炒远志 30 g，五味子 30 g，紫厚朴 30 g。共研细末，与淮山药 600 g 打糊为丸，每日早、晚各服 10 g，白开水送服。

六诊：丸药共服 3 个月，病情好转，时届暑日，返农村居住半年，未能服药。近来大便又溏泻，食欲不佳，精神委顿，气短心慌，返京求诊，再服丸药治疗。处方：人参 30 g，西洋参 30 g，北沙参 30 g，白术 60 g，莲肉 60 g，天生磺 25 g，白及 30 g，远志 30 g，云苓块 60 g，紫河车 30 g，龙涎香 6 g，诃子肉 30 g（煨），山药 60 g，阿胶 60 g，五味子 30 g，广皮 15 g，砂仁 15 g，广木香 12 g，清半夏 30 g，甘草 20 g。共研细末，用雄猪肚一个，煮极烂，捣如泥合丸，每日早、晚各服 10 g，白开水送服。

七诊：前药共服 100 天，大便一日一次，食欲甚好，精神已渐恢复，惟睡眠梦多。处方：前方加琥珀 15 g，酸枣仁 30 g，再服 100 天。

八诊：丸药服完后，经去医院检查，肠结核已愈，肺结核为硬结期，停药 4 个月，除偶食多脂肪物即行腹泻外，无其他症状。拟用调糊作粥法以建胃肠。处方：淮山药、真糯米、土炒白术、薏仁米、云苓块诸药各等份，研细末，每用 30 g，打糊如粥加冰糖调味，每日当点心服 2 次。

【按语】患者肺结核 20 余年，合并肠结核。初诊时，患者因病已久，屡治未愈，已失去信心。二诊后病情见好，患者求治之意转为殷切，返乡半年，未能服药，症状有所复旧。再依原法，重用参类，共服药 200 天，多年夙疾，竟已痊愈。整理此案时，曾追访患者，据云：十年来肠结核病，从未再发，打糊为粥之方，仍时常服，并介绍久患腹泻者，亦多显效。综观全案，初治肺肠，未补气血，继而着重补养脾胃，此即所谓"培土生金"之法；且以营生中焦，使脾胃健旺，饮食精微得以濡养脏腑，生血有源，正气日复，病邪遂退，终于痊愈，势所必然。患者虽然久病气血双亏，法宜补益，但因其脾胃虚弱，又有结核病变在肠，即使投以补益气血之品，也难以吸收，故从脾胃入手。倘若补益过早，邪无出路，闭门缉盗，反致他变。结核病患者，多现阴虚，而施师治疗本病，运用天生磺，不独未现阳燥，病情也日见好转，治病如用兵，应既守法度，又不拘泥。

肺结核合并肠结核者，其治一、二诊以肺脾为主，兼以涩肠止泻，"培土生金"也；后诸药皆从脾肾入手为治，不仅培土生金，而又补火生土，先后二天并治之。尤其硫黄用之，堪称一绝。由之悟出气与阳在人体的重要性，李中梓先生尝谓："气血俱要，而补气在补血之先……阴阳并需，而养阳在滋阴上。"结核病虽耗伤人体气血，阴精受损为甚，但日久阴耗及阳令人脾肾之阳气虚衰也。施师抓住这一关钥，阳复则生，阳生阴长，是以正本清源，而春回大地。未用抗结核药，而肠结核愈，肺结核硬结钙化，诚中医辨证论治之佳案也。

施老十分擅用"对药"，所谓对药，就是在二三味药组合使用时，有些药物搭配起来使用，可以发挥出意想不到的功效。在学术上，他也有独到的见解，他认为气血为人体的物质基础，实属重要，因此，提出了"以阴阳为总纲，表、里、虚、实、寒、热、气、血为八纲"的理论，这是对八纲辨证法的又一发展。

本案中涉及药物及药对功效如下。

硫黄又名天生磺、硫磺，出自《纲目拾遗》，系含硫温泉升华凝结于岩石上者，收集后，先用冷水洗去泥土，再用热水烫7～10次，然后放在香油中，捞取浮于表面者。本品为浅黄色粉末，少有呈碎片状，闪烁发光，有臭气、味酸、性热，入肾、脾经。可壮阳、杀虫，治阳痿、虚寒泻痢。

云茯苓—云茯神，茯苓甘平、色白、入肺，其气先升（清肺化源）后降（下降利水），功专益脾宁心，利窍除湿；茯神为多孔菌科真菌茯苓之菌核中间天然抱有松根的白色部分，甘淡性平，善走心经，而宁心安神。茯苓以通心气于肾，使热从小便出为主，茯神以导心经之痰湿而安魂宁神为要。二药参合，协同为用，通心气于肾，令水、火既济，心肾相交而宁心安神。

茯苓、茯神伍用，善治神经衰弱，表现为心气不足，浮越于外，而不能下交于肾者。其机制，以茯苓上通心气，而后下交于肾，令其水火相济也。茯神始见《名医别录》，后世医家治心病必用茯神，金代医家张洁古云："风眩心虚非茯神不能除。"故二者相须为用，宁心安神之力益彰。《药品化义》曰："茯神，其体沉重，重可去怯，其性温补，补可去弱。戴人曰，心本热，虚则寒。如心气虚怯，神不守舍，惊悸怔忡，魂魄恍惚，劳怯健忘，俱宜温养心神，非此不能也。"《本草经疏》载："茯神抱木心而生，以此别于茯苓。《名医别录》谓茯神平，总之，其气味与性应是茯苓一体，茯苓入脾肾之用多，茯神入心之用多。"故二者相须为用，补益心脾，宁心安神，以治神经衰弱诸症。

赤石脂—禹余粮，赤石脂以其色赤，膏凝如脂而得名。其酸涩性温，涩肠止泻，收敛止血，生肌收口；禹余粮甘涩性平，涩肠止泻，敛血止血。赤石脂善走血分，禹余粮入于气分。二药伍用，相互促进，一血一气，气血兼施，止泻、止痢、止血、止带之效益彰。

赤石脂、禹余粮伍用，出自《伤寒论》赤石脂禹余粮汤，治伤寒下利不止。《医宗金鉴》载其用于治疗久痢不止，大肠虚脱，服理中丸而利益甚者。柯琴曰："然大肠之不固，仍责在胃，关门之不闭，仍责在脾。二石皆土中精气所结，实胃而涩肠，急以治下焦之标者，实以培中宫之本也。"明·孙一奎以赤石脂、禹余粮各60g，水煎服，治大肠府发欬，咳而遗溺。张洁古云："咳而遗失，赤石脂禹余粮汤主之。"凡属久泻、久痢（慢性肠炎、慢性痢疾、溃疡性结肠炎等）之证均可使用。若参合补骨脂、肉豆蔻、黑升麻、黑芥穗等，其效更佳。

二、吴光烈验案

患者，男，22岁。

初诊：1987年7月15日。

现病史：患者于1987年6月29日因脐周部疼痛反复发作2周，门诊以机械性肠梗阻、原因待查收住院。经治疗后腹痛不减，反而增剧，遂剖腹探查，病检诊断为肠结核。术后每于下午2时左右即发热，体温持续在38~39℃，至次早始退，用西药屡治未效而请吴老会诊。

现症：贫血外观，唇红颧赤，神疲懒言，肌肉消瘦，五心烦热，盗汗自汗并作。舌质红、苔薄白，脉细数。

临床诊断：劳热。

辨证：内热耗伤气血，以致劳热骨蒸。

治法：滋阴养血，解热除蒸，固表敛汗。

处方：用罗谦甫黄芪鳖甲散加减。黄芪30g，鳖甲15g（打碎），地骨皮9g，秦艽9g，银柴胡9g，青蒿9g，太子参15g，麦门冬9g，白芍9g，知母9g，当归6g，白术15g，生地黄15g，乌梅2粒，甘草6g。服3剂后，午后发热体温在37.5~38℃，连服9剂，热退，盗汗、自汗均止，诸症亦瘥，精神转佳。善后嘱用归、芍、参、芪合用甲鱼（鳖）炖服调理。经随访多年，身体正常，现在外省经商。

【按语】本例肠结核患者，素体本亏，况兼剖腹手术，消耗气血，阴阳俱虚，复感受风邪，热伏于里，以致虚劳烦热。吴老云：夜热早凉是邪伏阴分，遵古训阴分之症不能纯用滋阴，因滋阴则邪愈恋，又不能用苦寒直折，苦寒能化燥伤阴。治宜养阴透热并举，使阴复则可以制火，邪去则热自退，关键在于使阴分之邪透出阳分而解。方取罗谦甫治劳热之名方黄芪鳖甲散加减，方中鳖甲、知母、生地黄、麦门冬、银柴胡滋阴清热，特别是鳖甲滋阴清热，入络搜邪之力为著，青蒿、地骨皮、秦艽清虚热、除骨蒸，尤以青蒿有芳香之味，能引诸药入络，清热除蒸之效为佳。当归、白芍补血和血，黄芪、太子参、白术、甘草益气固卫止汗，乌梅酸涩敛热止汗。合而用之，以奏养阴透热、固表止汗之功，是一剂补阴阳、益气血、治劳热之良方。

（冯婧丽）

参 考 文 献

[1] 金英虎，王锡山.肠结核的诊断与治疗［J］.中华结直肠疾病电子杂志，2015，4（2）：177－178.

[2] 吕景山.施今墨医案解读［M］.4版.郑州：河南科学技术出版社，2018.

[3] 吴盛荣.吴光烈老中医临证验案举隅［J］.山西中医，1996，12（1）：35－36.

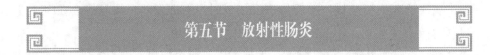

第五节　放射性肠炎

　　放射性肠炎是继发于腹腔、盆腔和腹膜后恶性肿瘤经放射治疗后出现的肠道损伤。可发生在治疗中或治疗后，累及小肠、结肠和直肠。本病的发生与每次治疗的放射线剂量、每个疗程的放射线总量、患者的营养状态、是否有手术治疗及化疗有关。临床上本病以腹痛、腹泻、脓血便、肠道狭窄、肠梗阻、瘘管形成、低热为主要特征。根据本病不同的临床症状特点，可将其归属于中医学"肠澼""痢疾""泄泻""肠风""脏毒""便血""内痈"等范畴。以便次增多，粪质稀薄，或夹黏液为主者，可诊断为"泄泻"；以黏液脓血便、腹痛、里急后重为主要表现者，可诊为"下痢"；《伤寒论》中有桃花汤证、《普济本事方·肠风泻血痔漏脏毒》及历代肠风下血的论述与放射性肠炎急性期便血情况类似，故亦可将放射性肠炎归为"肠风""便血"的范畴。

　　本病病程较长，患者易产生紧张、焦虑心理，当出现里急后重、便血症状时，患者亦有可能出现恐惧，影响继续治疗，需帮助患者树立信心，保持乐观情绪。饮食方面应禁食辛辣刺激食物及粗纤维食物，应进食高蛋白、维生素丰富食物。保持肛周清洁，应勤换内衣裤，每次便后用清水清洗，使用软的纸巾轻轻擦拭。在功能锻炼上，可多做提肛运动以恢复肛门部肌肉功

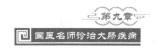
能，有利于保持正常的排便功能。

李佃贵验案

患者，女，62岁。

初诊： 2009年9月。

主诉： 泄泻、便血1年。

病史： 患者于2008年底因大便次数增多、黏液多、大便带血，伴有腹痛、里急后重，在当地医院就诊，查便常规示白细胞25～45个/HP，红细胞35～60个/HP，考虑为细菌性痢疾，经抗生素及中草药治疗后症状缓解出院，后饮食不当时仍有大便次数增多，偶见大便带血，患者未予重视，间断在当地中草药治疗控制。2009年5月病情加重，大便黏液多，大便带血，腹痛，里急后重，右上腹可触及鸡蛋大小包块，伴触痛，质地偏硬，于当地肿瘤医院行剖腹探查，术中发现结肠肝曲肿块，切除后活检，病理为低分化腺癌，予放化疗，后因不能耐受而中止。

现症： 患者面色晦暗，神疲乏力，气短懒言，眼睑色淡，纳少恶心，腹痛，大便糊状，每日3～5次，舌暗淡，苔白腻，脉沉细。

临床诊断： 放射性肠炎。

辨证： 脾虚蕴湿，毒结大肠。

治法： 健脾化湿，化浊解毒。

处方： 黄芪30 g，当归12 g，太子参15 g，生白术30 g，茯苓15 g，白蔻10 g，杏仁10 g，厚朴10 g，生薏苡仁15 g，竹叶10 g，何首乌15 g，凌霄花15 g，炒槐花10 g，红藤10 g，败酱草10 g，鳖甲15 g，阿胶珠20 g，山药20 g，鸡血藤20 g，代赭石15 g，鸡内金30 g，生麦芽30 g，香橼15 g。7剂，水煎服，每日1剂，分两次温服。

二诊： 药后患者有里急后重感。治法以清热燥湿，化浊解毒为主。药物予香附15 g，紫苏12 g，枳实12 g，川厚朴12 g，瓜蒌15 g，黄连15 g，青皮10 g，儿茶10 g，黄连10 g，秦皮10 g，广木香9 g，砂仁9 g，白花蛇舌草15 g。7剂，水煎服，每日1剂，分两次温服。

三诊： 患者腹泻、便血明显减轻，感乏力。治法为养肝和胃，健脾养心。药物予百合12 g，乌药12 g，当归9 g，川芎9 g，白芍20 g，茯苓15 g，白术6 g，紫豆蔻12 g，鸡内金15 g，三七粉2 g（冲服），党参15 g，黄芪15 g，甘草6 g，当归15 g，大枣9 g，川厚朴15 g，枳实15 g，砂仁

9 g，清半夏 12 g，麦冬 15 g。水煎服，每日 1 剂，分两次温服。以此方为基础，辨证加减服药治疗 1 年。

【按语】患者初诊时以大便次数增多、黏液多、大便带血为主要表现，是毒邪内蕴、血败肉腐之象。患者素患肿瘤，经放化疗耗伤正气，见面色晦暗，神疲乏力，是脾虚之象，应注重补益正气。故中医辨证为脾虚蕴湿，毒结大肠，治以健脾化湿，化浊解毒。方用黄芪、白术、茯苓、当归、太子参等补益正气，加败酱草、红藤、鸡血藤化浊解毒，佐以杏仁、厚朴等理气药，达到扶正而祛浊毒之效。二诊时，经治疗，患者便血、泄泻情况好转，但仍有浊毒未清，故以化浊解毒为主，用香附、紫苏、黄连、青皮、白花蛇舌草等加重化浊之力。三诊时，患者腹泻便血明显减轻，显正气亏虚，故以健脾化湿为主，辅以化浊解毒之法，经 1 年辨证治疗后好转。

（李冀京）

参 考 文 献

[1] 王晞星，刘丽坤，李宜放，等. 放射性直肠炎（肠澼）中医诊疗专家共识（2017 版）[J].中医杂志，2018，59（8）：717 – 720.

[2] 李佃贵. 结肠癌浊毒论 [M].北京：中国科学技术出版社，2016.

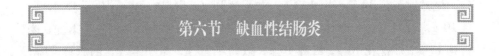

第六节 缺血性结肠炎

缺血性结肠炎是由于肠道血液灌注不良引起肠道缺氧损伤所导致的急性或慢性炎症性病变，是缺血性肠病的一种常见类型。患者常伴有一种或多种基础疾病，临床表现为腹痛、便血、腹泻、恶心、呕吐、低热、腹胀、乏力、肠穿孔等，临床分为一过型、狭窄型、坏疽型。

中医没有与缺血性结肠炎直接对应的病名，多将其归属于"便血""泄泻""腹痛"等范畴。现代医家多认为肠道气血运行不畅、气虚血瘀与缺血性结肠炎的发生密切相关，本病的主要病因包括感受外邪、饮食不节、内伤劳倦、情志失调、手术外伤等，病位在大肠，与肝、脾、肾密切相关，病性多为虚实夹杂。缺血性结肠炎主要表现为腹痛、便血、腹泻，中医认为肠道气血运行不畅，肠络瘀阻，不通则痛，故见腹痛；肠络血瘀，血溢脉外，故见便血；肠道气血不和，大肠传导失司，故见泄泻。

一、王小奇验案

患者，女，70 岁。

初诊： 2016 年 2 月 19 日。

主诉： 腹痛、腹泻 2 周。

现症： 腹痛呈阵发性，以下腹胀痛为主，腹泻每日 3～4 次，排便后腹痛可缓解，自行服用小檗碱治疗，症状无明显缓解，3 天前病情加重，腹痛呈持续性胀痛，腹泻每日 10 余次，呈黄色水样便，夹杂较多鲜血。

诊查： 粪便常规提示存在红细胞、白细胞，粪便隐血强阳性；血常规示白细胞增高，血红蛋白轻度下降；血生化提示血脂增高；全腹增强 CT 示直乙状结肠及降结肠多段肠管肠壁增厚；结肠镜提示直肠至降结肠糜烂溃疡；结肠镜病理示（直肠、乙状结肠）黏膜慢性炎症；肠系膜下动脉 CTA 示肠系膜下动脉开口处混合斑块，局部管腔中度狭窄。舌淡胖，边有齿痕，舌下络脉暗淡，苔白腻，脉细滑。

临床诊断： 缺血性结肠炎。

治法： 健脾祛湿，化瘀通络止血。

辨证： 脾虚湿阻，肠络血瘀。

处方： 自拟肠络通方加减。丹参 10 g，当归 10 g，三七粉 6 g（冲服），川芎 10 g，红花 6 g，鸡血藤 15 g，仙鹤草 15 g，赤、白芍各 10 g，延胡索 10 g，陈皮 10 g，广木香 10 g，茯苓 15 g，苍术、白术各 10 g，葛根 10 g，川厚朴 10 g。5 剂，水煎服，并联合灌肠，处方如下：蒲黄 10 g（包煎），茜草 10 g，丹参 15 g，红藤 15 g，蒲公英 15 g，败酱草 15 g，半枝莲 15 g，半边莲 15 g。水煎后加入三七粉 6 g，白及粉 6 g，每日灌肠 1 次。

二诊： 经中西医结合治疗 7 天后患者腹痛缓解，大便每日 1～2 次，色黄成形，无肉眼血便，体力胃纳仍差，血红蛋白回升，粪便隐血弱阳性，腻苔略化，病情好转出院，口服中药处方调整为在原方基础上加党参 10 g，山药 15 g，生薏苡仁 15 g，白扁豆 10 g。7 剂，水煎服，并续用灌肠中药治疗 7 天。

三诊： 患者体力、胃纳恢复，腻苔化净，大便隐血转阴，效不更方，续用口服及灌肠中药 7 天，随访半年，无复发。

【按语】 王小奇主任医师是杭州市名中医、杭州市中医院消化科主任、国家中医药管理局脾胃病重点专科负责人、浙江中医药大学兼职教授，从事临床工作30余载，擅长运用中西医结合的方法治疗消化系统疾病，在治疗缺血性结肠炎方面经验丰富，收效显著。

王小奇认为缺血性结肠炎属于"肠风"范畴，"肠风"是邪气入里日久，于人体肠道导致肠络气血失和的一类疾病，最符合缺血性结肠炎的病机特点。治疗上，王小奇主任医师以自拟肠络通方作为主方治疗缺血性结肠炎，具体方药：丹参10 g，当归10 g，三七粉6 g（冲服），川芎10 g，红花6 g，鸡血藤15 g，仙鹤草15 g，赤芍、白芍各10 g，延胡索10 g，陈皮10 g，广木香10 g。临床上针对引起肠络血瘀的不同致病因素，辅以温中、清热、祛湿、行气、补虚等诸治法。

临床上中药灌肠是一种有效的治疗手段，内外同治可增进疗效。王小奇主任医师自拟中药灌肠方如下：蒲黄10 g（包煎），茜草10 g，丹参15 g，红藤15 g，蒲公英15 g，败酱草15 g，半枝莲15 g，半边莲15 g，水煎后加入三七粉6 g、白及粉6 g。方中蒲黄、茜草、三七化瘀止血，丹参活血消痈，红藤、蒲公英、败酱草、半边莲、半枝莲清热解毒，白及收敛止血，生肌愈溃。王小奇主任医师认为不论机体整体上寒或热、虚或实，肠道病变局部的炎症客观存在，清热解毒类药物一般具有抗炎抑菌的药理作用，除脾胃虚寒肠络血瘀证可酌情减少使用清热解毒类药物外，其他各型均可直接用此方灌肠。

询问病史得知患者发病前照顾新生儿，时感疲劳，倦怠乏力，劳倦伤脾，脾主运化，脾虚则运化无力，水液转输功能失常，水液停聚，而致痰饮水湿，痰饮水湿内停阻碍气机。《张氏医通·诸血门》言："盖气与血，两相维附，气不得血，则散而无统，血不得气，则凝而不流。"血属阴主静，血不能自行，血的运行依赖气的推动，患者脾虚，气机推动乏力，痰饮水湿阻滞气机，气滞不能行血，血液停留在局部，形成瘀血，故肠络气血运行受阻，肠络瘀血，发为本病。患者症见倦怠乏力、纳差、下腹胀痛、大便稀烂夹杂鲜血、舌淡胖、边有齿痕、舌下络脉暗淡、苔白腻、脉细滑，辨证属脾虚湿阻、肠络血瘀，病性虚实夹杂，治宜健脾化湿，化瘀通络止血。处方在自拟通肠络方的基础上加用茯苓渗利水湿，健脾补中，使湿无所聚，痰无由生，渗湿而止泻；苍术、白术燥湿健脾，白术被誉为补气健脾第一要药；葛根升阳止泻；川厚朴燥湿行气。同时联合中药灌肠，内外同治，增强疗效。

二诊时患者便血、腹痛、泄泻等症状明显改善，但仍感疲劳，纳差，辅助检查结果示患者粪便隐血弱阳性，血红蛋白回升，腻苔略有减轻，患者病情好转，但仍脾虚，根据患者症状、体质、辅助检查结果调整用药，在原方基础上加补中益气之良药党参补脾益肺；山药、生薏苡仁健脾止泻；白扁豆健脾化湿。并继用中药灌肠一周。

三诊时患者疲劳、纳差等脾虚症状好转，粪便隐血阴性，腻苔化净，诸症消退，疗效显著。

二、曹泽伟验案

患者，男，86岁。

主诉：间断排血便伴恶心2日。

现症：入院前3日无明显诱因出现周身发热，测体温39 ℃，后解不成形黄便1次，量大，伴正下腹绞痛，呈阵发性发作，卧位时加重。入院前2日患者间断排血便，每次量少，伴恶心，拟诊为缺血性结肠炎收住院。

诊查：神清，全身皮肤黏膜无黄染，可见肝掌。腹软，剑突下压痛，右侧腹部压痛，无反跳痛及肌紧张，肝脾未触及，振水音（－），移动性浊音（－），肠鸣音较活跃，未闻及高调肠鸣音，双下肢水肿（－）。腹部超声示脂肪肝；升结肠及横结肠内少量稀便伴结肠壁略增厚，考虑炎症；胆囊壁欠光滑；胃炎；胰脾双肾未见异常。结肠镜示黏膜充血水肿伴浅溃疡，考虑缺血性结肠炎。便常规示白细胞（＋＋），红细胞满视野，潜血试验阳性。腹部CT示升结肠肠壁增厚，脂肪肝，左肾萎缩，右侧腹股沟淋巴结增大。

临床诊断：缺血性结肠炎。

辨证：气滞血瘀。

治法：活血化瘀止血。

处方：患者入院后予以扩血管、改善微循环、抗感染、静脉补液支持治疗，同时予以中药血府逐瘀汤合失笑散加减。白术20 g，山药20 g，肉桂20 g，高良姜10 g，桃仁10 g，红花10 g，延胡索10 g，乌药10 g，小茴香10 g，五灵脂10 g，生蒲黄10 g，川芎15 g，当归15 g，全蝎3 g，厚朴6 g，大腹皮10 g。3剂，水煎服。

二诊：患者3日后便血止，大便日行1~2次，色黄成形，无腹痛等不适。后复查肠镜，未见明显异常。

【按语】曹泽伟教授是天津市南开医院消化内科主任、天津市消化病学会常委、天津医科大学及天津中医药大学硕士生导师，从医30余年，在消

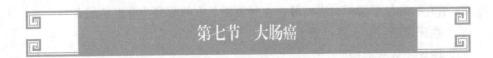

化病领域造诣颇深，擅长治疗消化系统疑难杂症。

缺血性结肠炎在中国传统医学中没有对应的病名，临床多据其主证将其归为"血证－便血""泄泻""腹痛"等疾病范畴。缺血性结肠炎发病与气虚血瘀有关。本病多见于老年人，是其便血和下腹痛的主要原因。老年人多元气亏虚，《景岳全书·诸气》提到"血无气不行，血非气不化。"气虚无力推动血行，会引起血行迟缓，出现气虚血瘀，可致肠道血脉滞涩，瘀血内生，病位在大肠，病性为本虚标实。本例患者为老年男性，症见下腹绞痛、间断便血。曹泽伟教授认为本病属中医"血证"范畴，针对其病因病机，采用活血化瘀的治法，方用血府逐瘀汤合失笑散加减，以活血祛瘀、散结止痛，使活血而不伤血。

（闵　璐）

参 考 文 献

［1］刘苏娅，叶蔚．王小奇主任医师诊治缺血性结肠炎经验［J］．中国中医急症，2017，26（6）：981－984.

［2］赵志诚，曹泽伟．曹泽伟教授中西医结合治疗缺血性结肠炎1例［J］．吉林中医药，2012，32（1）：93－94.

第七节　大肠癌

大肠癌包括直肠癌和结肠癌，指自大肠黏膜上皮起源的肿瘤，是最常见的消化道肿瘤之一。临床上常见血便或黏液脓血便、大便性状或习惯发生改变、腹痛、腹部包块等，根据病变发生的部位不同，临床表现常各有其特殊性。大肠癌多起病隐匿，早期无明显的临床表现，病情发展较慢，远期疗效优于其他消化道肿瘤，预后相对较好。大肠癌属于中医学"肠风""肠积""肠覃""脏毒""积聚""息肉""肠澼""锁肛痔""盘肛痈"等范畴。

临证治疗本病，各位名老中医首先倡导辨病和辨证相结合，在辨证论治的基础上，结合肿瘤的部位及发病、转变特点进行施治。其次需把握好扶正与祛邪的辨证关系，根据正邪的偏盛、偏衰，决定扶正、祛邪治法的主次和

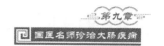

先后，正邪的变化决定大肠癌的预后。

一、何任验案

患者，女，37 岁。

初诊：1990 年 6 月 20 日。

主诉：乙状结肠癌术后 2 个月，乏力伴恶心、呕吐半月余。

现症：患者于 1990 年 4 月初患乙状结肠癌，经某肿瘤医院做手术切除并进行化疗。半个月后，因体力虚弱明显、恶心、呕吐，乃终止化疗，请求中医治疗。诊时，腹痛、腹泻（每日 15 次左右）、浑身乏力、面色苍白、头晕、神疲、毛发稀少枯黄。

诊查：血常规示血红蛋白 62 g/L，白细胞 1.3×10^9/L。苔白薄腻，脉濡。

临床诊断：乙状结肠癌术后。

辨证：正气虚衰，邪毒未尽。

治法：扶正健脾，祛邪抗癌。

处方：生晒参 6 g（另煎），黄芪 20 g，苍术、白术各 15 g，白芍 18 g，黄连 4 g，广木香 9 g，七叶一枝花 15 g，白花蛇舌草 15 g，猫人参 30 g，蒲公英 30 g，马齿苋 30 g，薏苡仁 100 g（分次煮熟，每日晨空腹服食）。

二诊：6 月 27 日。服药 7 剂，腹痛减轻，腹泻次数减少，每日 7～10次。药后见效，原方再进。

三诊：7 月 12 日。大便基本正常，每日 1～2 次，已成形，腹痛基本消失，头晕、虚乏好转，恶心除，精神渐朗。血常规示白细胞 3.8×10^9/L，血红蛋白 98 g/L，饮食渐增，面色略有好转。原方去马齿苋、广木香，加淮山药 15 g，绞股蓝 30 g，归脾丸 30 g（包煎）。

四诊：9 月 5 日。证情稳好，大便正常，纳食好，夜寐较安，血常规检查正常，惟下肢软乏。上方去黄连，加川断 9 g，川牛膝 9 g。

五诊：11 月 20 日。体征消失，二便正常，体力恢复较快，血常规及 B 超、CT 等检查均正常。续以上方加减，调治年余，再次复查均正常，病得治愈康复。自感恢复良好，于 1992 年 1 月 3 日上班工作。后又坚持继续服药 2 年，其中又经 3 次复查，未见异常。随访至今，康复如常，坚持上班工作。

【按语】本病属于中医学"脏毒"等范畴，其发病主要因胃肠失和，湿浊内生，郁而化热；或饮食不节，损伤胃肠，酿成湿热，浸淫肠道，肠道气血运行不畅，日久蕴结化为热毒，致使正气内耗，邪毒内盛而发病成癌。中医治疗本病主要运用扶正祛邪与辨证施治相结合的原则。本案肠癌虽经手术切除，但症状未改善，又因化疗而正气日虚，体力不支。若继续化疗，或加速恶化重笃。至此，患者要求中医治疗。根据患者病情辨证施治，以扶正祛邪为大法，随证略做加减，扶正以人参、黄芪、白术、山药用之益气健脾，祛邪以七叶一枝花、白花蛇舌草、蒲公英、马齿苋等清热燥湿解毒以抗癌。共调治 2 年，治愈康复。

二、孙光荣验案

患者，男，80 岁。

初诊： 2012 年 11 月 8 日。

主诉： 直肠癌术后腹泻 6 个月。

现症： 腹泻，腰膝酸软，神疲乏力，五心烦热，未见脓血，无发热畏寒、腹胀腹痛、恶心呕吐，面色无华，精神欠佳。舌红、苔腻、脉濡数。

临床诊断： 直肠癌。

辨证： 脾肾两虚、湿热下注。

治法： 养阴清热，化湿解毒。

处方： 醋鳖甲 20 g、莪术 10 g、生地黄 20 g、熟地黄 20 g、白头翁 20 g、冬凌草 20 g、薏苡仁 20 g、蝉衣 10 g、黄芪 30 g。10 剂，水煎服，一日一剂。

二诊： 10 日后复诊，药后腹泻减轻，大便一日 2～3 次，偶有肛门灼热。舌红、苔黄、脉濡。辨证：脾肾两虚、湿热内蕴。

治法： 扶正养阴，清热解毒。

处方： 醋鳖甲 20 g、莪术 10 g、生地黄 20 g、熟地黄 20 g、白头翁 20 g、冬凌草 20 g、苦参 20 g、黄芪 30 g、羌活 10 g。10 剂，水煎服，一日一剂。

三诊： 患者大便基本成形，肛门灼热感消失，腰膝酸软、乏力、五心烦热仍存，前方去苦参，继用 15 剂，药后诸症明显好转。

【按语】 患者年事已高、正气渐衰，加之瘀毒互结肠络，手术耗伤气血致人体气阴亏虚，小肠泌浊分清失职。"肠癌"中医称为"肠风"。肠道肿瘤可借鉴外疡治法，从"膜"论治。大便次数增多，可辨为肠道膜痒，予养阴清热，化湿解毒，中药多以白头翁、苦参等清热化湿祛毒，治标为主，孙老独辟蹊径，加入阴虚病机，施以大剂量养阴扶正，顾护正气之品，"留一分津液，便留一分生机"，悉尽于此。

三、周仲瑛验案

患者，男，58 岁。

初诊：2007 年 5 月 25 日。

主诉：腹痛、腹泻 3 年余。

现症：患者结肠癌术后。右上腹平脐旁侧隐痛不舒 3 年，腹泻，每日 2 次，形态变细，无明显脓血，口苦。

诊查：当地医院查肠镜示升结肠癌，病理示结肠腺癌Ⅳ级；胸腹部 CT 无明显异常。苔淡黄腻质紫，脉细兼滑。

临床诊断：结肠癌术后。

辨证：肠腑湿毒瘀结，传导失司。

治法：活血化瘀，清热解毒。

处方：桃仁 10 g，土鳖虫 5 g，熟大黄 5 g，九香虫 5 g，失笑散 10 g（包），椿根白皮 15 g，生薏苡仁 20 g，仙鹤草 15 g，独角蟾蜍 2 只，莪术 9 g，威灵仙 15 g，炒莱菔子 15 g，白花蛇舌草 20 g，泽漆 15 g，红藤 20 g，败酱草 15 g，土茯苓 20 g，龙葵 20 g，炙刺猬皮 15 g，红豆杉 12 g，炒六曲 10 g，炙鸡内金 10 g，生黄芪 15 g。共 28 剂。

二诊：2007 年 6 月 22 日。患者服药后右腹疼痛十减其五，大便细小，矢气增多，食纳增多，苔薄黄腻、质紫黯，脉细滑。故加炒玄胡 12 g，水红花子 12 g，炙蜈蚣 2 条，40 剂。

三诊：2007 年 8 月 2 日。患者诉最近疼痛无明显增减，食纳良好，时有腹胀，大便溏，每日 1～2 次，苔黄薄腻、质紫黯，脉细滑。5 月 25 日方加炒玄胡 15 g，水红花子 12 g，莪术 9 g，冬瓜子 15 g，诃子肉 10 g，50 剂。

四诊：2007 年 11 月 2 日。患者诉右侧腹痛持续难尽，喜温，腹胀，大便不实，每日两次，苔黄薄腻、质淡紫、有瘀斑，脉细滑。故 5 月 25 日方去威灵仙，加炒玄胡 15 g，诃子肉 10 g，制附片 9 g，荜澄茄 6 g，50 剂。

【按语】该患结肠癌术后，右上腹平脐旁侧隐痛不舒，苔淡黄腻、质紫，脉细兼滑，其病机属肠腑湿毒瘀结，传导失司。故周教授治疗上以活血化瘀联合清热解毒为治疗大法，其中，桃仁、土鳖虫、独角蟾蜍、莪术等活血化瘀，消积退肿。《长沙药解》记载蜣螂善破癥瘕，能开燥结，泽漆利水豁痰，九香虫温通助阳、搜剔解毒，红藤、败酱草、椿根白皮善清肠中湿热，炙刺猬皮、白花蛇舌草、龙葵、红豆杉清热利湿及抗癌解毒。《本草经疏》道："猬皮治大肠湿热血热为病，及五痔阴蚀下血，赤白五色血汁不止也。"《救荒本草》谓龙葵具有"拔毒"之功，配合炒六曲、炙鸡内金、生黄芪、生薏苡仁可健脾消导，攻补兼施，能极大地提高患者的生存质量。

四、刘志明验案

患者，女，56 岁。

初诊： 1989 年 5 月 3 日。

主诉： 腹痛 4 月余。

现症： 患者于 1989 年 1 月开始出现阵发性腹痛，便后疼痛仍不缓解，大便呈脓血样，每日 6～10 次，无明显里急后重感；食量急剧减少，由每日 450 g 减少至 150 g，体重也随之下降；伴体倦乏力、面色苍白。同年 2 月 10 日在某医院就诊，经乙状结肠镜检查发现肿块，经肿瘤病理活检，确诊为结肠腺癌（混合型，中分化 Ⅱ 级）。3 月 14 日行手术治疗，术中见直肠与乙状结肠交界处有 1 个 2.5 cm×2.5 cm 大小的肿块，呈环状增大；肠腔变窄、出血、溃烂，肠旁淋巴结转移。因病已属晚期，故仅行肿瘤姑息手术。术后合用化疗，用丝裂霉素、氟尿嘧啶治疗 1 次后，出现头晕、呕吐、严重耳鸣、脱发，食量进一步减少，白细胞降至 2.7×10^9/L，被迫停止化疗；经过输血等治疗，病情略有好转而出院。出院后仍感到腹部不适，隐隐作痛，大便时干时稀，伴有黏液；全身乏力，精神倦怠，形体消瘦，食欲欠佳。遂求治于刘老。症见精神倦怠，声音微弱，形体消瘦，面色萎黄，纳差。

诊查： 舌淡、苔白腻，脉沉细。

临床诊断： 结肠腺癌。

辨证： 脾肾两虚，湿浊凝聚。

治法： 补肾健脾利湿。

处方： 太子参 24 g，当归 9 g，白芍 9 g，白术 12 g，生黄芪 21 g，焦麦芽、焦山楂、焦六神曲各 27 g，茯苓 12 g，甘草 6 g，广陈皮 9 g，厚朴 12 g，何首乌 9 g。每日 1 剂，水煎服。

二诊： 5 月 24 日。上方服用 20 余剂后，患者自觉腹痛明显减轻，食欲、精神有所好转，体力逐渐恢复；大便调畅，日行 1 次，无黏液。前方加赤芍 9 g，桑椹子 15 g。

三诊： 6 月 23 日。服上方 30 剂后，患者精神、体力基本恢复正常，食欲与体重也相继增加。前方去桑椹子，加山药 15 g，枳壳 9 g。同时予西黄丸每日 2 g，分 2 次服。随访：1992 年 11 月 10 日行 CT、B 超及癌胚抗原等检查，均无异常。1993 年 5 月来信告知，一直坚持服用中药，健康状况良好。

此后患者每年均来京复诊 1～2 次，2008 年 4 月 10 日再次来诊，自诉每年复查各项指标：肿瘤标记物正常，腹部超声和 CT 均未见异常肿块。患者面色红润，精神佳，纳可；微有腹胀，劳累后稍感乏力；舌略红、苔薄黄稍腻，脉细滑，尺脉小弱。辨证：脾虚气滞。治则：健脾行气。处方：潞党参 30 g，云茯苓 12 g，淮山药 15 g，陈皮 9 g，焦麦芽、焦山楂、焦六神曲各 18 g，厚朴 9 g，白术 12 g，当归 9 g，炒薏苡仁 24 g，砂仁 6 g（后下），甘草 6 g。10 剂，水煎服，每日 1 剂。患者服上方 10 日后来电告知：药后腹胀消失，食欲增加，体力渐复如常。嘱继服上方。

【按语】 恶性肿瘤的发生与邪毒侵袭留着不去有关。邪毒长期作用于人体，气血凝滞，日久成积，积久化热，耗气伤阴。人体血气不足，脏腑、经络、阴阳、气血功能失调，引起气滞、血瘀、痰凝、热毒、湿浊诸邪积聚、交阻，乃至形成肿瘤。本例为晚期结肠癌广泛转移、局部姑息术后，久病穷必及肾，而致脾肾两虚。脾为后天之本，后天受损，运化失司，无力将水谷之精微化为气血，形体失荣则消瘦，面色失气血之荣润则苍白，舌淡、苔白腻、脉沉细均为气血亏虚之象。目前医者治疗肿瘤，一般多采用白花蛇舌草、半枝莲、白英等苦寒解毒之药，而本案治疗起始阶段，刘教授未用一味清热解毒药，乃虑及苦寒之品更伤脾胃。患者病本在肠，涉及脾、胃、肾，证属脾肾两虚，故先投以异功散加味，以四君子健脾益气，使后天之本得复；并以当归补血汤养血和血，重用黄芪更益脾气；伍用厚朴、陈皮以理气醒脾，使补而不滞；佐以何首乌补肾益髓，善先天之本。全方配伍共奏健脾益肾之功，从而使机体正气渐复，有力抗邪外出，抑制了肿瘤的复发和转移。待患者临床症状改善、病情稳定、正气渐复、抵抗力增加之时，刘教授在继用扶正方药基础上少佐西黄丸以清热解毒祛瘀，助正气祛邪外出，进一步加强了抗肿瘤作用，起到扶正祛邪之妙。患者自经治疗以来，一直坚持服用中药，生存至今已 19 年余，临床几无不适，生活质量较高；复查肿瘤各项生化指标均在正常范围，腹部超声和 CT 检查均未见异常肿物。

五、李济仁验案

患者，55 岁。

初诊：1999 年 3 月 5 日。

主诉：大便脓血 3 月余。

现症：患者于 1998 年即发现大便次数增多、有脓血便，在当地医院按"痢疾"治疗无效，后来我院消化内科就诊。于 1998 年 11 月做纤维直肠镜检查，发现距肛门 5 ~ 7 cm 处有一包块，约 3 cm×3 cm。病理报告示直肠腺癌。于 1998 年 12 月 20 日行手术治疗，因包块在直肠前壁，术中出现并发症，患者又不愿改道，故求诸中药治疗。症见患者面部无光泽，消瘦，大便每日 3 ~ 5 次，脓血便，量少，纳可，厌油，夜寐欠香。

诊查：舌质淡红，苔薄黄微腻，脉弦细。

临床诊断：直肠腺癌。

辨证：癌毒久蕴，湿热下注，热毒结块。

治法：除湿解毒，软坚散结。

处方：常用以下处方。①蟾蜍酒，每隔 2 日服 1 次，每次服 100 mL。②水杨梅根、藤梨根、半枝莲、白花蛇舌草、龙葵各 30 g，广木香、炒白术、茯神、郁金、刺猬皮各 12 g，槐花、地榆、夏枯草、昆布、海藻各 15 g，甘草 9 g。

二诊：①②方交替服用。停服①方时，每天服②方 1 剂。药用 2 个月后，大便次数减少，每日 2 ~ 3 次，脓血亦少，饮食增加，已不厌油。舌质淡红，苔薄白，脉弦细。守②方去炒白术，加生黄芪 30 g，鸡血藤 20 g，再进。

三诊：上药服 2 个月，大便通畅，每日 1 ~ 2 次，脓血偶见，体重增加，饮食如常，面色微红，有光泽，无明显不适感觉。舌质淡红，苔薄白，脉弦，仍守前方再进。

四诊：继续服用 5 个月。检查肿块未增大，脓血消失。再服上药，并临床观察。在 2002 年 2 月随访，已带癌生存近 3 年，未见不适。

【按语】本案直肠癌，因手术中并发症而改用中医治疗。患者湿热下注，瘀结肠道，熏灼络脉，则便下脓血；气血瘀阻，传导失司，脾气不通，则便次增多，不通则痛。苔黄腻，脉弦数均为湿热之症。方用水杨梅根、半枝莲、白花蛇舌草、龙葵清利湿热；蟾蜍酒内服以解毒抗癌；广木香、炒白术、茯神健脾和胃；木香、郁金、刺猬皮行滞止痛；槐花、地榆凉血止血；夏枯草、昆布、海藻祛瘀散结。因癌症者多有消瘦正虚，故佐黄芪、鸡血藤益气养血，疗效相当满意。

六、李济仁验案

患者，女，45 岁。

初诊：1998 年 5 月 2 日。

现症：患者腹泻多年，腹痛时作，头晕乏力，近半个月来曾便血 1 次，其量可畏。一日自己在左侧腹部扪及一拳头大小肿块，即来我院就诊。疑为恶性肿瘤，遂行剖腹探查术，术中见结肠肝区有 6 cm×12 cm 肿瘤，表面不光滑，质极硬，已浸润邻近网膜，肿瘤与胃只相离 1.5 cm，分离至十二指肠下降部，见已被肿瘤浸润，粘连带较硬，水肿。病理诊断为结肠腺癌，淋巴结转移。于 1998 年 5 月 2 日来就诊。患者形体消瘦，面色萎黄，神情倦怠，不欲饮食，腹部疼痛，大便干。

诊查：舌质淡红，苔少，脉细微弦。

临床诊断：结肠腺癌。

辨证：癌毒瘀阻，脾不健运，气血两虚。

治法：解毒抗癌、健脾养血。

处方：①蟾蜍酒，每隔 2 天服 1 次，每次服 100 mL。②水杨梅根、藤梨根、菝葜、半枝莲、白花蛇舌草、白英各 30 g，党参、白术、茯苓、当归各 15 g，虎杖、生薏苡仁、红藤、大枣各 20 g。水煎服，每日 1 剂。

二诊：两方同用，共服 3 个月。药后体重增加，面色好转，精神亦振，纳谷增加，腹痛已瘥，大便转软。舌质淡红，苔薄白，脉细。

三诊：继续上方辨治 1 年余，1 年内饮蟾蜍酒 1 个月。患者体重增加并已上班。以后每隔日服"处方①"1 剂，每年服蟾蜍酒 1 个月，以巩固疗效。

经治患者基本痊愈，体重显增，一直上班。随访身体健康。

【按语】本案系结肠腺癌、淋巴结转移后接受中医治疗。热毒蕴肠，则腹痛便秘；脾不健运，则神疲乏力；纳差，苔少，脉细亦为脾虚之征。邪不去则正不安，故李老以祛邪扶正为治。方用蟾蜍酒合汤剂水杨梅根、藤梨根、菝葜、半枝莲、白花蛇舌草、白英、红藤、虎杖以清热解毒，抗癌而祛邪；四君子汤加薏苡仁、大枣、当归以健脾养血而扶正。合而用之，则邪去正安，病情转佳，生活质量明显提高。

民间有蟾蜍酒验方，取活蟾蜍 5 只，黄酒 500 mL，共蒸 2 小时后，去蟾蜍取酒，冷藏备用。每日 3 次，每次 10 mL。常用于治疗胃癌、肝癌、肺癌、食管癌等。近年来用于多种癌肿或配合化疗、放疗治癌，不仅能提高疗效，还能减轻放疗、化疗的不良反应，改善血常规。抗癌药物中，水杨梅根为双子叶植物药茜草科植物细叶水团花的根，味苦、辛，性凉，功能为清热解表，活血解毒。藤梨根为猕猴桃科植物猕猴桃的根，味酸、涩，性凉，功能为清热解毒，祛风除湿，利尿止血。常与野葡萄藤、半枝莲、半边莲、白茅根等配伍，使用于各种癌症，尤其在胃肠道方面的癌症中应用更多。白英为茄科茄属植物白英的全草，《中华本草》称为白毛藤、白毛藤根，味苦，性平，有小毒，功能为清热利湿，解毒消肿，抗癌。综合国内资料，白英具有抗肿瘤、抗过敏、增强免疫力、抑菌、抗感染、护肝、灭钉螺等药理作用，在临床上已作为常用抗癌中草药。并配以红藤补血活血，虎杖清热利湿、散瘀，尤宜于病在下焦之肠癌。

李济仁教授认为，肿瘤的发生是人体气血阴阳的失调、多种致病邪气侵袭机体所形成，其病程久长，证候多变，症状繁杂，治疗实属不易。久病易生瘀，久病易络阻。治疗肿瘤应以扶正与祛邪并用，辨证与辨病共举，软坚与活血同施等原则入手，整体治疗，慢病守方，据证施药，病证相结合，效方达药相结合，方可达到满意疗效。

李教授对直肠癌病因病机的认识与结肠癌基本相同，多由火热蕴毒、阴虚湿热所致，亦有外因和内因，病机为湿热蕴毒、阴虚火热、胃肠虚衰，治则当知虚实之要。在治疗方面，李教授遵循《黄帝内经》"坚者消之""结者散之"的原则，予以软坚散结、化痰散结、理气散结、解毒散结、活血祛瘀、化瘀通络、行气活血等治法，以达到标本兼治之效。李教授强调在辨证施药的同时，应根据不同的肿瘤类型选用相应的药物，常用治肠癌药为菝葜、猕猴桃根、龙葵、薜荔、蟾皮、喜树、八角莲、野百合、水杨梅根、凤尾草、白花蛇舌草、半枝莲、黄药子、核桃枝、猪殃殃、白英、红藤、皂角刺、重楼、白蔹等。

（米　芳）

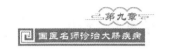

参 考 文 献

[1] 何任. 何任临床经验辑要 [M].北京: 中国医药科技出版社, 1998: 132.

[2] 何煜舟, 宋欣伟. 周仲瑛教授治疗大肠癌的治法治则探讨 [J]. 中华中医药学刊, 2010, 28 (4): 696 – 697.

[3] 刘如秀, 展慧慧, 魏军平, 等. 刘志明治疗结肠癌验案 1 则 [J]. 上海中医药杂志, 2009, 43 (6): 15 – 16.

[4] 李艳, 王惟恒. 李济仁临证医案存真 [M].北京: 人民军医出版社, 2010.

[5] 李济仁. 中医名家肿瘤证治精析 [M].北京: 人民军医出版社, 2014.

[6] 骆平平, 周燕群, 蒋钟霆, 等. 郭勇从脾胃辨治大肠癌经验浅析 [J]. 浙江中西医结合杂志, 2018, 28 (12): 987 – 989.

[7] 张玉, 张青, 胡凤山. 郁仁存治疗肠癌经验探析 [J]. 中国中医药信息杂志, 2019, 26 (3): 122 – 124.

[8] 邢玉亭, 王静, 刘少玉, 等. 杜怀棠教授应用大柴胡汤治疗大肠癌经验 [J]. 世界中西医结合杂志, 2020, 15 (5): 860 – 862, 918.

[9] 宁博彪, 刘佳佳, 刘泽静, 等. 王晞星治疗大肠癌临证经验 [J]. 中华中医药杂志, 2020, 35 (11): 5579 – 5581.

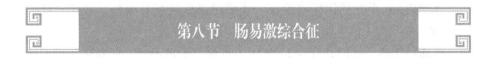

第八节　肠易激综合征

肠易激综合征（irritable bowel syndrome，IBS）是一种以持续存在或间歇发作的腹痛或腹部不适伴排便习惯或大便性状改变为主要临床特征的功能性胃肠病，并且该病缺乏可解释其症状的形态学和生化检查的改变。根据其临床表现可分为腹泻型（IBS-D）、便秘型（IBS-C）、混合型（IBS-M）和不定型（IBS-U）。在我国，临床上以腹泻型肠易激综合征最为多见，其他三型则相对较少。目前西医对于肠易激综合征的药物治疗主要是针对其显著症状进行的对症治疗，往往只能消除部分症状，而我国的传统医学则积累了大量治疗肠易激综合征的可供参考、指导临床的有效经验。

我国传统医学中并无该病名，根据其主要临床表现可将其归属于"泄泻""便秘""腹痛""肠郁"等范畴。目前认为肠易激综合征的发病基础多为先天禀赋不足和（或）后天失养，而情志失调、饮食不节、感受外邪等多是主要的发病诱因。其病位在肠，主要涉及肝、脾（胃）、肾等脏腑。也有不少医家提出，其与肺、心亦有一定的关系，如周福生教授提出之"心胃相关"理论则强调了心在肠易激综合征发病中的重要作用；黄绍刚教授以"血三脏"理论为基础、五脏为切入点，更是提出了五脏皆与其相关的说法，如脾胃虚弱则致肠腑传导失司，通降不利；肝疏泄太过，肝强凌弱，横逆脾土，或疏泄不及，木不疏土，土壅失运；心神失调、气机紊乱、气血失和可致脾失运化，肠腑传导失司；肺失宣肃，气机升降无主，津液不归正道，表里相传，肠道传化不利；肾失摄纳，二阴开合失司。

关于肠易激综合征的治疗，诸多医家多从肝脾论治，根据木土虚实相克关系以调和肝脾为法进行了大量探索，然在调和肝脾治法上又有所偏重，现将国医名师特色诊治经验、相应案例及经验处方整理如下，以期为广大临床中医学者提供指导和思考。

一、李佃贵验案

患者，男，28 岁。

初诊：2015 年 6 月 3 日。

主诉：间断性腹痛、腹泻 6 个月。

现病史：6 个月前因精神紧张、忧郁思虑致间断性腹痛、腹泻，日行 2~3 次，症状因天气、情绪而时好时坏，遂诊于我院。

现症：腹痛、腹泻，日行 2~3 次，质稀，手足不温，偶脘腹胀满，连及后背，纳可，寐安，小便调，舌暗红苔黄，脉沉。

临床诊断：泄泻（腹泻型）。

辨证：浊毒内蕴，肝脾不调。

治法：化浊解毒，调和肝脾。

处方：葛根 15 g，黄连 15 g，黄芩 12 g，柴胡 15 g，砂仁 15 g，紫豆蔻 15 g，枳实 15 g，白芍 15 g，白术 9 g，陈皮 9 g，防风 9 g，甘草 6 g。7 剂。水煎取汁 400 mL，分早晚 2 次温服，每日 1 剂。

二诊：手足不温、胃脘胀满明显缓解，大便日行 1~2 次，质稀，舌红苔黄，脉沉。此为肝脾不调得解，而仍有浊毒下注大肠，故治宜化浊解毒、调和肝脾。上方重用黄芩至 12 g，加炒车前子 12 g。

三诊：四肢厥冷、胃脘胀满消失，大便日行 1~2 次，质可，舌淡红，苔薄白，脉缓。表明患者浊毒已祛，肝脾已调，临床症状基本得到缓解。去

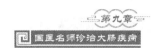

黄连、黄芩，加白扁豆 15 g，薏苡仁 15 g，善其后，并嘱患者畅情志、调饮食。后门诊调方 3 个月，未见复发。

【按语】本患者主因"间断性腹痛、腹泻 6 个月"就诊，主要表现为大便次数增多且便质偏稀，属于中医"泄泻"范畴。患者系年轻男性，因精神紧张、忧郁思虑过多而发病，郁怒伤肝，思虑碍脾，肝失条达，脾失健运，加之肝木进一步又能克犯脾土，脾气失和而成肝脾不调之状。脾胃为气机升降之枢，司升清与降浊之能，中焦气机不畅，运化失司则易导致湿浊内生，阻碍气机，气郁日久化热、化毒，浊毒互结于肠道，阻碍肠道气机而发为本病。浊毒蓄积日久，又能损耗脾气导致脾虚证候；浊毒下流大肠，腹部气机不畅，不通则痛，故表现为腹痛、腹泻；浊毒内阻，如《黄帝内经》所云"清气不升则生飧泄，浊阴不降则生䐜胀"，故而表现为腹泻与脘腹胀满共见的证候；肝气郁结，阳郁不达四末则手足不温；胃中浊阴上犯则苔黄；舌暗红、脉沉亦为浊毒阻塞、气血郁滞不通之象。患者病位在大肠，表现为大肠传导失司，但本源为肝脾两脏，病机在于肝郁脾虚、浊毒内蕴，故治当化浊解毒，调和肝脾。方选葛根芩连汤合痛泻要方加味治之，以葛根芩连汤祛大肠湿热浊毒，导滞升清，升发脾胃清阳以止泻；以痛泻要方补脾泻肝，缓急止痛；以芳香之砂仁、豆蔻化浊避秽以解毒，理气温中而止泻；同时加柴胡，取四逆散之意以疏散肝郁，透解郁热。

二诊中，患者手足不温、胃脘胀满明显缓解，提示肝郁犯脾、阳郁不达的病机已解，但大便仍质稀、次数偏多，舌红而苔仍黄，提示湿热浊毒下犯大肠之病机仍未完全解除，故加车前子利小便以实大便，导湿浊之毒从小便出；增加黄芩用量以提升清热解毒燥湿之力。

三诊中，患者大便质地恢复正常，舌脉已见缓象，提示浊毒已祛、肝脾已调，临床症状基本得到缓解，故去黄连、黄芩苦寒之品，加白扁豆、薏苡仁健脾渗湿，以求长效。《药品化义》载："薏米，味甘气和，清中浊品，能健脾阴，大益肠胃。"

二、周学文验案

患者，女，35 岁。

初诊：2015 年 12 月 9 日。

主诉：腹泻、腹痛反复发作半年，加重 3 天。

现病史：半年前因工作劳累、饮食不规律出现大便溏薄，未予重视，后泄泻愈加明显，尤以劳累、情绪波动后为甚，3 天前与人争吵后腹泻加重，为求治疗来诊。

现症：腹泻、腹痛，以右下腹疼痛为剧，泻后痛减，形体适中，急躁易怒，两胁胀痛，纳差，口中黏腻，舌根部有片状小溃疡生成，小便色赤，大便溏，3～4 次/日，失眠多梦，舌质红，苔黄腻，脉弦，滑数。

诊查：腹部无压痛反跳痛，胃镜示所见上消化道黏膜未见异常，肠镜示所见结肠黏膜未见异常。

临床诊断：西医诊断为腹泻型肠易激综合征，中医诊断为泄泻。

辨证：肝郁脾虚，郁而化热，致心火炽盛，湿热内蕴。

治法：健脾益气，泄热除烦，渗湿止泻。

处方：复方石榴皮煎剂加减。药用：黄芪 10 g，黄连 6 g，陈皮 10 g，防风 10 g，木香 10 g，白芍 10 g，石榴皮 10 g，白术 10 g，栀子 10 g，淡竹叶 10 g，合欢花 10 g，土茯苓 25 g。3 剂，水煎服，日 1 剂。

二诊：2015 年 12 月 16 日。烦躁易怒、两胁胀痛症状明显减轻，右下腹痛不明显，舌部溃疡痊愈，夜寐可，小便调，大便不成形，2 次/日，纳呆。方证相符，热退湿存，原方去栀子、淡竹叶、土茯苓，加白扁豆 10 g，炒薏苡仁 15 g，增加健脾利湿之功。7 剂，水煎服，日 1 剂，2 周后复诊，患者饮食可，心情舒畅，大便 1 次/日，愈。

【按语】患者平素工作繁忙，饮食不规律，损伤脾胃，脾失健运，水走肠间，故见纳差，大便溏薄；情志不畅，肝失疏泄，郁而化热，致心火炽盛，故见心烦易怒，两胁胀痛，口舌生疮，失眠多梦。脾虚湿盛则泄泻，病位在肝脾，七情辨证涉及心肝，故初诊用复方石榴皮煎剂以健脾益气，理气化湿，涩肠止泻。土茯苓又称冷饭团，古代饥荒时人们以此充饥，故可大剂量使用，且土茯苓可增强原方健脾利湿作用。《药类法象》云："栀子可治心烦懊憹而不得眠""神颠倒欲绝"，而淡竹叶性专淡渗下降，有去烦热、清心之效，且二药均有利小便之效，相合而用以清心除烦、清热利湿，使肝心之郁热从小便出。合欢花有安五脏、和心志、理气解郁、治心虚失眠之效，故方中加合欢花以畅情志、解郁安神。二诊时，郁热之象减轻，故去栀子、淡竹叶、土茯苓，然脾虚症状明显，故加白扁豆、薏苡仁增强健脾止泻之功。

三、沈舒文验案

患者，男，42 岁。

初诊：2017 年 5 月 6 日。

主诉：腹痛、腹泻 6 年。

现病史：患者于 6 年来反复出现晨起时腹痛，痛时即稀便，便后腹痛减，工作压力大，常焦虑，失眠时病情加重，肠镜检查报告示正常。舌红、苔白，脉弦。

临床诊断：肠易激综合征。

辨证：肝旺脾虚。

治法：泻肝健脾。

处方：方选痛泻要方加减。药用：白芍 30 g，党参 15 g，炒白术 15 g，茯苓 15 g，木瓜 15 g，木香 10 g，陈皮 12 g，防风 10 g，乌梅 20 g，肉豆蔻 5 g，炙甘草 5 g。12 剂，连服 6 剂停 2 天，继服 6 剂。

二诊：2017 年 5 月 20 日。服 6 剂后腹痛消失，大便偶不成形，失眠，舌淡苔白，脉弦。守法调药：上方去木瓜，加合欢皮 15 g，白蒺藜 12 g，7 剂后愈。

【按语】患者以"腹痛、腹泻"为主症，痛则泻，泻后痛减，焦虑及失眠时加重。根据沈老观点，辨证属肝旺乘脾，脾土受伐，故而以抑肝扶脾为法，以白芍、木瓜、乌梅柔和肝体、抑制肝阳；重用芍药以柔肝缓急止痛；加以健脾之党参、炒白术、陈皮等甘温益气；木香醒脾助运化；防风为风药，以胜湿止泻，条达肝气；脾喜燥恶湿，脾阳宜健，肉豆蔻温中化湿，且能涩肠止泻，符合脾之特性，又有先安未受邪之地的作用。二诊症状明显减轻，仍有失眠症状，且患者既往肝气易郁，辅以合欢皮、白蒺藜以疏肝解郁安神，以达其效。

四、白兆芝验案

患者，男，34 岁。

初诊：2008 年 2 月 19 日。

主诉：间断脐腹部疼痛 2 年，加重 20 余天。

现病史：患者于 2 年前因饮食不节、嗜酒等原因，引起脐腹部疼痛，间断发作。曾去多家医院就诊，经检查未见明显异常。近 20 天来腹痛加重，遂来院门诊。

现症：脐腹部疼痛伴胀满，餐后 1 小时及饮酒后症状加重，每于腹痛时即欲解大便，泻后痛减，大便稀，每日 4～5 次，肠鸣，腹中畏冷，口干，舌边尖红、苔黄白腻，脉沉弦略数。

临床诊断：腹痛、泄泻。

辨证：肝脾失调，寒热错杂。

治法：抑肝扶脾，调理寒热。

处方：方用连理痛泻汤去乌梅、地榆，加苍术、厚朴、延胡索、花椒。3 剂，每日 1 剂，水煎服。

药后腹痛、腹胀减轻，大便仍稀，日行 3 次。守方再服 4 剂，脐腹疼痛消失，大便转为正常，但仍腹胀、肠鸣，舌红、苔白，脉沉弦。继用上方去苍术，加大腹皮，再服 5 剂。至 2008 年 3 月 14 日，停药 10 天后腹痛又作，腹不胀，仍肠鸣便稀，舌脉如前，继用连理痛泻汤去地榆，加小茴香、乌药、延胡索、花椒。再服 10 剂，诸症消失。

【按语】患者之腹痛、腹泻特点，以"腹痛欲便，泻后痛减"为主，且脉象偏弦，弦脉应肝，"泻责之脾，痛责之肝"，定位在肝脾，症状表现为寒热错杂，既有便稀、腹中肠鸣、畏寒等虚寒症状，亦有口干、舌红等热象，脉略数及舌苔黄白腻亦体现了患者寒热错杂的病机所在，故辨证为肝脾失和、寒热错杂，选用连理痛泻汤以抑肝扶脾、调和寒热。考虑患者肠鸣、腹泻等中焦湿邪及寒象明显，加苍术、厚朴以燥湿健脾；以元胡、花椒温中行气止痛；去收涩止泻之乌梅及地榆。药后腹痛消失后又反复，肠鸣、便稀等症状亦有反复之象，仍考虑肝脾不和为疾病的主要矛盾，考虑腹痛之原因在于肝寒，肝木虚寒，相火馁弱，不能温暖脾土故而疼痛，故予小茴香、乌药等温肝散寒，终得其效。

（刘亚倩　孟玉凤）

参 考 文 献

[1] 徐伟超. 李佃贵验案选析（三）[N]. 中国中医药报，2017 - 06 - 12（5）.

[2] 白光. 国医大师周学文应用复方石榴皮煎剂联合七情辨证治疗腹泻型肠易激综合征经验 [J]. 中国中西医结合消化杂志，2019，27（12）：883 - 886.

[3] 成坤，沈舒文，梁海云. 沈舒文教授治疗肠易激综合征经验 [J]. 陕西中医药大学

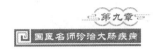

学报，2019，42（1）：14－16.

［4］王海萍，白震宁. 白兆芝教授临床论治肠易激综合征八法经验介绍［J］. 新中医，2012，44（8）：215－216.

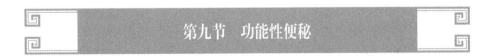

第九节　功能性便秘

功能性便秘是指排除器质性疾病，而出现大便秘结，排便周期延长；或周期不长，但粪质干结，排便艰难；或粪质不硬，虽有便意，但便出不畅的病证。

功能性便秘在中医中属于"便秘"的范畴。西汉以前，便秘作为一种症状，医家用"结""难""闭""不利""不通"等词语描述。这种描述首见于《黄帝内经》，《素问·厥论》记载"太阴之厥，则腹满胀，后不利，不欲食，食则呕，不得卧"。《素问·举痛论》亦有"痛而闭不通"的记载，及至东汉，张仲景的《伤寒杂病论》中出现"阴结、阳结、不更衣、脾约、闭"等相关记载，而仲景除了对便秘这个症状的描述外，亦有对其病因病机及理法方药的涉猎。隋唐时期，巢元方《诸病源候论》在"大便病诸候"之下分列出"大便难"和"大便不通"两候，认为前者在于冷热邪气与肠中糟粕相结而致秘，而后者则由于热气偏入大肠，致肠中津液枯燥而秘，明确提出了津液不足及冷热邪气与肠中糟粕相结致秘的观点。孙思邈《备急千金要方》将便秘称为"秘涩"，并专列一节论述。而王焘《外台秘要》中将便秘分为"大便难""大便不通""秘涩"三节。便秘自此不再局限于症状而作为疾病专篇来论述。宋金元时期诸医家在沿用前代医家对"便秘"的称谓外，多在其前冠以对病因病机的理解与描述，如《太平圣惠方》记述有"大肠风热秘涩""虚劳大便难"等，而《严氏济生方》则用"风秘""湿秘""热秘""冷秘""气秘"等病名描述便秘及其相关病因病机。此外，朱肱《类证活人书》中提及"手足冷而大便秘"，首次使用"大便秘"的称谓描述便秘的表现，"便秘"之名渐见雏形。明清以后，医家仍以多种称谓命名便秘一证，如《景岳全书》有"秘结"一篇，专论"秘结一证"；《石室秘录》称其为"大便闭结"等，但此时已渐渐趋于统一。万密斋《广嗣纪要》中有"妊娠便秘"一节，首次提出便秘之名。《杂病源流犀烛》中亦有"故成便秘之证",自此以后,便秘作为统一病名,得到广泛认可,并沿用至今。

一、颜正华验案

案1：

患者,女,74 岁。

初诊： 2009 年 6 月 20 日。

主诉： 便秘 2 年余。

现症： 便秘难解,解不净,2～3 日 1 行,多梦,偶有心慌,纳可,余正常。舌下青紫,舌暗、苔黄腻,脉沉弦。

辨证： 精血亏虚,湿热蕴结,气机阻滞。

治法： 补益精血,化湿行气,润肠通便。

处方： 全瓜蒌 30 g,薤白 12 g,丹参 20 g,陈皮 10 g,生何首乌 15 g,火麻仁 15 g,郁李仁 15 g,当归 12 g,决明子 30 g,生黑芝麻 30 g,蜂蜜 30 g（冲服）,白蔻仁 5 g,枳实 6 g,枳壳 6 g。14 剂。水煎服,每日 1 剂。嘱平时多食新鲜瓜菜和适当运动。

二诊： 2009 年 7 月 4 日。大便仍难解,每日 1 次,打嗝,偶反酸,晨起口苦,小便有异味。舌暗、苔黄腻,脉沉弦。处方：全瓜蒌 30 g,薤白 12 g,丹参 20 g,陈皮 10 g,生何首乌 15 g,白蔻仁 5 g,枳壳 10 g,佩兰 10 g,火麻仁 15 g,郁李仁 15 g,当归 12 g,决明子 30 g,生黑芝麻 30 g。14 剂。水煎服,每日 1 剂。药后大便易解,每日 1 次,余无不适。

【按语】本案患者年过七旬,精血亏虚,润肠之力减弱,湿阻气滞,运化失灵,大便难解。治疗应当以补精血、润肠燥为主,兼以化湿行气。万不能投以大量芒硝、大黄等苦寒攻伐之品,以求速效。方中选用全瓜蒌、决明子、生黑芝麻、生何首乌、火麻仁、郁李仁、当归、蜂蜜以润肠通便,其中当归、生黑芝麻、蜂蜜又具补养精血、益气之功;薤白、陈皮、白蔻仁、枳壳、枳实理气以行大肠气滞,促进胃肠蠕动;全瓜蒌、白蔻仁、决明子兼有化痰湿、清热之效;针对舌下青紫,颜教授喜用丹参凉血活血,以促血行,其清心安神又可兼顾多梦。二诊出现打嗝、反酸,加用佩兰增强化湿之力,去行气力强的枳实。诸药合用,收效显著。此外,颜教授认为,规范适宜的饮食和适当的锻炼是治愈便秘的重要措施。

案2：

患者，女，20岁。

初诊：2009年9月12日。

主诉：便秘2年，腹胀半个月。

现症：便秘2年，4～5日1行，腹胀半个月，打嗝，恶心，口腔异味，纳眠可，小便正常，末次月经9月5日，平时经期提前、推后不准，经量正常。舌红苔黄腻，脉弦细。

辨证：脾虚气滞，阴亏肠燥。

治法：健脾行气，清热润肠。

处方：生白术30 g，炒枳壳10 g，全瓜蒌30 g，当归12 g，决明子30 g，生何首乌30 g，郁李仁15 g，白芍15 g，火麻仁15 g，益母草30 g，甘草5 g。7剂。水煎服，每日1剂。

二诊：2009年9月19日。服药后大便基本正常，2日一行，腹胀，舌下青紫，边有齿痕，舌红、苔黄腻，脉弦细。处方：生白术30 g，炒枳壳10 g，全瓜蒌30 g，当归12 g，决明子30 g，生何首乌30 g，郁李仁15 g，赤白芍各15 g，丹参15 g，火麻仁15 g，益母草30 g，甘草5 g，香附10 g，生地黄15 g。7剂。水煎服，每日1剂。经过上药调理半个月，诸症尽释。

【按语】本案证属脾虚气滞，阴亏肠燥。治以健脾行气，清热润肠。方中全瓜蒌、决明子、生何首乌、郁李仁、火麻仁均为润肠通便之品；用生白术补气健脾，合当归、白芍滋阴养血；配炒枳壳下气宽肠，补虚行滞，以促排便。益母草活血调经，针对月经不调而设，甘草调和药性。二诊腑气得通，浊气自降。在健脾理气、润肠通便的基础上，加入赤芍、丹参、香附、生地黄行气活血，清热养阴以调经。服药半个月，终使症除病安。每遇便秘，颜教授仔细审证，若属气虚推动无力，或阴血亏虚、肠燥便秘，喜用补虚润肠通便之药，缓收其功。切忌一见便秘，妄投芒硝、大黄之品，虽起一时之快，但久则加重便秘。

案3：

患者，男，68岁。

初诊：2009年11月25日。

主诉：便秘1年。

现病史：便秘1年，大便干燥，2～3日1次，服润肠药可下，腹胀，纳果，口干，小便、眠可。舌暗、苔灰白腻而干，脉弦。

辨证：脾胃虚弱，气血不足。

治法：补气养血，润肠通便。

处方：生白术 20 g，当归 15 g，生何首乌 15 g，决明子 30 g，枳实 10 g，柏子仁 15 g，郁李仁 15 g，槟榔 12 g，全瓜蒌 30 g，陈皮 10 g，桃仁 10 g，丹参 15 g，藿香 10 g。7 剂，水煎服，每日 1 剂。

二诊：2009 年 12 月 2 日。患者诉大便干减轻，现已软，1 ~ 2 日 1 次，偶有腹胀，纳眠可，小便调，舌暗红、苔薄白腻，脉弦。处方：生白术 30 g，当归 15 g，生何首乌 15 g，决明子 30 g，柏子仁 15 g，郁李仁 15 g，全瓜蒌 30 g，陈皮 10 g，藿香 10 g，枳壳 10 g，砂仁 3 g（后下）。7 剂，水煎服，每日 1 剂。

【按语】患者年近古稀，脾胃虚弱，气血不足，推动无力，失于濡润，故见便秘。颜老治疗便秘，少用苦寒攻伐之品，恐伤正气，喜用平和润肠之药。方中生白术补气健脾润肠，当归养血润肠通便，合生何首乌、决明子、柏子仁、郁李仁、全瓜蒌、桃仁润肠通便；配槟榔、陈皮、枳实行气消积导滞，促进排便。舌暗、苔灰白腻，说明有瘀、有湿，用丹参凉血活血，藿香芳香化湿。二诊便秘减轻，偶有腹胀，故去行气消积力强之槟榔、枳实，改用力缓之枳壳，并减凉血活血之丹参，针对腹胀加行气化湿之砂仁。诸药合用，病证痊愈。

二、田德禄验案

患者，女，21 岁。

初诊：2015 年 3 月 3 日。

主诉：便秘 7 年余。

现症：6 ~ 7 日行 1 次大便，腹胀，纳少，反酸，月经尚调，舌红瘦小，苔薄黄，脉细无力，形瘦、面黄白，言语低微。

处方：柴胡 10 g，炒枳实 15 g，赤芍 12 g，白芍 12 g，生薏苡仁 40 g，生白术 40 g，炒莱菔子 10 g，焦四仙各 10 g，苏梗 10 g，苏子 10 g，香附 10 g，陈皮 10 g，柏子仁 10 g，决明子 30 g（单包），清半夏 10 g。颗粒剂 30 剂，冲服，日 1 剂。

二诊：2015 年 4 月 7 日。服药后近 10 日以来 2 日行 1 次大便。纳呆，脱发，夜寐差。近日耳痛，外院诊断为中耳炎。月经量正常，经期腹痛，手足冰凉。舌红、苔薄黄，脉细滑无力。证属肝气郁滞、相火上炎。加当归

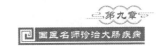

10 g，知母 10 g，黄柏 10 g，龙胆 10 g，茯神 15 g 以清肝胆相火。颗粒剂 30 剂，冲服，日 1 剂。

三诊：2015 年 5 月 19 日。进食后胃脘不适，大便日 1 次，睡眠较前改善，耳痛、头痛轻微。舌红、苔薄黄，脉细滑无力。处方：苏梗 10 g，香附 10 g，佛手 10 g，焦四仙各 10 g，清半夏 10 g，茯神 15 g，丹参 15 g，砂仁 3 g，炒枳实 15 g，生薏苡仁 40 g。颗粒剂 30 剂，冲服，日 1 剂。药后便秘已愈，基础方续服巩固疗效。

【按语】患者为青年女性，在校学生，学习压力大，久坐少动，致使肝气郁滞、胃肠通降失调而发病。治疗重在疏肝降胃、调畅气机。四逆散疏肝理气，基础方通降胃肠气机，合用则肝胃气机得以调畅。常年便秘，但月经正常，未伤及血分，故未用补血之品，终以通降胃肠取效。

（赵旭一）

参 考 文 献

[1] 田德禄.中医内科学［M］.北京：人民卫生出版社，2002：226.

[2] 吴嘉瑞，张冰.国医大师颜正华教授诊疗便秘临证经验探析［J］.中华中医药杂志，2012，27（7）：1835－1837.

[3] 马卫国，冯文亮，田德禄.田德禄教授治疗便秘经验［J］.现代中医临床，2016，23（2）：33－34.

[4] 贾苏杰，李佃贵，郭立芳，等.国医大师李佃贵治疗功能性便秘用药特点［J］.中医学报，2020，35（8）：1697－1700.

[5] 高玲肖，刘建平，刘小发，等.基于数据挖掘技术分析李佃贵治疗便秘的用药规律［J］.世界中西医结合杂志，2020，15（4）：609－612，637.

[6] 方药中，邓铁涛，李克光，等.实用中医内科学［M］.上海：上海科学技术出版社，1986：244－248.

[7] 王永炎，张天，李迪臣，等.临床中医内科学［M］.北京：北京市出版社，1994：484－492.

[8] 段富津.方剂学［M］.上海：上海科学技术出版社，1995：48－49.

第十节 菌群失调相关性腹泻

人类肠道中包含 1000 ~ 1150 种细菌，大部分根植于结肠。正常情况下，肠道微生态保持动态平衡状态，对宿主的健康具有重要作用。当肠道菌群的类型、数量、比例、位置等发生变化，菌群组成及代谢活动相应改变，肠道微生态失衡现象发生，称为肠道菌群失调。

肠道菌群失调相关的腹泻属于中医"泄泻"范畴。泄泻是一种常见的脾胃肠病证，一年四季均可发生，但以夏秋两季较为多见。临床表现以大便次数增多，粪质溏薄或完谷不化，甚至泻出如水样为特征。泄与泻在病情上有一定区别，粪出少而势缓，若漏泄之状者为泄；粪大出而势直无阻，若倾泻之状者为泻，然近代多泄、泻并称，统称为泄泻。

目前普遍认为本病病因与七情、六淫、饮食不节、劳倦损伤等有关。病机为本虚标实证，本虚在于脾虚、肾虚，标实在于湿热、热毒、食滞等病理因素，病位在大肠，与脾、胃、肝、肾等脏腑密切相关。

一、孙光荣验案

患者，女，18 岁。

初诊： 2010 年 3 月 5 日。

主诉： 腹胀腹泻 1 年。

现症： 冷饮之后，胃脘胀，矢气频频，腹胀腹泻，便后 1 ~ 2 小时不适再起，月经紊乱，白带多近一年，起因于食冰冻食物，施药未见效果。舌淡有灰黑圈带，脉濡细。

临床诊断： 腹泻。

辨证： 寒凝食滞，脾胃失和。

治法： 调和脾胃，温胃化滞。

处方： 生晒参 12 g，生北芪 10 g，紫丹参 10 g，炒白术 10 g，生山楂 10 g，焦山楂 10 g，诃子肉 6 g，炒枳壳 6 g，大腹皮 10 g，制川朴 6 g，鸡内金 6 g，乌贼骨 10 g，西砂仁 4 g，炒六曲 15 g。7 剂，水煎服，每日 1 剂。

二诊： 服前方后矢气减少，餐后即便，月经紊乱，量少，期长。舌边尖

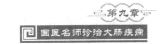

有齿痕、原有灰黑圈已淡化，脉细虚。处方：生晒参 10 g，生北芪 10 g，紫丹参 7 g，炒白术 10 g，生山楂 10 g，焦山楂 10 g，煨诃子 6 g，炒枳壳 6 g，大腹皮 10 g，制川朴 6 g，葫芦壳 6 g，西砂仁 4 g，炒六曲 15 g，车前仁 10 g。7 剂，水煎服，每日 1 剂。

三诊：服前方后偶有恶心，不食水果则少恶心，便稀转便秘，便未尽，腹胀。舌红苔少，脉弦小。处方：潞党参 15 g，生北芪 10 g，紫丹参 10 g，生山楂 10 g，炒山楂 10 g，炒六曲 15 g，姜半夏 7 g，广陈皮 7 g，大腹皮 10 g。莱菔子 10 g，炒枳壳 6 g，火麻仁 7 g，鸡内金 6 g，车前仁 10 g，炒谷芽 15 g，炒麦芽 15 g。14 剂，水煎服，每日 1 剂。四诊：大便次数多，矢气，腹胀等已经明显好转。舌边尖有齿痕，色淡苔少，脉濡细。处方：太子参 15 g，生北芪 10 g，紫丹参 10 g，炒六曲 15 g，大腹皮 10 g，炒青皮 10 g，莱菔子 10 g，炒枳壳 6 g，火麻仁 10 g，谷麦芽各 15 g，车前仁 10 g，葫芦壳 6 g，生甘草 5 g。14 剂，水煎服，每日 1 剂。

【按语】泄泻的病因中最重要的便是湿。如《杂病源流犀烛·泄泻源流》中明确指出："是泄虽有风、寒、热、虚之不同，要未有不源与湿者也。"但湿为阴邪，随兼夹证的不同而有差异，湿与热结则为湿热；湿与寒合则为寒湿，而用药有别。关于其治法，李中梓在《医宗必读·泄泻》提出了著名的治泻九法，即淡渗、升提、清凉、疏利、甘缓、酸收、燥脾、温肾、固涩。使泄泻的治疗方法趋于完备。对于久患泄泻，清代的叶天士在《临证指南医案·泄泻》还提出以甘养胃，以酸制肝，创泻木安土之法。本例患者突出的表现除症状的严重、顽固外，尚有舌淡有灰黑色圈带。孙老认为此是寒湿内阻，积食停滞的典型指征，验之临床，该患者确有吃冰冻食品的情况，据此以调和脾胃，温胃化滞为法，一诊即得以取效。

二、焦树德验案

患者，男，33 岁。

初诊： 1958 年 3 月 13 日。

主诉： 泄泻 4 月余。

现病史： 4 个月前因大渴食柿子 3 个，并饮茶过骤，致患泄泻，日 4～5 次，时有腹痛、腹胀，经服西药，便数虽减，但停药即复发，缠绵数月不愈。

现症： 每晨 4－5 时许，即腹鸣、腹泻，纳食减少、心慌，身倦，小便稍少但不黄，腹部喜热熨。

诊查： 面色欠泽，言语清晰，语言尚不低微。腹部按之不痛，未见异常。舌苔微白湿润，脉象左手沉滑、右手沉细，两尺无力，右尺较甚。

临床诊断： 五更泄。

辨证： 脾肾两虚。

治法： 健脾化湿，补肾助阳。

处方： 野台参 12 g，茯苓 12 g，白术 9 g，补骨脂 9 g，炒山药 9 g，炒薏苡仁 9 g，炙甘草 6 g，吴茱萸 6 g，肉豆蔻 6 g，五味子 5 g，制附子 5 g，干姜 5 g，紫肉桂 3 g。

二诊： 3 剂药后，诸症减轻，精神渐振，清晨已不泻。

三诊： 10 剂后，泄泻停止，体力增加，食纳旺盛，工作效率提高。共服 13 剂痊愈。

【按语】 因泄泻年久不愈，中气渐虚，中气虚则泻难止，久泻则中气愈虚，关门不固，脾气随泻而虚衰，中阳式微，则寒从中生。寒性下降，泻必伤阴，阴寒下沉必伤及肾。泻伤阴，寒伤阳，而致脾肾阳虚。所以慢性泄泻常自太阴伤及少阴而成为脾肾虚泄。其证候特点是每日深夜至清晨，阴气极盛，阳气未复之时，即腹泻 1～2 次，俗称鸡鸣泄，或腹痛或无腹痛，但泄泻则每日必行，连年累月，久久不止，即或暂愈而仍复作。此因肾为胃关，司二便之开阖，命火生土，助中焦之生化。肾主开阖，肾阳不足，火不生土，脾失温煦，水湿不化而下泻，肾脾俱虚，关门不固，开阖失司，泄久不愈。治宜温补肾阳，使肾气足则开阖有权，并能温中焦，再兼以益气健脾，使中阳复则水湿运化，清浊分，泄泻止。

三、田德禄验案

患者，女，40 岁。

初诊： 2013 年 6 月 6 日。

主诉： 腹泻多年。

现病史： 患者自幼紧张后即腹泻，大便稀溏，近来腹泻加重，伴腹痛，大便日行 5 次，呈稀水样，脘腹作胀，肠鸣，痛则作泻，泻后痛缓。平素胸闷胁胀，面色少华，周身乏力，月经不调。

诊查： 舌淡红，苔薄黄，脉细滑。结肠镜提示正常。

临床诊断： 泄泻。

辨证：肝脾不和，脾虚肝郁。

治法：抑肝扶脾。

处方：柴胡疏肝散合百合乌药汤加减。柴胡 10 g，炒白术 12 g，炒白芍 12 g，全当归 12 g，陈皮 10 g，防风 10 g，焦三仙各 10 g，猪苓、茯苓各 10 g，百合 20 g，乌药 10 g，石榴皮 12 g，乌梅 6 g，砂仁 3 g，木香 10 g，炒枳壳 10 g。7 剂，水煎温服。

二诊：2013 年 6 月 13 日。服上方后大便次数减少，日行 1～2 次，偏稀，偶见成形便，腹痛消失，乏力改善，舌淡红，苔薄黄，脉滑略沉。效果显著，治法同前，去柴胡、猪苓、茯苓、当归、石榴皮、乌梅、砂仁、木香、炒枳壳，加薄荷 6 g，青蒿 10 g，丝瓜络 10 g，灵芝 20 g，制香附 10 g。7 剂，水煎温服。

【按语】中医认为"泻责之脾，痛责之肝；脾责之虚，肝责之实，脾虚肝实，故令痛泻"。本例腹泻多年，久泻之体，本次泄泻加重，腹泻伴腹痛，泻后痛减，兼胸闷胁胀，面色少华，周身乏力，脉细滑，皆属肝郁气滞、肝气犯脾之证。肝郁脾虚之证，治当疏肝扶脾，兼以涩肠止泻。方用柴胡疏肝散合百合乌药汤化裁。其中柴胡疏肝散疏肝解郁，抑木扶土；患者久泻多虚，百合、乌药益气补虚；石榴皮、乌梅涩肠治久痢；焦三仙、砂仁健脾助运化；猪苓、茯苓淡渗利湿，以利小便，实大便。方药对症，泄泻遂止，诸症消失。

四、刘志明验案

患者，男，56 岁。

初诊：1980 年 6 月 24 日。

主诉：反复腹痛、泄泻 8 年。

现病史：患者自诉腹痛、泄泻反复发作 8 年余，每次发作左上腹必然隐痛，或阵发性剧痛，痛必泄泻，一日数次，先后就诊于多家医院，皆诊断为"慢性结肠炎"，治疗数年，未见好转，故求诊于刘老。

现症：腹痛泄泻，泻后痛减，一日数作，便下酸腐，胸闷，脘腹胀痛，胃痛减少，嗳腐吞酸，精神萎靡。

诊查：舌质红，苔薄黄腻，脉滑数。

临床诊断：中医诊断为腹泻，西医诊断为慢性结肠炎。

辨证：湿热内阻，气血不和。

治法：清热利湿，调和气血。

处方：芍药汤加减。赤芍9g，当归9g，柴胡9g，黄芩9g，黄连3g，肉桂6g，槟榔9g，木香9g，砂仁9g，五灵脂9g（包煎），诃子9g。5剂，每日1剂，水煎服。

二诊：1980年6月30日。患者腹胀、腹痛减轻，大便成形，每日1次，食欲增强、舌淡红，苔薄黄腻，脉弦数。治法同前，上方化裁，服药2周泄泻未复发，诸症若失。

【按语】 对于腹泻一病，中医学认为暴泻属实，久泻属虚。昔贤更有"久泻无火"之说。如张介宾云："凡脾泄久泄证，大都与前治脾弱之法不相远，但新泻者可治标，久泻者不可治标，且久泻无火，多因脾肾之虚寒也。肾为胃关，开窍于二阴，所以二便之开闭，皆肾脏之所主，今肾中阳气不足，则命门火衰……阴气盛极之时，则令人洞泄不止也。"刘老对此提出不同见解，认为：诚然，久泻发生多由脾阳虚、肾火衰所致。如中阳素虚，或寒湿直中，脾阳运化失司，清阳之气不升，浊阴不降，精微物质不得上升，反而并趋大肠，以致泻下不止；肾阳不足，命门火微，不能蒸化，亦致久泻。然而，临床观察发现，久泻并非仅有"无火"一因，湿热内蕴也是久泻发生的常见病因。如该患者病久，却见舌红、苔黄、脉弦数、嗳腐吞酸、便下酸腐等里热征象，故不可拘泥于"久泻无火"之说而将其辨为虚寒之证。刘老强调，临床虽应重视理论，但亦应联系实际、辨证论治，切忌"死读书、读死书"。

（马晨曦）

参 考 文 献

[1] 谢晶日，张瑜. 中药治疗肠道菌群失调相关性慢性腹泻研究进展［J］.中国中医药信息杂志，2019，26（2）：141-144.

[2] 田德禄. 中医内科学［M］.北京：中国中医药出版社，2005：178-179.

[3] 焦树德. 焦树德临床经验辑要［M］.3版.北京：中国医药科技出版社，2017：103-106.

[4] 冯文亮，田亦非，田德禄. 田德禄教授治泻经验［J］.武警医学，2014，25（9）：955-957.

[5] 刘如秀，马龙. 国医大师刘志明临证经验集［M］.北京：人民卫生出版社，2017：73-74.

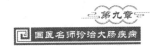

［6］何东仪. 秦亮甫临床治病录［M］. 上海：科学出版社，2017：160－161.

［7］张伯礼，王志勇. 中国中医科学院名医名家学术传薪集：验方集粹［M］. 北京：人民卫生出版社，2015：72－73.

第十章　国医名师诊治肝脏疾病

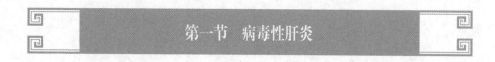

第一节　病毒性肝炎

　　病毒性肝炎（包括甲型、乙型、丙型、丁型和戊型）是法定乙类传染病，具有传染性较强、传播途径复杂、流行面广泛、发病率高等特点；部分乙型、丙型和丁型肝炎患者可演变成慢性肝炎，并可发展为肝硬化和原发性肝细胞癌。各型病毒性肝炎临床症状相似，主要表现为疲乏、食欲减退、厌油、肝功能异常，少数可出现黄疸。根据起病缓急、病程长短，病毒性肝炎可分为急性肝炎和慢性肝炎。西医治疗上甲肝和戊肝主要是对症支持治疗，其余各型则以抗病毒治疗为主。

　　从中医而言，肝为刚脏，主升主动，喜条达而恶抑郁，体阴而用阳。《素问·灵兰秘典论》云："肝者，将军之官，谋虑出焉。"《素问·经脉别论》言："食气入胃，散经于肝。"由此可见，肝在机体中的重要性。中医学认为，根据病毒性肝炎的症状可将其归于"胁痛""肝著""黄疸"的范畴。急性肝炎最常见证型是湿热内蕴证及寒湿中阻证，适用于急性黄疸型肝炎和急性无黄疸型肝炎；慢性肝炎最常见证型是湿热内结证、肝郁脾虚证、肝肾阴虚证、瘀血阻络证、脾肾阳虚证，上述证型如兼夹出现，可根据临床表现辨证为复合证型。遣方用药方面，遵《素问·藏气法时论》中"肝苦急，急食甘以缓之""肝欲散，急食辛以散之""用辛补之，酸泻之"的治肝三大法则，能够显著增强临床疗效，全面改善患者症状，提高患者生存质量，这展现了中医药治疗病毒性肝炎的独特优势。具体医案如下。

　　一、周信有验案

　　患者，男，36 岁。

初诊：2005 年 10 月 15 日。

主诉：反复乏力、腹胀 3 年。

现病史：1998 年单位体检时查乙肝 3 项指标 HBsAg、HBeAg 和抗 HBc 均阳性，肝功能正常，未作治疗。2002 年初因不明原因出现腹胀，继而渐见身体乏力、纳差、右胁疼痛等症，曾多处治疗，但未获寸效。近年来因病情加重，来我处求治。

现症：患者自觉身体乏力、腹胀、食纳差、右胁疼痛，大小便尚可。

诊查：面色黧黑，口唇紫黯，巩膜轻度黄染；肝肋下两指，质硬，触痛，脾未触及。乙肝全套：HBsAg（＋）、HBeAg（＋）、HBcAb（＋），余项（－）；肝功能：谷丙转氨酶 290 U/L，总胆红素 36 μmol/L。舌质淡暗，边有齿痕，苔黄腻，脉弦长。

临床诊断：慢性乙型病毒性肝炎。

辨证：肝郁脾虚兼有血瘀。

治法：疏肝健脾，解毒化瘀。

处方：舒肝化癥汤加减。茵陈 20 g，虎杖 20 g，板蓝根 15 g，贯众 20 g，柴胡 9 g，枳实 20 g，当归 9 g，丹参 20 g，莪术 9 g，党参 9 g，炒白术 9 g，黄芪 20 g，女贞子 20 g，五味子 15 g，茯苓 9 g。

二诊：2005 年 11 月 15 日。服药 1 个月后复诊，诸症已基本消除。以上方加延胡索 20 g，半枝莲 20 g，继续服用 3 个月后患者诸症消失。B 超示肝、胆、脾正常，实验室检查除 HBsAg 阳性外，余均正常。

【按语】慢性乙型肝炎属中医"黄疸""胁痛""肝著"等范畴。肝为将军之官，主疏泄，调畅气机。正如清代周雪海《读医随笔·卷四》所言："凡脏腑十二经之气化，皆必籍肝胆之气化以鼓舞之，始能调畅而不病。"肝失疏泄，气机失调，累及脾胃，导致脾失健运，即可出现纳差、腹胀。肝在体合筋，肝血不足，筋失所养，则可出现乏力、易于疲劳。《灵枢·五邪》中说"邪在肝，则两胁中痛……"，故患者出现胁痛。而周老认为，慢性病毒性肝炎病位主要在肝，涉及脾、肾二脏；病因不外湿、热、毒、瘀、虚、郁 6 个方面，其中"毒"即肝炎病毒的侵入，是致病的关键因素和主要因素，而"湿、热、瘀、虚、郁"是一种诱因或毒与人体相结合所表现的证。方中以茵陈、虎杖、板蓝根、贯众、茯苓清热利湿解毒，当归、丹参、柴胡、枳实养血疏肝、调达肝气，合莪术活血化瘀。根据中医"肝病传脾"、肝肾"乙癸同源"的理论，肝病补虚应当以培补脾肾为主，故用党参、黄芪、白术益气健脾，顾护后天之本，鼓舞正气，以使祛邪而不伤正，扶正补虚而不恋邪。合女贞子、五味子补养肝肾，诸药并用，共奏疏肝健脾、解毒化瘀之效。

二、田玉美验案

患者，男，24 岁。

初诊：2010 年 8 月 1 日。

主诉：胁下胀痛 1 年余。

现病史：乙肝小三阳 3 年病史。患者于 1 年前始出现胁下胀痛不适，以右肝区为甚。

现症：胁下胀痛不适，自感乏力，动则汗出，伴有腹部微胀，食欲尚可，偶有小便偏黄，大便调。

诊查：检查肝功能提示 ALT 68 U/L，AST 54 U/L。乙肝两对半示 HBsAg（＋）、HBsAb（－）、HBeAg（－）、HBeAb（＋）、HBcAb（＋）。舌质暗红，苔薄白略黄，脉弦细。

临床诊断：慢性乙型病毒性肝炎。

辨证：肝郁脾虚兼湿热血瘀。

治法：疏肝健脾，清热利湿，活血化瘀。

处方："肝炎 I 号"加减。茵陈 50 g，垂盆草 40 g，败酱草 20 g，柴胡 6 g，白芍 20 g，枣皮 10 g，五味子 6 g，银花 15 g，连翘 20 g，玄胡 20 g，青、陈皮各 10 g，蒲公英 20 g，焦三仙各 15 g，金钱草 30 g，香附 15 g，田基黄 20 g，白茅根 30 g，丹皮 15 g。7 剂，水煎服，日 1 剂，分两次温服。

二诊：2010 年 8 月 10 日。患者现偶感腹胀，胁下胀痛明显减轻。舌质暗红，苔薄白，脉弦细。守上方改茵陈 15 g，垂盆草 15 g，败酱草 15 g。14 剂，煎服法同前。

三诊：2010 年 8 月 27 日。患者腹胀、胁痛消失，未诉其他特殊不适。舌脉同前。复查肝功能提示 ALT 10 U/L，AST 17 U/L。守上方给予"肝炎 I 号"加减制为丸剂。茵陈 150 g，垂盆草 200 g，败酱草 50 g，枣皮 150 g，五味子 100 g，柴胡 100 g，白芍 200 g，当归 200 g，黄芪 200 g，炒白术 200 g，炒内金 200 g，枳壳 150 g，炒二芽各 200 g，土茯苓 100 g，阿胶 250 g，桂圆肉 250 g，广木香 100 g，生晒参 250 g。上共研细末，制为水泛丸，一料。每次 15 g，日 3 次。

四诊：2011 年 1 月 15 日。诉偶有劳累后两胁胀痛，可耐受。守上方加玄胡 150 g，制鳖甲 200 g。水泛丸一料。后随访五年，患者定期体检，未见病毒复制及肝功能异常。期间结婚生子，正常劳作，无特殊不适症状。

【按语】 本案中患者主诉是胁痛，《济生方·胁痛》云："多因疲极嗔怒，悲哀烦恼，谋虑惊扰，致伤肝脏。既伤，积气攻注，攻于左则左胁痛，攻于右则右胁痛，移逆两胁，则两胁俱痛。"因邪气犯肝，肝失条达，疏泄不利，气机不畅，不通则痛，则出现胁痛；"木旺乘土"，脾胃功能虚弱，脾运化水谷精微输布全身的功能不足，气血生化乏源，则出现乏力、腹胀。针对慢乙肝湿、热、毒、瘀、郁夹杂及本虚标实的病机特点，田老四诊合参提出治疗慢乙肝五大法则，即"清、疏、运、化、补"五法，"清"即清热解毒、清热燥湿、清热利湿、清肝泻火；"疏"即疏肝解郁、调肝运脾；"运"即健脾助运、健脾和胃；"化"即化痰湿、化瘀血；"补"即滋补肝肾、调补脾胃。在用药方面，田老遵《金匮要略》"肝病实脾，补用酸，助焦苦，甘味调"之经旨，多用健脾、补脾、运脾之药，时刻顾护后天之本。方中白芍滋阴养血，柔肝缓急；山茱萸、五味子味酸性敛，能收敛阴阳二气于肝肾；茵陈、垂盆草、败酱草、金钱草、田基黄清热、利湿、退黄；金银花、连翘、蒲公英、白茅根清热解毒；柴胡、青皮、陈皮、香附疏肝理气、解郁止痛；焦三仙益气健脾、和胃消食、散瘀；丹皮、玄胡散瘀活血止痛；诸药合力，共达疏肝健脾、清热利湿、活血化瘀之功。

三、李发枝验案

患者，女，62 岁。

初诊：2013 年 11 月 11 日。

主诉：腹胀 1 年余，加重伴下肢水肿 11 个月。

现病史：患者于 5 年前体检时偶然查出有丙型病毒性肝炎，患者及家属重视不足，未进一步诊治。1 年来反复出现腹胀，起初以餐后明显，近 5 个月餐前、餐后、劳累后均可出现，同时有下肢水肿、午后为著，在当地医院予以保肝和胃等对症治疗，效果不理想。

现症：腹胀，食欲差，乏力身困，小便不利，大便溏。

诊查：舌质淡，苔滑，脉濡缓。

临床诊断：丙型病毒性肝炎。

辨证：肝脾不和，土虚木乘。

治法：健脾祛湿，疏肝和胃。

处方：当归芍药散合鸡鸣散、防己黄芪汤加减。当归 12 g，川芎 10 g，白芍 30 g，白术 15 g，茯苓 15 g，泽泻 30 g，苏叶 12 g，木瓜 12 g，大腹皮 12 g，黄芪 60 g，防己 12 g，茯苓皮 30 g，冬瓜皮 30 g，瞿麦 15 g，生山药 40 g。7 剂，水煎服，日 1 剂。服药而愈。后改服逍遥散加减的散剂，半年内未复发。

【按语】 本案为肝病日久，肝失疏泄，脾失健运所致。脾气以升为健，胃气以降为和。脾胃的运化功能正常与否，主要取决于脾的升清和胃的降浊之间是否协调平衡。肝主疏泄，调畅气机，有助于脾胃气机升降的调节，从而促进脾胃的运化功能，即《素问·保命全形论》中所提到"土得木而达"。反之，肝失疏泄，气机不畅，"木不疏土"，而致脾失健运、肝脾不和，临床可见腹胀、纳差、乏力、大便溏等症；另肝失疏泄、气机郁结，导致气不能行津，津液运行障碍，从而出现身困、水肿、小便不利等表现。李老遵仲景"治肝当先实脾"之旨，方中重用芍药养血柔肝、缓急止痛，合当归、川芎补血活血以调肝；茯苓、白术、山药、泽泻运脾胜湿以治脾，配合木瓜舒筋活络，大腹皮、茯苓皮、冬瓜皮、瞿麦行气化湿，紫苏叶宣通气机，佐以防己行水，黄芪益气。诸味相协，肝得条达，脾得健运，诸症可愈。

四、张腊荣验案

患者，男，14 岁。

初诊：2014 年 7 月 15 日。

主诉：发现肝功能异常 2 天。

现病史：患者有乙肝小三阳病史，近来因学习劳累致肝炎发作。

现症：患者诉偶有右胁下不适，时乏力，纳食减少，小便黄，余无明显特殊不适。

诊查：肝功能检查示 ALT 48.2 U/L，TBIL 29.8 μmol/L，DBIL 24.16 μmol/L；ALP 206.4 U/L；HBV-M：乙肝小三阳；HBV-DNA 定量：8×10^3 IU/mL；肝胆脾胰 B 超示肝内光点稍增粗、增强，脾脏临界值。双侧瞳孔无黄染。舌红，苔薄黄，脉弦滑。

临床诊断：慢性乙型病毒性肝炎。

辨证：湿热内蕴，肝郁脾虚。

治法： 清热解毒利湿，疏肝健脾。

处方： 四逆散方加减。柴胡 6 g，郁金 15 g，赤白芍各 15 g，茵陈 20 g，黄芩 10 g，野菊花 15 g，白花蛇舌草 15 g，厚朴 10 g，炒二芽各 10 g，黄芪 15 g，山药 10 g，甘草 10 g。7 剂，每日 1 剂，水煎服。

二诊： 2014 年 8 月 1 日。患者诉偶有乏力，纳食较前好转，小便微黄，无右胁下不适。舌红，苔微黄，脉弦。继前方加板蓝根 15 g，丹皮 10 g，茯苓 10 g。14 剂，水煎服。

三诊： 2014 年 8 月 14 日。患者未诉明显特殊不适。舌红，苔微黄，脉弦。继前方加虎杖 15 g，五味子 10 g。14 剂，水煎服。

四诊： 2014 年 8 月 27 日。复查肝功能恢复正常。HBV-DNA 定量：9.18×10^2 IU/mL。患者自诉无明显特殊症状。舌红，苔薄白，脉弦。守前方继续服用，14 剂，水煎服。

五诊： 2014 年 9 月 8 日。患者诉大便偏干，2 ~ 3 日一行，口干。舌红，苔薄白，脉弦。继前方加败酱草 15 g，14 剂，水煎服。

六诊： 2014 年 9 月 23 日。患者诉大便稍干，1 ~ 2 日一行，余未诉明显特殊不适。舌红，苔薄白，脉弦。继前方加熟军 10 g，10 剂，水煎服。

七诊： 2014 年 10 月 5 日。复查肝功能正常。HBV-DNA 定量：小于 500 IU/mL。患者未诉明显特殊不适。处方：柴胡 6 g，郁金 10 g，赤白芍各 15 g，茵陈 15 g，黄芩 10 g，野菊 15 g，白花蛇舌草 15 g，厚朴 10 g，炒二芽各 15 g，黄芪 15 g，山药 15 g，甘草 10 g，板蓝根 15 g，丹皮 15 g，茯苓 15 g，枸杞 15 g，败酱草 15 g。14 剂，水泛丸，以善其后。调理半年后，追访患者肝功能、HBV-DNA 定量均正常。

【按语】 张教授认为，慢性乙型肝炎当属中医"胁痛""黄疸""郁证"等范畴，由疫毒、湿、热等邪外侵，邪毒久蕴，致使肝疏泄功能失职，脾胃运化功能失常，而导致本病的发生，治疗当以清热解毒、疏肝理气健脾为大法。本案患者初诊以右胁下不适、乏力、纳食减少、小便黄等为主，辨证当属湿热内蕴、肝郁脾虚证，治以清热解毒利湿、疏肝健脾。肝喜条达，方中柴胡主入肝胆，其性轻清升散，合郁金行气疏肝解郁；肝为刚脏，体阴而用阳，白芍酸敛肝阴，养血柔肝而止痛，柔肝体，调肝用，配伍柴胡、郁金，散敛互用，体用兼顾，气血兼调；赤芍清热凉血、散瘀活血；茵陈、野菊花、黄芩、白花蛇舌草，清热解毒、利湿退黄；佐以黄芪、山药、炒二芽，益气健脾，和胃消食。寓收于散，寓散于收，使祛邪而不伤正，扶正而不恋

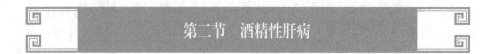

邪。诸药并用，以达清热解毒利湿、疏肝健脾之功。

（刘子情　陈　斌）

参 考 文 献

[1] 中华中医药学会肝胆病分会. 病毒性肝炎中医辨证标准 [J]. 临床肝胆病杂志，2017，33（10）：1839－1846.

[2] 薛盟举. 周信有治疗慢性病毒性肝炎的经验 [J]. 中医药临床杂志，2006，18（4）：351－352.

[3] 胡刚明，李重，徐伟，等. 田玉美教授治疗慢性乙型病毒性肝炎的临床思辨经验 [J]. 时珍国医国药，2018，29（2）：451－452.

[4] 冯巧，刘晨光，许二平. 李发枝教授用当归芍药散治疗肝病验案3则 [J]. 中医研究，2015，28（2）：31－32.

[5] 刘斌斌，宋欣远. 张腊荣辨治慢性乙型肝炎验案一则 [J]. 世界最新医学信息文摘，2018，18（45）：230.

[6] 蔡珊珊，梁惠卿，杨嘉恩，等. 吴耀南从"膜原"论治慢性肝病经验萃谈 [J]. 上海中医药杂志，2019，53（7）：21－23.

[7] 唐理蒙，牛阳，范庆寅. 温病邪伏膜原证治初探 [J]. 宁夏医科大学学报，2014，36（5）：592－594.

第二节　酒精性肝病

　　酒精性肝病是由于长期大量饮酒导致的肝脏疾病，临床症状为非特异性，可无症状，或有右上腹胀痛、食欲不振、乏力、黄疸等；随着病情加重，可出现精神症状、蜘蛛痣、肝掌等表现。初期通常表现为脂肪肝，进而可发展成酒精性肝炎、肝纤维化和肝硬化。严重酗酒时可诱发广泛肝细胞坏死，甚至引起衰竭。随着物质生活水平的显著提高，酒精性肝病的发病率呈现出逐年上升的趋势，严重危害人民健康。现代医学研究表明，长期大量饮酒是引发酒精性肝病的主要原因之一，不仅如此，它还与性别、种族、遗传、营养不良、肥胖和吸烟等因素有关。

　　酒精性肝病在中医学中并无明确的定义，但根据其病因、病理及临床特征，可将其归属于"伤酒""酒疸""酒癖""胁痛""酒鼓"等病证。酒精性肝病的演变是一个渐进加重的过程，各医家遵循辨病与辨证相结合的观点，综合现代医学研究及临床实践经验，认为在疾病初期，湿热、酒毒为病，病位在脾、胃，累及肝脏，发为"伤酒""胁痛"等证；中期，湿热、酒毒累及气血，气血、湿热、酒毒相互搏结，病位在肝、脾，发为"酒癖"；末期，久病及肾，久病入络，气滞、血瘀、水停发为"酒鼓"，酒毒湿热之邪熏蒸肝胆，胆汁不循常道，外溢肌肤目窍发为"酒疸"，病位在肝、脾、肾，并且在此期，可变生他证。

酒精性肝病的西医治疗包括戒酒、营养支持，以及糖皮质激素、抗氧化药物、美他多辛、多烯磷脂酰胆碱、复方甘草酸苷等药物治疗，病情严重者还可考虑肝移植，但疗效并不明显，且很多化学药物存在较大的不良反应及并发症。而中医药不仅有着多成分、多靶点、多环节综合作用的特点，且安全性较高，还能调节身体功能。治疗时应完全戒酒，并在此基础上提供高蛋白、低脂饮食，注意补充维生素B、维生素C、维生素K及叶酸，增加锻炼，保持乐观积极心态。临床上可将中医治疗和西医治疗有机地结合，优势互补，并行不悖，丰富和发展中医药治疗酒精性肝病的独特优势，提高临床疗效，减轻患者痛苦，达到防病、治病的目的。具体案例如下。

一、谌宁生验案

案1：

患者，男，48岁。

初诊：2004年9月8日。

主诉：反复右胁肋胀闷不适，活动后体倦乏力3年余，加重10天。

现症：患者形体肥胖，体重达90 kg，自述右胁胀闷不舒，活动后体倦气促，口中黏腻、时苦。

诊查：定期肝功能检查示ALT、AST、γ-谷氨酰转肽酶轻度升高。腹部彩超提示中度脂肪肝。总胆固醇和三酰甘油明显增高，肝炎病毒性指标均为阴性。舌质淡，舌体胖，苔白腻，脉濡滑。患者自1990年以来有长期慢性饮酒史，每日饮高浓度白酒200~250 g。

临床诊断：酒精性脂肪肝。

辨证：肝郁脾虚，痰湿凝结。

治法：疏肝健脾，化痰祛湿。

处方：柴芍六君子汤加减。柴胡 10 g，赤芍 15 g，太子参 20 g，白术 10 g，茯苓 15 g，甘草 6 g，丹参 15 g，郁金 10 g，麦芽 15 g，鸡内金 10 g，神曲 10 g，葛根 15 g，黄芩 10 g，薏苡仁 15 g，夏枯草 10 g，枳壳 6 g。服药 7 剂。并嘱其戒酒，控制饮食。

二诊：2004 年 9 月 14 日。服药后大便正常，日行 1~2 次，小便可，舌质稍红，舌薄黄，脉弦。原方去白术，太子参改为 6 g。共 30 剂，水煎服。

三诊：2004 年 10 月 16 日。患者一般情况可，纳可。肝功能检查示 ALT 78 U/L，AST 61 U/L。舌质淡红，舌薄黄，脉弦细。原方去黄芩、茵陈，加凤尾草 15 g。共 30 剂，水煎服。

四诊：2004 年 11 月 18 日。患者一般情况可，纳可。肝功能正常，腹部彩超示轻度脂肪肝。舌质淡红，舌薄黄，脉弦。原方继服 30 剂，巩固疗效。

【按语】随着人们生活水平的提高，酒精性脂肪肝发病率逐年增加。酒为湿热有毒之邪，饮酒首先伤及脾胃，脾胃气机壅滞而导致肝气不疏，使肝脾同病；而嗜酒者常伴有饮食不节，多食膏粱厚味，日久必生痰湿，亦可导致脾失健运，肝失疏泄。"疏泄"一词始见于《素问·五常政大论》，书中曰："发生之际，是谓启陈，土疏泄，苍气达。"肝的疏泄功能是保证机体多种生理功能正常发挥的重要条件，肝失疏泄，则各种病症继生。该病例中，谌老以柴芍六君子汤加减治疗肝郁脾虚型的酒精性脂肪肝，在临床上取得了良好的疗效。柴芍六君子汤出自《医宗金鉴》，具有健脾平肝、化痰祛风之效。方中太子参补中益气、生津养血，柴胡、白芍养肝疏肝，茯苓健脾祛湿，丹参活血祛瘀，白术益气健脾、利水化湿，陈皮、法半夏燥湿化痰、健脾理气，郁金化瘀通络活血，甘草调和诸药。诸药合用，共奏疏肝健脾、化痰祛湿之效。

案 2：

患者，男，54 岁。

初诊：2012 年 8 月 31 日。

主诉：反复腹泻 1 年余，加重 3 天。

现症：患者诉大便稀溏，日行 3~5 次，时有胁肋不舒，喜叹气。纳食、精神尚可，小便正常。口中黏腻。

诊查：肝功能检查示 TBIL 131.6 μmol/L，DBIL 11.3 μmol/L，ALT 102 U/L，AST 90.9 U/L。腹部彩超示重度脂肪肝，乙肝及丙肝阴性。舌淡

红，苔白腻，脉弦滑。患者有长期饮酒史，每日半斤以上。

临床诊断： 酒精性脂肪肝。

辨证： 肝气郁结，痰湿阻络。

治法： 化痰祛湿，通络消痞。

处方： 二陈汤合柴胡疏肝散加减。法半夏 10 g，陈皮 6 g，枳实 10 g，柴胡 10 g，山楂 30 g，白芍 15 g，丹参 10 g，草决明 10 g，泽泻 10 g，茯苓 15 g，虎杖 10 g，甘草 5 g。

二诊： 2012 年 9 月 15 日。患者诉症状改善，继续原方再服 15 剂，水煎服。

三诊： 2012 年 10 月 23 日。患者无明显不适，肝功能正常，胆固醇和三酰甘油较前明显下降。继续前方巩固治疗。共 15 剂，水煎服。嘱其严格戒酒，忌食肥甘厚味之品，适当运动，3 个月后复查腹部彩超示肝脏形态和实质基本恢复正常，体重较前减轻约 10 kg。

【按语】酒精性脂肪肝形成的原因多为长期饮酒及过食肥厚之品，损伤脾胃，以致中运不健，不能输布水谷精微，混浊凝聚成痰，痰阻气滞，则血行障碍，脉络壅塞，痰浊与气血搏结于胁下，日久乃成本病。正如《黄帝内经》所云"肝之积，曰肥气"，《金匮要略》也言"留饮者，胁下痛引缺盆，咳嗽则辄已"。本例患者治疗中，谌老主要针对痰、湿、瘀三者入手，治以化痰祛湿、疏肝通络化瘀，方选二陈汤合柴胡疏肝散加减。二陈汤出自北宋的《太平惠民和剂局方》，功效为燥湿化痰、理气和中，为燥湿化痰的基础方，其方中半夏辛温性燥，为君药，能燥湿化痰，又和胃降逆；橘红为臣可以燥湿化痰，降逆止呕；君臣等量合用，相辅相成，增强燥湿化痰之力，又体现治痰先理气、气顺则痰消之意；同时，半夏、橘红皆以陈久者良，而无过燥之弊，故方名"二陈"。柴胡疏肝散出自《景岳全书》，方中柴胡疏肝理气、解热镇痛，黄芩清热燥湿、泻火解毒，当归、川芎活血化瘀，芍药柔肝止痛、痛经活血，陈皮、枳壳、香附理气除胀止痛，法半夏和胃降逆，甘草缓急止痛、调和诸药。诸药共奏疏肝理气、活血化瘀之效。两方合用，显著改善患者临床症状，并促进肝功能恢复，有效降低血脂。临床可根据症状变化，体质差异，酌情佐以清热解毒、柔肝等法。

二、田德禄验案

患者，男，39 岁。

初诊：2005 年 6 月 13 日。

主诉：右胁下疼痛不适半年余，加重 10 余天。

现症：患者自诉右胁下有不适感，时有疼痛隐隐，偶有针刺感，脘腹胀满，食欲较差，知饥不食，大便偏稀不成形，小便淡黄。

诊查：腹部彩超示肝回声增粗、增强，分布不均匀，诊断为酒精性肝硬化。肝功能检查示 ALT 69 IU/L，AST 150 IU/L。舌胖大、有齿痕，色暗，苔白腻，脉弦无力。患者自 18 岁开始饮酒，每日平均 250 mL。半年前诊断为酒精性肝硬化后，饮酒减少，但不能戒除，每日仍饮 100～150 mL。

临床诊断：酒精性肝硬化。

辨证：肝郁脾虚，气滞血瘀湿阻。

治法：疏肝健脾化湿，行气活血。

处方：调肝理脾方加减。柴胡 12 g，白芍 10 g，当归 10 g，土茯苓 10 g，益母草 30 g，山药 15 g，葛花 10 g，枳椇子 10 g，桃仁 10 g，红花 6 g，党参 10 g，炒白术 10 g。共 14 剂，水煎服。并进行心理疏导，劝其减少饮酒，增加锻炼，保持乐观积极心态。

二诊：2005 年 6 月 21 日。患者诉胁下及脘腹胀满减轻，食欲有所增加，大便成形，查舌色淡红，胖大、有齿痕，苔白略厚，脉弦缓。复查肝功能示 ALT 42 IU/L，AST 63 IU/L，患者治疗信心增加。原方稍加减，续服 14 剂后，复查肝功能正常。予以中成药逍遥丸善后，随访半年后复查肝功能正常，腹部彩超示肝回声稍增强，分布欠均匀。

【按语】在酒精性肝病的发展过程中，肝脾失调的病理状态始终存在，气滞、血瘀、痰（湿）都是在此状态下产生的病理产物，因此田老强调在酒精性肝病的治疗过程中肝脾同治，所谓"木能疏土而脾滞以行"（《医碥·五脏生克说》）。又因酒精性肝病成因为长期饮酒，故在治疗上应重视针对病因用药，可选用有解酒作用的中药如葛花、枳椇子等，加入相应方中辅助治疗。田老提出了调肝理脾加解酒药物治疗本病的法则。调肝，即根据肝体阴而用阳特性，既重视补肝柔肝护其体，又要疏肝理气调其用。理脾也包含了补脾气和健脾运两个方面：补脾气，可扶助正气，增强抗病能力；健脾运，可使水湿、痰浊运化，邪实自退。在此理论基础上，田老制定了调肝理脾方，方中柴胡疏肝理气、解郁散结，黄芪健脾益气，丹参能活血化瘀、消癥散结，是治疗癥瘕积聚的良好药物；虎杖化瘀除癥，鳖甲软坚散结；枳椇子能解酒毒，《世医得效方》载："枳椇子丸：治饮酒多发积，为酷热蒸熏，五脏津液枯燥，血泣小便并多，肌肉消烁，专嗜冷物寒浆"。全方配合，共奏疏肝理气、活血化瘀、健脾化痰利水、软坚散结和解酒毒的作用。综上所述，本方具有标本同治、阴阳兼顾、辨证与辨病相结合的特点，全方配伍严谨，用药轻灵，把握了良好的组方法度，在临床上获得了很好的疗效。

（曾孟晖）

参 考 文 献

［1］中华医学会肝病学分会脂肪肝和酒精肝病学组，中国医师协会脂肪性肝病专家委员会．酒精性肝病防治指南（2018年更新版）［J］.临床肝胆病杂志，2018，34（5）：939－946.

［2］靳华．酒精性肝病的中医病因病机［J］.中西医结合肝病杂志，2012，22（4）：249－250.

［3］朱文芳，孙克伟．谌宁生医案精华［M］.北京：人民卫生出版社，2015：107.

［4］马卫国，张良，叶永安．田德禄教授治疗酒精性肝病的经验探讨［J］.中西医结合肝病杂志，2007，17（2）：111－112.

［5］丁霞，田德禄，焉小丽，等．调肝理脾方治疗酒精性肝纤维化的临床研究［J］.北京中医药大学学报，2000，23（1）：58－61.

［6］卢秉久，张艳，郑佳连．王文彦肝病辨证思维经验集［M］.北京：科学出版社，2015：46－48.

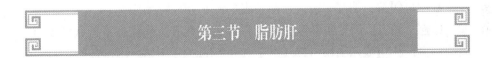

第三节 脂肪肝

　　脂肪肝是由多种原因引起的肝对脂质代谢的异常，导致脂肪在肝组织内大量蓄积而出现的临床病理综合征，病变主体在肝小叶，以肝细胞脂肪变性和脂肪聚集为主要改变。脂肪肝患者临床早期表现不明显，可能仅表现为疲乏无力感，随着病变的进展，可能表现出类似肝炎的症状，如肝区疼痛、呕吐、厌食等。当肝内脂肪沉积过多时，可使肝被膜膨胀、肝韧带被牵拉，而引起右上腹疼痛或压痛。现代医学认为，肝脏作为脂肪代谢的重要器官，在脂类的消化、吸收、分解、合成及运输等过程中起着重要的作用。当肝脏合成三酰甘油的速度超过了合成低密度脂蛋白并将其分泌入血的速度时，便会使三酰甘油在肝脏中堆积形成脂肪肝。

中医学中无脂肪肝的病名，但根据其临床表现，大多归属于"胁痛""痞满""痰浊""湿阻""痰证""肥气"等范畴，且大多都是依据症状、体征所命名。目前对于本病的认识，多为由于情志内伤、饮食不节、好逸恶劳、肥胖、嗜酒导致的肝失疏泄、脾失健运、水湿内停、痰浊内生、气滞血瘀而成。各医家结合现代医学研究及多年临床实践经验，将其病理因素总结为"脾虚""痰浊""湿阻""血瘀""气郁"等。

目前临床上脂肪肝的治疗尚无特异性疗法，主要采用调脂护肝的药物，但是疗效尚不肯定，而且还有药物不良反应，长期使用还可能造成药物依赖，效果并不理想。中医治疗脂肪肝有着独特优势，能显著提高临床疗效，且无明显不良反应，有较广阔的应用前景。中医在其治疗过程中多以扶正祛邪为主：虚则补之，故有补气健脾法、养阴柔肝法，如四君子汤、金匮肾气丸、香砂六君子汤等；实则泻之，故有疏肝解郁法、化痰祛湿法、活血化瘀通络法等，如柴胡疏肝散、二陈汤、膈下逐瘀汤等。具体案例如下。

一、李振华验案

患者，男，35 岁。

初诊：2007 年 7 月 28 日。

主诉：间断右胁疼痛 4 年。

现症：右胁部持续性胀痛，脘闷不舒，过食油腻后加重，口服"舒胆片"症状可缓解，纳寐一般，大便不爽。

诊查：患者自诉无病毒性肝炎及自身免疫性肝炎病史，平素饮酒少量、活动量少；肝功能示 ALT 127 U/L，AST 54 U/L；B 超示脂肪肝。舌质偏红，苔薄白，脉沉弦。

临床诊断：脂肪肝。

辨证：脾虚肝郁，湿阻络瘀。

治法：健脾疏肝，理气活血，清热化湿消积。

处方：香砂六君子汤加减。炒白术 10 g，茯苓 10 g，陈皮 6 g，半夏 10 g，炒白芍 6 g，炒香附 6 g，砂仁 8 g，桂枝 3 g，乌药 6 g，小茴香 6 g，沉香 5 g，枳壳 6 g，木香 4 g，郁金 8 g，川楝子 12 g，莪术 12 g，茵陈 15 g，青皮 10 g，丹皮 10 g，鸡内金 10 g，山楂 12 g，甘草 2 g。14 剂，水煎服，每日 1 剂。

二诊：服上方后右胁部疼痛消失，复查肝功能 ALT 较前明显下降，AST 恢复正常。现纳眠可，二便调，余无明显不适。舌淡红，苔薄白，脉沉弦。诸症消失，肝功能趋于正常，故上方茵陈减为 10 g，加太子参 12 g 以补脾益气，五味子 10 g 以增强降酶之效。继服 14 剂，巩固疗效。

【按语】脂肪肝是肝脏代谢性疾病，近年来脂肪肝患者大幅增加，现已成为我国常见的慢性肝病之一。李老曾诊治多例脂肪肝患者，认为本病病位虽在肝，但与脾胃密切相关，从脾胃论治确为有效方法之一。胁为肝胆经脉循行之处，胁痛之作，主要由于肝脏功能失常。然而"百病皆由脾胃衰而生"（《脾胃论》），脾胃虚弱是其病理基础，肝脾失调是导致胁痛的主要因素。明代张景岳曾提出"以饮食劳倦而致胁痛者，此脾胃之所传也……"，本案患者饮食不节，过食肥甘，损伤脾胃，脾胃虚弱，运化无力，痰湿阻滞，致土壅木郁，肝失条达，疏泄不利，胁络痹阻而见之胁痛、脘闷、大便不爽、舌质偏红、苔薄白、脉沉弦，均为脾虚肝郁，湿阻络瘀之症。治疗原则根据"不通则痛""不荣则痛"的理论，采取健脾疏肝为主，辅以理气活血、清热化湿消积之法，方取香砂六君子汤加减。方中白术、茯苓、陈皮、半夏健脾益气燥湿，木香、青皮、香附、乌药、川楝子疏肝理气止痛；配伍枳壳、郁金行气活血，解郁止痛；桂枝、白芍通调血脉，缓急止痛；辅以丹皮清热凉血，茵陈清热利湿，且药理学研究茵陈能降低血清转氨酶的活性；鸡内金、山楂助脾健胃，消食化积，山楂尤适用于肉食积滞。肝苦急，急用甘草以甘缓之，且有调和诸药之意。全方共奏健脾疏肝、理气活血、清热化湿消积之效。

二、裴正学验案

案 1：

患者，女，39 岁。

初诊：2012 年 12 月 10 日。

主诉：肝区隐痛伴胸闷 1 年。

现症：肝区隐痛，口苦口干，胸闷心悸，头晕，不善运动，下肢沉重，月经提前，量多夹有血块，经来腹痛，小便黄溺，大便干结。

诊查：肝功能正常；三酰甘油 3.8 mmol/L；B 超示脂肪肝，慢性胆囊炎；舌质红，苔薄白，舌体胖大，脉弦滑数。

临床诊断：脂肪肝，慢性胆囊炎。

辨证：肝郁气滞，痰湿瘀阻。

治法：疏肝理气，健脾化痰。

处方：丹栀逍遥散、桃红四物汤、降脂方加减。丹皮 6 g，栀子 10 g，柴胡 10 g，白术 10 g，茯苓 10 g，甘草 6 g，桃仁 10 g，红花 6 g，当归 10 g，白芍 10 g，生地黄 12 g，川芎 6 g，延胡索 10 g，丹参 20 g，茵陈 20 g，山楂 10 g，桑寄生 10 g，枸杞 10 g，何首乌 10 g，川牛膝 10 g，薏苡仁 30 g，香附 6 g，益母草 15 g。14 剂，水煎服，每日 1 剂。

二诊：服药后，月经按月来潮，再未腹痛，肝区疼痛及口苦口干减轻，舌质红，苔薄白，脉弦滑。证属肝郁脾虚，以丹栀逍遥散、柴胡疏肝散、降脂方加减。丹皮 6 g，栀子 10 g，柴胡 10 g，白术 10 g，茯苓 10 g，甘草 6 g，当归 10 g，白芍 10 g，香附 6 g，川芎 6 g，陈皮 6 g，枳实 10 g，丹参 20 g，茵陈 20 g，山楂 10 g，桑寄生 10 g，枸杞 10 g，何首乌 10 g，川牛膝 10 g，薏苡仁 30 g，香附 6 g，益母草 15 g。14 剂，水煎服，每日 1 剂。

三诊：服药 1 个月，诸症好转，血脂指标下降。坚持每月服用二诊方 7 剂以巩固疗效。

【按语】现代中青年由于工作节奏快，日常工作生活劳神过度，加之饮食不节，生活无序，常致脾虚生化无源，痰湿内生，肝郁气滞终致瘀血内阻。裴老认为治疗脂肪肝应以健脾疏肝、利湿化痰、活血化瘀为主要法则。脂肪性肝病的病位在肝，与脾、胃、肾关系密切。其病机主要为肝失疏泄、脾失健运、肾失气化，以致痰湿瘀滞。本病的病理特点为本虚而标实，本虚为脾胃气虚、肝肾亏虚；标实为痰湿内蕴、气滞血瘀。裴老认为此型患者多合并有慢性胆囊炎、胆结石或慢性胰腺炎等病史。该例患者素体肥胖，症见肝区隐痛、胸闷心悸、经期先至，结合舌脉可辨证为肝郁气滞、痰湿瘀阻证。肝主疏泄，调畅气机，促进脾胃运化，若情志失调，肝失疏泄，肝气郁结，则气滞血瘀，瘀阻肝络；治疗应以疏肝理气为主，兼以健脾化痰。方选丹栀逍遥散、桃红四物汤、降脂方加减。丹栀逍遥散清热疏肝、健脾解郁；桃红四物汤活血化瘀；降脂方化浊降脂，患者月经不调，故加用益母草活血调经为用，共奏疏肝理气、健脾化痰、活血化瘀之效。

案 2：

患者，女，50 岁。

初诊：2012 年 6 月 12 日。

主诉：头晕 3 年。

现症：头晕胸闷，腰膝酸软，腿困，乏力气短。舌质红，苔白腻，舌体胖大，舌下脉络曲张紫滞，脉沉缓。

诊查：患者体胖多脂，血压 140/90 mmHg；肝功能正常；三酰甘油 4.5 mmol/L，总胆固醇 8.7 mmol/L；B 超示脂肪肝。

临床诊断：脂肪肝，高血压 I 级（高危）。

辨证：脾肾亏虚，痰湿不运，脉络瘀阻。

治法：健脾补肾，化痰除湿，活血化瘀，降脂排浊。

处方：香砂六君子汤、平胃散、瓜蒌薤白半夏汤、冠心Ⅱ号、降脂方加减。党参 15 g，炒白术 10 g，茯苓 12 g，甘草 6 g，陈皮 6 g，半夏 6 g，木香 10 g，砂仁 3 g，苍术 6 g，厚朴 6 g，瓜蒌 10 g，薤白 10 g，赤芍 10 g，川芎 10 g，红花 6 g，降香 10 g，丹参 20 g，茵陈 20 g，山楂 10 g，桑寄生 10 g，枸杞 10 g，何首乌 10 g，薏苡仁 30 g。水煎服，每日 1 剂，服用 14 剂。

二诊：患者服药后血压下降至 130/85 mmHg，胸闷气短、头晕腿困减轻，血脂未查。舌质红，舌苔薄白，舌体胖大，舌下脉络曲张紫滞，脉滑。原方加炒杜仲 10 g。继续服用 14 剂，一剂分 4 次服用。

三诊：服药 30 余剂，血压正常，血脂均有下降，B 超示脂肪肝程度减轻，头晕、胸闷、气短等症状均明显好转，舌下脉络曲张减轻，将此药取 5 剂，共研为末，每服 10 g，一日 3 次，以巩固疗效。

【按语】裴老经常引述明代张景岳"痰之化无不在脾，痰之本无不在肾"。除了脾阳亏虚可致水湿停运、痰浊内生导致痰瘀互结外，肾气亏虚，不能化气行水，也可以导致水湿停留，与痰浊、瘀血互结于肝。同时，脾运化水湿的功能也依赖于肾阳的温煦作用，肾阳亏虚，则脾失温煦，脾失健运致痰湿内生为病。痰浊膏脂作为病理因素，可以阻碍脾胃功能，导致气机升降失常，以致清阳不升、浊阴不降，故可见头晕头昏、胸闷气短、腹胀痞满、形体肥胖、小便混浊、尿如膏淋、大便干结等症。这不仅会导致脂肪肝的形成，而且糖尿病、高血压、冠心病、高脂血症等无不与此有关；痰瘀互结于肝，肝之升发、疏泄、条达之性受到抑制，肝失疏泄致肾不能输精，肾失封藏，精微不固而下泄，则成为糖尿病、肾病等；肝肾阴虚、肝阳上亢则形成高血压。该例患者素体肥胖，症见乏力气短、腰膝酸软，结合舌脉可辨证为脾肾亏虚、痰湿不运、脉络瘀阻证；脾胃为后天之本，气血生化之源，并主运化水湿；脾虚，中气不足，故见疲倦乏力；脾虚聚湿成痰，则见舌体胖大，苔白腻；肝气郁滞日久，形成瘀血阻络，便见舌下脉络曲张紫滞。脂胁肝发病年龄以中年和老年患者居多，男、女之生长、发育、壮盛、衰老是由肾精、肾气之充盈虚损而定。经云："人年四十，而阴气自半也，起居衰矣。"故中老年患者肾中精气渐衰，气血渐虚，治疗应以滋补肝肾为主，兼活血化瘀。方选香砂六君子汤、平胃散、瓜蒌薤白半夏汤、冠心Ⅱ号、降脂方加减。方中党参、白术益气健脾；桑寄生、枸杞、何首乌补益肝肾；茯苓利水渗湿以化痰浊；陈皮、苍术、厚朴、瓜蒌燥湿化痰；赤芍、红花、丹参行血化瘀，配合薤白通阳散结，并酌情加入降脂中药如山楂、薏苡仁等一同煎服，共奏健脾补肾、化痰除湿、活血化瘀、降脂排浊之效。

三、康良石验案

患者，男，43 岁。

主诉：右上腹胀闷不舒 1 月余。

现症：患者自觉右胁时胀闷不舒、喜按喜揉，纳寐一般，小便黄，大便非溏则泻。

诊查：右胁心窝部可触及积块、质地充实。肝功能检查示 ALT 65 U/L；总胆固醇 300 mg/dL，三酰甘油 150 mg/dL；B 超提示脂肪肝形成。观其体肥、舌胖，苔白腻，脉弦。

临床诊断：脂肪肝。

辨证：肝脾气虚，运化失调。

治法：益气健脾，疏肝解郁。

处方：益气芪术汤。并加服山楂精降脂片，每次 2 片，每日 3 次，饭后，开水送下。白术 10 g，黄芪 15 g，茯苓 15 g，陈皮 5 g，鸡内金 10 g，薏苡仁 15 g，升麻 5 g，北柴胡 10 g，佛手柑 10 g，郁金 10 g，枳实 5 g，焦山楂 10 g，藿香 5 g，醋鳖甲 15 g，炙甘草 3 g。

二诊：治疗 2 周，右胁胀闷明显改善，大便日尚 2 次，仍不成形。汤剂再加炒二芽各 10 g。

三诊：1 个月后，右胁胀闷明显减轻，大便成形，舌苔薄腻，脉弦缓，体重未再增加。复查肝功能无异常，血脂有回降趋向。效不更方、汤剂改为隔日一剂。

观察 3 个月，症状消失，舌尚胖，苔薄白，脉弦缓，右胁积块化软回消。B 超示脂肪肝程度减轻；肝功能正常；总胆固醇 220 mg/dL，三酰甘油 100 mg/dL。改为丸剂调理。

【按语】 该例患者素体肥胖，症见右胁时胀闷不舒、喜按喜揉，胁心窝部可叩及积块、质地充实，结合舌脉可辨证为肝脾气虚，运化失调证。《金匮要略》云："见肝之病，知肝传脾，当先实脾。"这提示治肝病的同时，要注意调补脾胃，而脾胃正气充实，可防止肝病的发展。脾失健运，不能运化津液，水湿停聚成痰，痰湿互结，流注血脉使体内血脂升高，肝主藏血，脂质积聚于肝，则成脂肪肝。痰饮的输布虽与肺、脾、肾和三焦均有关，但脾失健运是主因，因为脾为生痰之源，《证治准绳》曰："脾虚不分清浊，停留津液而痰生。"本证按中医理论，治疗时以和胃健脾、疏肝解郁为主，亦即是实脾调肝，着重于益气以扶助肝脾升降出入之气机，改善失常的传化功能，消除内停的湿浊，以化积聚过多之脂肪。方选益气芪术汤加减。方中白术、黄芪益气健脾，茯苓、陈皮利水化湿，鸡内金健脾消食，柴胡、升麻升举脾阳，佛手柑、郁金疏肝解郁，枳实破气消积，藿香化湿消浊，并加用降脂中药山楂、薏苡仁等共奏益气健脾、疏肝解郁、降脂排浊之效。

（郝若冰）

参 考 文 献

[1] 刘发文. 中药清肝方联合辛伐他汀治疗脂肪肝的疗效研究 [J]. 现代消化及介入诊疗, 2016, 21 (2): 239-241.

[2] 李振华, 李郑生, 郭淑云. 李振华学术思想与临证经验集 [M]. 北京: 人民卫生出版社, 2011.

[3] 裴正学. 国医名师裴正学医学经验集 [M]. 北京: 中国中医药出版社, 2016.

[4] 康俊杰, 吴剑华, 陈进春. 康良石肝病指归 [M]. 北京: 中国中医药出版社, 2015.

[5] 张仲景. 金匮要略 [M]. 北京: 中国医药科技出版社, 2018.

[6] 王肯堂. 证治准绳（上）[M]. 北京: 人民卫生出版社, 1991.

[7] 唐金模, 梁惠卿. 中西医结合诊疗脂肪肝 [M]. 北京: 化学工业出版社, 2019.

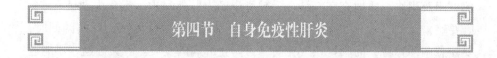

第四节 自身免疫性肝炎

自身免疫性肝炎（autoimmune hepatitis，AIH）是一种由针对肝细胞的自身免疫反应所介导的肝脏实质炎症，以血清自身抗体阳性、高免疫球蛋白G和（或）γ-球蛋白血症、肝组织学上存在界面性肝炎为特点，如不治疗可导致肝硬化、肝衰竭。自身免疫性肝炎的临床表现多样，一般表现为慢性、隐匿性起病，最常见的症状包括嗜睡、乏力、全身不适等，可见肝脾大、腹腔积液等体征，约1/3患者诊断时已存在肝硬化的表现。本病多见于女性，男女发病比例约为1∶4。

根据自身免疫性肝炎的临床症状，可将其归属于中医"胁痛""黄疸"等范畴。中医认为本病病机为本虚标实，本虚是正气虚弱，以肾虚、阴虚为主，标实为湿热瘀毒蕴结，肝失条达。本病病位多与肝脾相关，病久及肾。临床常见有湿热内蕴证、瘀血阻络证、肝肾阴虚证等，且多有兼证。疾病初期以湿热邪气为患，治宜疏肝清肝以祛邪；日久正气渐虚，治疗同时应不忘补养肝肾。总体治疗大法应以清热利湿，滋补肝肾为主。临床常用的经验方有滋水清肝饮、逍遥散、柴胡解毒汤、一贯煎等。

本病西医治疗尚无特效药物，一般推荐使用泼尼松（龙）和硫唑嘌呤治疗，总体治疗目标是获得肝组织学缓解、防止肝纤维化的发展和肝衰竭的发生，缓解患者临床症状，提高生存质量，延长生存期。然而长期使用糖皮质激素和免疫抑制剂会带来许多不良反应，且存在免疫应答不佳的情况。中医药治疗自身免疫性肝炎具有不良反应少、经济实惠、个体化等独特优势，中西医结合已经成为自身免疫性肝炎治疗的新方向。同时有学者认为自身免疫性肝炎的发病与现代人过度耗损阴精的生活习性所导致的体质学改变相关，因此积极调整生活作息，保持心情愉悦也尤为重要。具体医案如下。

一、周仲瑛验案

案1：

患者，女，43岁。

初诊：2011年3月30日。

主诉：间断身、目、尿黄 1 年余。

现病史：2009 年年底突发高热、身目黄染，检查肝功能明显异常，经住院确诊为"自身免疫性肝炎"，经泼尼松治疗病情控制后停药。2010 年年底病情复发，用泼尼松仍可控制，但逐渐减量至隔日 1 粒后，病情再度复发，因忧虑激素不良反应而寻求中医诊治。

现症：心下痞硬不舒，尿黄，大便正常，纳食正常。

诊查：近期查肝功能示 ALT 193 U/L，AST 147 U/L，TBIL 33.9 μmol/L，DBIL 4.9 μmol/L，IBIL 29 μmol/L，ALB 44.3 g/L，GLO 32.6 g/L。舌质暗红，舌苔黄薄腻，脉细。

临床诊断：自身免疫性肝炎。

辨证：肝胆湿热瘀郁。

治法：疏肝利胆，清化湿热。

处方：茵陈蒿汤加减。醋柴胡 9 g，茵陈 10 g，熟大黄 6 g，栀子 10 g，黄柏 10 g，炒苍术 10 g，厚朴 5 g，炒黄芩 10 g，鸡骨草 20 g，地肤子 15 g，郁金 10 g，赤芍 12 g，垂盆草 50 g，苦参 9 g，甘草 5 g。14 剂，每日 1 剂，常法煎服。

二诊：2011 年 4 月 14 日。自觉心下痞硬消失，疲乏无力，食纳如常。舌质红，舌苔黄薄腻，脉细。服药 2 周后复查肝功能恢复正常，守方继投。上方加僵蚕 10 g，蝉衣 5 g，姜黄 10 g，去郁金，继服 28 剂。

三诊：2011 年 5 月 11 日。已停用泼尼松 20 天，大便质稀，日 1~2 次，满月脸减轻。舌质淡，苔黄薄腻，脉细。复查肝功能正常。初诊方加僵蚕 10 g，蝉蜕 5 g，姜黄 10 g，山楂 10 g，神曲 10 g，葛根 15 g，减熟大黄、栀子、郁金。继服 42 剂。后长期服用上方，病情稳定，2012 年 5 月 8 日复查肝功能完全正常。

【按语】周老认为自身免疫性肝炎临床症状与慢性乙型肝炎类似，如胁肋疼痛、乏力、恶心纳差、腹胀便溏等，其治疗思路应与慢性乙型肝炎相一致，基本病理因素是湿热之邪，且贯穿整个病程。湿热之邪入里，与脾湿相合，湿热壅滞中焦，清化湿热是其治疗大法。患者舌苔黄腻，符合湿热内蕴之征，治以疏肝利胆、清化湿热，以茵陈蒿汤为主方随证加减。方中茵陈苦泄下降，善能清利湿热；栀子清热泻火，通利三焦，助茵陈引湿热而从小便去。大黄泄热逐瘀，通利大便，导瘀热而从大便去。加用醋柴胡以疏肝理气，炒黄芩、黄柏以加强清热利湿之力；赤芍、郁金以凉血化瘀；鸡骨草、垂盆草加强清热利湿之力，炒苍术、苦参、厚朴味苦善燥湿；甘草调和诸药。同时周老认为自身免疫性肝炎可按中医的"痹证""燥证""阴阳毒"等辨证治疗，可适当运用祛风利湿、滋阴润燥、凉血解毒之品。现代药理学研究发现僵蚕、蝉蜕、地肤子具有抗炎及免疫抑制作用。本则病例在茵陈蒿汤基础上，加用僵蚕、蝉蜕祛风散结，地肤子凉血祛风，姜黄祛风通络，收效颇佳。

案 2：

患者，女，57 岁。

初诊：2005 年 11 月 14 日。

主诉：恶心纳差、乏力 1 年余。

现症：恶心欲呕，纳食不佳，乏力，伴右后背痛，每夜燥热，口干口苦，盗汗，双腿酸软无力，小便偏黄，大便干结，1～2 日一行。

诊查：2004 年 2 月因恶心纳差、乏力在某院检查，发现肝功能明显异常（具体不详），HBV-DNA 正常，乙肝两对半（－），抗核抗体（＋＋＋），诊断为"免疫学性肝功能损伤"。曾治疗半年多（具体用药不详），查肝功能均未恢复正常。近期复查肝功能示 ALT 169 U/L，AST 211 U/L。γ－谷氨酰转移酶 103 U/L。碱性磷酸酶 277 U/L。舌尖暗红，质紫，中有裂纹，舌苔薄黄，脉小弦滑。

临床诊断：自身免疫性肝炎。

辨证：肝肾阴伤，湿热瘀郁。

治法：滋阴疏肝，清热化湿。

处方：一贯煎合秦艽鳖甲散加减。北沙参 10 g，麦门冬 10 g，生地黄 12 g，枸杞子 10 g，川楝子 10 g，当归 9 g，秦艽 10 g，炙鳖甲 12 g（先煎），茵陈 12 g，牡丹皮 10 g，丹参 10 g，垂盆草 30 g，合欢皮 15 g，老鹳草 15 g，雷公藤 5 g，银柴胡 6 g，苦参 10 g，苍耳草 15 g。水煎服，每日 1 剂。

二诊：2005 年 11 月 21 日。上方服用后口干明显减轻，大便转畅，仍感睡眠差，药已奏效，原方加十大功劳叶 10 g，白薇 10 g，知母 9 g，夜交藤 20 g。

三诊：2005 年 12 月 12 日。服药后烘热感明显缓解，双腿酸软好转，行走有力，大便偏稀，舌紫，苔薄黄，脉细滑。复查肝功能，各项指标均有下降，效不更方。初诊方加十大功劳叶 10 g，白薇 15 g，夜交藤 20 g，石斛 9 g，焦白术 10 g，山药 12 g，地骨皮 12 g。继服 14 剂，以善其后。

【按语】《素问·阴阳应象大论》云："年四十而阴气自半也。"自身免疫性肝炎好发于中老年妇女，因围绝经期肾气渐虚，阴精亏损，肝肾乙癸同源，肾精不足，肝血无源化生，肝血不足，失于濡养。肝阴和肾阴互相滋养，肾阴不足，则肝阴亏虚。该患者为中老年女性，燥热夜甚，盗汗，双腿酸软无力，大便干结难解，舌有裂纹，素体阴虚，燥热明显，伴有口干口苦，溲黄，又兼有湿热瘀滞之象，总体辨证为肝肾阴伤，湿热瘀郁证。《临证指南医案·肝风篇》云："肝为风木之脏，因有相火内寄，体阴而用阳，其性刚，主动，主升，全赖肾水以涵之，血液以濡之。"方选一贯煎滋阴疏肝，秦艽鳖甲散滋阴养血，辨证加用清热利湿、活血化瘀之品。肝体阴而用阳，喜条达恶抑郁，一贯煎功能滋阴疏肝，大队滋阴养血药中，少佐一味川楝子疏肝理气，补肝与疏肝相结合，诚为滋阴疏肝之名方。秦艽鳖甲散具有滋阴养血、退热除蒸之功，对原因不明的长期或反复低热且证属阴亏津伤者疗效颇佳。再配合清热利湿、活血化瘀之品，以清利肝经湿热瘀郁之邪，全方共奏滋阴疏肝、清热化湿之效。

二、韦绪性验案

患者，女，65 岁。

初诊： 2017 年 9 月 14 日。

主诉： 诊断自身免疫性肝炎 1 年余。

现病史： 1 年前体检时发现肝功能异常，经某肝病专科医院进一步检查，排除甲型肝炎、丙型肝炎等传染性肝炎，诊断为"自身免疫性肝炎"，经中西药治疗 1 个月后肝功能无明显改善。

现症： 因忧疾而渐致右胁胀痛不适，每因闻异味而加重，纳差，口苦，胃脘不适，喜叹息，形体消瘦，面色萎黄，倦怠乏力，小便调，大便稀溏，日行 1~2 次。

诊查： 肝功能检查示 ALT 140.5 U/L，AST 190.2 U/L。碱性磷酸酶 503.3 U/L。γ-谷氨酰转移酶 338 U/L。彩超诊断为肝损伤。舌体略胖，舌质淡略暗，苔薄白腻微黄，脉略弦。

临床诊断： 自身免疫性肝炎。

辨证： 脾虚肝郁，气血郁滞，湿郁化热。

治法： 健脾疏肝，养血行血，佐以清利湿热。

处方： 四君子汤合逍遥散加减。党参 25 g，麸炒白术 15 g，柴胡 12 g，白芍 12 g，当归 15 g，茯苓 25 g，麸炒枳壳 12 g，醋三棱 12 g，醋莪术 12 g，茵陈 15 g，败酱草 15 g，炒鸡内金 15 g，炙甘草 6 g。14 剂，每日 1 剂，水煎 400 mL，分 2 次温服。嘱其适寒温，调情志。

二诊： 右胁肋胀痛较前减轻，喜叹息未再发，纳食增加，但倦怠乏力、大便稀溏同前，效不更方，上方加黄芪 25 g，麸炒白术增至 20 g，继服 14 剂。

三诊： 右胁肋胀痛偶作，乏力有所缓解，大便恢复正常，上方减醋三棱、醋莪术，麸炒白术减至 15 g，守方继用 10 剂。

四诊： 右胁肋胀痛消失，舌体略胖，舌质淡，舌苔由薄白微黄转为薄白腻，脉沉缓。复查肝功能示 ALT 36.5 U/L，AST 40.7 U/L；碱性磷酸酶 53.3 U/L；γ-谷氨酰转移酶 47 U/L。上方减茵陈、败酱草，继服 15 剂，以善其后。随访半年，病情稳定。

【按语】 自身免疫性肝炎可归属于中医学"胁痛"之范畴。本例患者素体消瘦，面色萎黄，纳差，加之因忧病难愈，而渐致胁肋胀痛，显属土壅木郁，即脾胃气虚，运化失常，湿聚中焦阻滞气机，肝失疏泄条达而发病。脾胃为后天之本，气血生化之源，土壅木郁则木郁乘土，而加重脾虚，气血生化乏源，肝脉失养，不荣则痛。故其治疗以健脾疏肝、养血行血为主，佐以清利湿热，且健脾益气一法需运用于病程始终。方中用四君子汤甘温益气，健脾燥湿，加黄芪以增强益气助运之力；合逍遥散以养血疏肝，兼能健脾益气；加入鸡内金，以和胃降逆、消食健胃；醋三棱与醋莪术相配，以疏肝理气、活血止痛；茵陈清利肝胆湿热，败酱草清热解毒。全方以健脾益气、养血疏肝为主，补而不峻，温而不燥，且守方守法，而收全功。

三、王文彦验案

患者，女，43 岁。

初诊： 1997 年 9 月 4 日。

主诉： 身、目、尿黄 3 月余。

现病史： 患者 3 个月前无明显诱因出现身、目、尿黄，于当地医院住院治疗，查甲、乙、丙、戊肝相关病毒均为阴性，肝功能提示谷丙转氨酶和胆红素明显升高，经对症治疗后，疗效不佳。随后转诊至北京某医院经肝活检诊断为"自身免疫性肝炎"，经地塞米松及泼尼松治疗，病情稳定，转氨酶波动在 120 U/L 左右，胆红素波动在 80 μmol/L 左右，后泼尼松减至 15 mg/d，病情即又加重。

现症：身、目黄染，神疲乏力，纳呆，厌食油腻，右胁隐痛，脘腹胀满，大便质稀，尿黄。

诊查：舌淡红，暗滞，苔黄，脉滑。

临床诊断：自身免疫性肝炎。

辨证：湿热蕴结肝胆。

治法：清热利湿，活血通脉。

处方：茵陈 50 g，虎杖 20 g，制大黄 15 g，木通 10 g，茜草 20 g，豨莶草 30 g，桃仁 20 g，香附 20 g，赤芍 20 g，黄芩 20 g，苍术 20 g，地龙 15 g，生甘草 30 g。6 剂，每日 1 剂，水煎服，分 3 次口服。

二诊：1997 年 9 月 11 日。脘腹胀满及胁痛较前减轻，大便仍质稀，每日 2 次，余症同前。舌淡红，暗滞，苔黄，脉滑。上方加炮山甲 10 g，枳实 15 g，路路通 20 g。10 剂，每日 1 剂，水煎服，分 3 次口服。

三诊：1997 年 9 月 22 日。脘腹胀满及胁痛基本消失，身、目黄染较前消退，大便仍质稀不成形，每日 2 次，纳食增加，仍感倦怠乏力。舌淡红，暗滞，苔黄，脉滑。上方去地龙，加白术 20 g，白豆蔻 15 g。12 剂，每日 1 剂，水煎服，分 3 次口服。

四诊：1997 年 10 月 4 日。泼尼松已停用 5 天，身、目黄染持续消退，食欲渐佳，无厌食油腻、脘腹胀满、胁肋疼痛等不适，仍感乏力倦怠，大便同前。舌淡红，苔黄，脉滑。上方去木通、枳实，加山药 20 g，太子参 20 g。10 剂，每日 1 剂，水煎服，分 3 次口服。

五诊：1997 年 10 月 15 日。仍感轻度乏力，纳食及二便如常，身、目黄染基本消退，无其他不适。舌淡红，苔白，脉滑。复查肝功能示 ALT 32 U/L，AST 40 U/L，TBIL 23 μmol/L，DBIL 3.4 μmol/L，IBIL 19.6 μmol/L。**处方**：茵陈 30 g，虎杖 20 g，茜草 20 g，豨莶草 30 g，路路通 15 g，香附 15 g，苍术 20 g，白术 20 g，太子参 20 g，赤芍 20 g，桃仁 20 g，当归 20 g，黄芪 30 g。15 剂，每日 1 剂，水煎服，分 3 次口服。

【按语】叶天士在《临证指南医案》中云："初病湿热在经，久则瘀热入络。"该患者初诊时湿热郁积明显，湿重于热，初诊方中大量清热利湿之品，茵陈善清利湿热，虎杖利湿退黄，制大黄泄热逐瘀，木通清热通淋，豨莶草清热解毒；黄芩、苍术清热燥湿，香附、枳实行气力强；赤芍、茜草凉血活血，佐以桃仁、地龙活血通络；生甘草调和诸药。然初诊方收效甚微，缘其湿热郁积日久，气血运行不畅，湿热瘀黄难去，故需增强行气活血之力。二诊加用炮山甲、路路通以加强活血通络之功。服后患者脘腹胀满、纳呆好转，黄疸渐退，但大便仍溏，脾虚症状明显，此时湿热瘀滞之邪已退大半，可在祛邪同时加用扶正之品，如白术、太子参等温补之品，增强益气健脾之功，以善其后。

（杜　珊）

参 考 文 献

[1] 中华医学会肝病学分会，中华医学会消化病学分会，中华医学会感染病学分会. 自身免疫性肝炎诊断和治疗共识（2015）[J]. 中华传染病杂志，2016，34（4）：193-208.

[2] 黎胜，施梅姐，萧焕明，等. 自身免疫性肝炎中医医案诊治规律数据挖掘 [J]. 中医杂志，2017，58（14）：1237-1240.

[3] 王静，贾建伟，袁晨翼. 贾建伟教授运用燮理阴阳法治疗自身免疫性肝炎经验 [J]. 中西医结合肝病杂志，2020，30（5）：460-462.

[4] 陈四清. 周仲瑛教授清热化湿治疗免疫性肝炎 [J]. 实用中医内科杂志，2013，27（1）：16，18.

[5] 吴大真，李瑶，杨建宇. 国医大师验案良方·肝胆肾卷 [M]. 北京：学苑出版社，2010：7.

[6] 韦绪性. 全国名老中医韦绪性医论医案精要 [M]. 北京：中国中医药出版社，2020：6.

[7] 卢秉久，张艳，郑佳连. 王文彦肝病辨证思维经验集 [M]. 北京：科学出版社，2015：4.

[8] 刘翠敏，郭丽颖，杨建秀，等. 贾建伟从气血论治自身免疫性肝炎验案1则 [J]. 中医药导报，2017，23（24）：104-105.

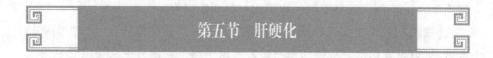

第五节　肝硬化

肝硬化是各种慢性肝病进展至以肝脏弥漫性纤维化、假小叶形成、肝内外血管增生为特征的病理阶段，代偿期无明显临床症状，失代偿期以门静脉高压和肝功能严重损伤为特征。患者常因并发腹水、消化道出血、脓毒症、肝性脑病、肝肾综合征和癌变等导致多脏器功能衰竭而死亡。关于肝硬化的形成，学者普遍认为是由乙型、丙型肝炎病毒持续感染，酒精性肝病，自身免疫性肝病，遗传、代谢相关性肝病，寄生虫感染等致病因素诱发肝细胞损伤产生持续的炎症反应，加之各种细胞因子不断活化、增生及细胞外基质合成，并不断沉积从而引起的。

中医学原无肝硬化病名记载，而是根据其病理变化和临床表现，多将其归属于"积聚""胁痛""黄疸"等范畴。其病因大多为邪毒侵袭、情志郁结、酒食内伤、毒虫感染等。虽然其原发病因各异、临床表现不尽相同，但基本病机多为病邪日久、正虚邪盛、肝络受损、气滞血瘀，可概括为虚损生积、正虚血瘀。

治疗上，西医学重视病因治疗，辅以抗炎、抗纤维化治疗，并积极防治并发症。基于现代研究水平，对肝硬化的治疗仍是医学研究领域的难题，部分患者经严格的病因治疗后仍存在纤维化的持续进展。目前尚无明确报道具有抗肝纤维化的化学药物及生物制剂，而中医药在抗肝纤维化方面有显著疗效，故抗肝纤维化治疗应以中医药为主。中医治疗原则以活血化瘀、扶正补虚、清热解毒利湿为主。在肝硬化病变的不同阶段，根据患者感受的病邪不同或体质差异，可有不同的证候类型表现，主要有肝胆湿热、肝郁脾虚、肝肾阴虚等主要证型。故在临证治疗时，应病证结合、基本治法与辨证论治结合，灵活运用。

一、李佃贵验案

患者，男，32 岁。

初诊： 2012 年 12 月 8 日。

主诉： 右胁肋部胀痛 1 年，加重 3 天。

现病史： 既往有慢性乙型肝炎病史，诊断为慢性肝炎肝硬化（规范病名：乙型肝炎肝硬化）。

现症： 右肋疼痛，头痛，饮食不振，口干苦，鼻衄牙宣，小便黄，身倦怠，目黄。

诊查： 肝功能检查示 ALT 186 U/L，AST 95 U/L。B 超示肝硬化声像。舌苔白，脉弦滑。

临床诊断： 慢性肝炎肝硬化。

辨证： 肝经郁热，血瘀热结。

治法：平肝退热，和血理气。

处方：清肝汤方加减。茵陈 15 g，黄连 9 g，田基黄 15 g，红景天 15 g，栀子 12 g，龙胆草 9 g，厚朴 9 g，枳实 9 g，当归 15 g，川芎 9 g，大黄 9 g，炒鸡内金 15 g，莪术 9 g，甘草 6 g。7 剂，水煎服，日 1 剂，水煎取汁 300 mL，分 2 次温服。

二诊：症状好转，脉弦稍有力。按原方加郁金 15 g 以清肝热。再进 7 剂。

三诊：唯背酸沉，无其他自觉症状，脉和缓。继服上方巩固疗效。患者共加减服药 3 个月，症状消失，复查肝功能恢复正常。

【按语】 李老认为人之精神气血得以平和而恚怒不生者，乃肝木不郁、胆火不亢使然，所以调血必先调气，熄火而尤在和血；血得和气则流畅，血得邪气则烁灼凝结，所以血脉流通不滞，全赖肝胆疏泄之功。而肝病日久，气滞血瘀，浊毒内蕴，肝脏失养，渐成肝硬化之病。总之，不越乎木郁为火，血因热结而成。本案患者胁肋作痛、头痛、口干苦、小便黄等症皆由肝胆郁火为祟，肝胆分布于季肋少腹之间，血因热郁，故胁肋沉坠作痛，如唐容川所说"肝有郁火，胸胁刺痛"；口干苦、苔白腻，为胃湿热上熏于口舌；脉弦滑，为内有热邪，血被气鼓之象；衄血、目黄，肝血有郁热；热遗于膀胱则小便黄；《金匮要略》有"见肝之病，知肝传脾"，今肝木横逆侮土，脾失健运之常，故见饮食不振；身倦怠乏力，乃壮火食气，而卫气不充也。以上辨证属肝经郁热，血瘀热结，治以平肝退热、和血理气，方用清肝汤加减。方中茵陈、大黄、黄连、栀子、龙胆草清肝利胆，当归、川芎荣血养肝，田基黄、红景天扶正保肝，厚朴、枳实行滞化痞，炒鸡内金、莪术消食和胃，甘草和中。

二、杨震验案

患者，男，60 岁。

初诊：2017 年 4 月 17 日。

主诉：反复腹胀、纳差、尿少 5 年，加重 1 个月。

现病史：患者于 5 年前因肝硬化、上消化道出血经治疗后行肝内门体静脉内支架分流术，后多次因腹水、上消化道出血、肝性脑病在市某医院住院治疗。

现症：腹胀明显，尿少，乏力、纳差，口干，夜休差，大便成形，

1 次/日。

诊查：全身皮肤、巩膜中度黄染，肝掌（＋），蜘蛛痣（－），腹膨隆，腹围 95 cm，移动性浊音（＋），腹壁静脉曲张，双下肢中度凹陷性水肿。舌质暗红、少苔，舌下络脉迂曲，脉革。肝功能检查示 TBIL 57.8 μmol/L，ALT 14 U/L，AST 26 U/L；PT 19.40 s，INR 1.68；B 超示肝硬化，脾大（厚 55 mm，长 136 mm，门静脉 9 mm），胆囊水肿，大量腹水。

临床诊断：①失代偿期肝硬化，慢性肝衰竭，脾功能亢进；②肝内门体静脉内支架分流术术后；③顽固性腹水。

辨证：肝肾阴虚，瘀血阻滞。

治法：养阴清热，散瘀活血，行气利水。

处方：甲苓饮合圣愈汤加减。醋鳖甲 15 g（先煎），生牡蛎 15 g（先煎），白芍 15 g，麦冬 15 g，生地黄 15 g，茯苓 15 g，猪苓 15 g，盐泽泻 15 g，党参 15 g，醋龟板 10 g（先煎），当归 10 g，阿胶 10 g（烊化），川芎 10 g，炙甘草 6 g，黄芪 20 g，白茅根 20 g，泽兰 30 g，盐车前子 30 g（包煎），熟地黄 12 g。5 剂，水煎 400 mL，早晚空腹温服，每日 1 剂。

二诊：患者尿量增加，腹水明显减少，腹围 86 cm，效不更方，原方加路路通 15 g、楮实子 10 g，再服 7 剂。

出院前再查房见舌红、苔薄，脉弦稍革。复查 B 超示微量腹水。

【按语】肝硬化腹水属中医学"鼓胀"范畴，多因湿热毒邪长期蕴积体内，缠绵日久，伤及脏腑，耗伤气血，从而引起气、血、水相互胶结的本虚标实证。肝病日久致肝、脾、肾三脏功能失调，且病日久可自伤肝阴，亦可下伤肾阴，肝肾阴亏，形成阴虚相火，相火从水泛滥，壅滞三焦，水气不利，加之瘀血阻络，发为鼓胀。此案因患者反复出血，大量使用利尿药，导致阴虚相火，病情复杂，治疗棘手。甲苓饮是杨震教授自拟以三甲复脉汤合猪苓汤组成的治疗肝肾阴虚型腹水的良方，采用《温病条辨》中"三甲复脉汤"滋阴益精、凉血息风，又用仲景治疗阴虚有热、水气不利的"猪苓汤"组成。本案结合舌脉及反复出血病史，故加大益气养血扶正力度，予以甲苓饮合圣愈汤加减。方中醋龟板滋阴益精，盐泽泻利水渗湿泄热为君药；醋鳖甲、生牡蛎助君药养阴清热、平肝息风、软坚散结；熟地黄、阿胶助醋龟板滋阴补血，猪苓助盐泽泻利水渗湿共为臣药；生地黄、麦冬以养阴清热；盐车前子、白茅根以清热利尿；黄芪、党参、茯苓以益气健脾利水；当归、川芎补血活血；白芍酸甘养阴共为佐药；泽兰酸敛入肝，利水通络，引药入经为使药。全方共奏养阴清热、软坚利水之效。

三、谌宁生验案

案1：

患者，男，43岁。

初诊： 2006年12月16日。

主诉： 反复乏力、纳差4年，腹胀大、尿少半年，加重20天。

现病史： 2002年因周身倦怠乏力、食欲减退经查诊断为"慢性乙型肝炎早期肝硬化"，2年前查B超示少量腹水，于当地市医院治疗，2020年6月自觉腹胀明显、腹部增大、尿少于湖南某医院住院治疗，病情好转后出院，但腹水未完全消退，于门诊定期服药。近20天自觉腹胀明显，伴见身、目、尿黄，遂来就诊。

现症： 乏力，纳差，腹胀如鼓，面色黧黑，小便量少，大便色黄。

诊查： 皮肤及巩膜中度黄染，肝掌（＋），蜘蛛痣（＋），腹膨隆，腹围102 cm，腹壁静脉显露，腹水征（＋），双下肢中度凹陷性水肿。舌质淡红，苔薄白，边有齿痕，脉细涩。B超示肝硬化伴腹水，巨脾，门脉高压，胆囊多发性结石，慢性炎症。肝功能检查示 TBIL 114.8 μmol/L，DBIL 35.5 μmol/L，ALT 43 U/L，AST 57 U/L，ALB 30.1 g/L，GLO 47.78 g/L。

临床诊断： 肝炎后肝硬化（失代偿期）。

辨证： 气虚血瘀，水湿内停。

治法： 健脾益气，化瘀利水，佐以利湿退黄。

处方： 益气活血利水方加减。生黄芪30 g，太子参15 g，白术10 g，茯苓15 g，猪苓15 g，地龙10 g，牵牛子10 g，泽兰10 g，茜草10 g，大腹皮10 g，白花蛇舌草15 g，枳壳6 g，车前子20 g，绵茵陈20 g，黄芩10 g，丹参15 g。上药水煎取汁，每日1剂，分2次服。配合西药护肝、降酶、护胃支持等对症治疗，适当补充人血白蛋白及新鲜血浆，并行腹腔穿刺放液术减轻腹腔压力。

二诊： 2006年12月23日。患者精神好转，诉乏力、腹胀有所改善，右上腹无明显不适，纳食稍增，夜寐可，小便量增加，24小时尿量约2000 mL，大便可。查体示皮肤巩膜轻度黄染，腹部膨隆，腹围95 cm，双下肢轻度水肿，舌脉同前。前方初获显效，守方继服。

三诊： 2007年1月12日，患者无特殊不适，复查肝功能见 TBIL

59 μmol/L，ALB 59 g/L。病情稳定，予带药出院。

【按语】本案患者乏力、纳差、腹胀如鼓，结合舌脉辨证属气虚血瘀、水湿内停证。水邪盛当祛之，但肝硬化腹水患者正气日耗，气血不足，一味攻下则正气不支，正如李中梓在《医宗必读·水肿胀满》中所说："又有表实而本虚者，泄之不可，补之无功，极为危险。"故治疗需注意攻补兼施，补虚不留邪，泄实不伤正。本案所用之益气活血利水方，以大剂量黄芪配合太子参、白术、茯苓健脾益气为关键，辅以活血化瘀通络之地龙、泽兰、丹参、茜草及利湿逐水之猪苓、车前子、绵茵陈、牵牛子等药。诸药合用，攻补兼施，标本兼治，使脾气健旺，瘀滞得化，水湿得除。

案2：

患者，男，28岁。

初诊：2007年6月18日。

主诉：反复腹胀、双下肢水肿1年伴乏力及身、目、尿黄10天。

现病史：2006年7月因出现腹部胀大伴双下肢水肿于当地医院就诊，经检查诊断为"肝硬化失代偿期（病因不详）"，后经治疗后腹水消退出院，出院后于外院门诊就诊，予口服药物治疗（具体药物不详，某一药物高度疑为核苷类抗病毒药物），病情稳定后未重视。10日前因劳累再次出现乏力、腹胀大，身、目、尿黄等症，于当地医院输液治疗无效后遂于我院就诊。

现症：乏力，纳少，腹胀，身、目黄染，发热，口干口苦，恶心，双下肢水肿，小便量少、色黄如茶，大便尚调。

诊查：慢性肝病面容，皮肤巩膜中度黄染，未见肝掌及蜘蛛痣，腹膨隆，腹壁静脉显露，腹水征（+），脐周及上腹部压痛，反跳痛可疑，肝脾触诊不满意，双下肢中度凹陷性水肿，神经系统征（−）。舌质红，苔薄黄少津，脉弦数。HBV-M：HBsAg、HBeAg、HBcAb（+）。腹部B超示肝硬化，腹水。肝功能检查示TBIL 138.83 μmol/L，ALT 307 U/L，AST 369 U/L。

临床诊断：肝炎后肝硬化（失代偿期）。

辨证：湿热蕴结。

治法：清热解毒，化湿行水。

处方：中满分消汤合茵陈蒿汤加减。绵茵陈20 g，山栀子10 g，生大黄6 g，黄芩10 g，枳壳10 g，法夏6 g，茯苓15 g，猪苓15 g，知母10 g，泽泻10 g，白术10 g，陈皮6 g。水煎服，每日1剂。并配合西药护肝、降酶、改善肝肾微循环、护胃、预防肝性脑病、利尿、降门脉压、抗感染等治疗。

二诊： 2007 年 6 月 22 日。患者诉乏力、腹胀较前减轻，大便调，小便黄，24 小时尿量 2400 mL，较前增加，夜寐可。查体示皮肤巩膜黄染稍减轻，腹膨隆，腹围 85 cm，腹部压痛可疑，反跳痛（-），余脉症、查体同前。患者自觉症状好转，黄疸减轻，病情稍缓解，前方有效，继服前方。

三诊： 2007 年 7 月 6 日。患者精神、食欲均明显好转，乏力、腹胀消失，二便调。查体示皮肤巩膜轻度黄染，腹软，无压痛及反跳痛，移动性浊音（-），双下肢无水肿。复查肝功能示 TBIL 98 μmol/L，ALT 55 U/L，AST 70 U/L；PT 21 s，PTA 37%。患者自我症状好转，腹水消退，病情好转，据患者舌脉症辨证为湿热瘀结，改用解毒化瘀汤加减，以加强清热解毒、利湿退黄之效。处方：茵陈 20 g，连翘 10 g，黄芩 10 g，大黄 6 g，枳壳 6 g，茯苓 15 g，丹参 15 g，赤芍 60 g，白花蛇舌草 15 g，薏苡仁 15 g，田基黄 15 g。水煎服，每日 1 剂。

四诊： 2007 年 7 月 19 日。患者精神、食欲均佳，无恶心呕吐、乏力、纳差、腹胀，二便正常。查体示皮肤巩膜轻度黄染，腹平软，移动性浊音（-），双下肢无水肿。患者病情好转，舌脉同前，回当地医院继续治疗，出院带药解毒化瘀汤加减。

【按语】 湿热蕴积于里，日久积热化火，火邪灼伤胆络、胆汁外溢，则见巩膜黄染、小便黄赤；发热、口干苦、舌红、苔薄黄少津、脉弦数等症皆是湿热蕴结于里之象。《黄帝素问宣明论方》云："夫诸湿者，湿为土气，火热能生土湿也。"脾属土，土主形体，位在中央，故中满者多是湿热所致。此乃木不疏土，脾失健运，湿热之邪蕴蓄，水湿不化，水气不得下行，渐致水液内停而成腹水。"中满者，泻之于内"，谌老常以中满分消丸为基础方化裁，以清化湿热、健脾和胃、行气利水。合张仲景《伤寒论》治黄疸阳黄名方茵陈蒿汤以清热利湿，功专退黄。方中绵茵陈、山栀子、生大黄、黄芩、知母清热解毒化湿，法夏、枳壳、陈皮行气燥湿，茯苓、猪苓、泽泻、白术渗利水湿，诸药共奏清热利湿行水之功。二诊后腹水消退，则减其利尿渗湿药味，专用清热解毒、利湿退黄之方，使湿去热退，患者黄疸下降，肝功能改善，病情好转出院。

（石文静）

参 考 文 献

[1] 徐小元，丁惠国，李文刚，等．肝硬化诊治指南［J］.临床肝胆病杂志，2019，35（11）：2408 – 2425.

[2] 中国中西医结合学会肝病专业委员会．肝纤维化中西医结合诊疗指南（2019 年版）［J］.中国中西医结合杂志，2019，35（15）：2424 – 2432.

[3] 赵润元，刘小发，李佃贵．国医大师李佃贵论治肝硬化举隅［J］.世界中西医结合杂志，2018，13（6）：785 – 788，849.

[4] 范永升．金匮要略［M］.长沙：湖南科学技术出版社，2008.

[5] 石磊，杨震，郝建梅，等．肝硬化顽固性腹水案：名老中医杨震教学查房实录［J］.浙江中医杂志，2020，55（4）：243 – 244.

[6] 朱文芳，孙克伟．谌宁生医案精华［M］.北京：人民卫生出版社，2015.

[7] 李中梓．医宗必读［M］.北京：人民卫生出版社，1987.

[8] 刘完素，宋乃光．黄帝素问宣明论方［M］.北京：中国中医药出版社，2007.

[9] 任廷革．黄帝内经·素问［M］.北京：人民军医出版社，2005.

[10] 韩欣欣，李素领．李素领运用炭剂治疗乙肝肝硬化合并上消化道出血医案 1 则［J］.新中医，2019，51（8）：337 – 338.

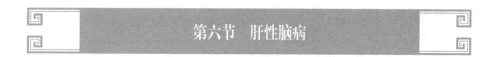

第六节　肝性脑病

　　肝性脑病是由急、慢性肝功能严重障碍或各种门 – 体分流异常所导致的、以代谢紊乱为基础的、轻重程度不同的神经精神异常综合征。其临床症状多表现为程度不等的昏迷、行为性格异常、扑翼样震颤等。肝性脑病的发病机制至今尚未完全阐明，目前仍以氨中毒学说为核心，各种原因导致的血氨升高干扰脑能量代谢，影响中枢兴奋性神经递质而产生中枢抑制效应。同时炎症介质学说及其他毒性物质的作用也日益受到重视。

　　肝性脑病为西医病名，中医古籍中无此病名记载，一般将其归属于"肝厥""厥逆""昏厥"等。《诸病源候论·脑黄候》云："热邪在骨髓，而脑为髓海，故热气从骨髓流入于脑，身体发黄，头脑痛眉疼，名为脑黄候。"久病体虚，湿热疫毒之邪侵犯人体，邪盛正虚，湿热内结，邪热壅盛，内犯心营，扰乱神明；或邪毒内蕴脏腑，郁而化热，灼伤阴液，内耗肝阴，以致肝火上炎，肝风内动，上扰心神，从而继发神昏谵语、躁扰不宁等肝性脑病的表现。

感染、消化道出血、大量放腹水、过度利尿、电解质紊乱、碱中毒等是肝性脑病的常见诱因，早期识别、及时纠正诱因是改善肝性脑病预后的关键，药物治疗可用乳果糖、利福昔明、拉克替醇、支链氨基酸等降低血氨浓度，对于难治性肝性脑病，必要时还可考虑进行人工肝治疗、肝移植。中医认为肝性脑病的病机特点为本虚标实：本虚多为脾气亏虚、肝肾阴虚，故在治疗时予以健脾益气以化痰浊、滋补肝肾以平肝亢；标实多属痰蒙神窍、痰郁化热、瘀阻脉络，治疗多以芳香豁痰、清热解毒、活血化瘀为法，疗效确切。具体案例如下。

一、施维群验案

患者，男，65岁。

初诊：2017年10月15日。

主诉：反复发作神志异常2年，再发加重1天。

现症：面色青黑，神志不清，胡言乱语，大便干，2天1次。

诊查：舌红，苔黄腻，脉弦缓。

临床诊断：酒精性肝硬化、肝性脑病。

辨证：肝气郁结，湿热壅阻。

治法：透解邪热，清热利湿，升清降浊。

处方：升降散合四逆散加减。白僵蚕15 g，蝉衣6 g，制大黄10 g，柴胡9 g，白芍9 g，枳实15 g，桂枝6 g，菖蒲20 g，川芎9 g，葛根15 g，牛膝9 g，甘草6 g。共7剂，水煎服，1日1剂，分2次温服。

二诊：2017年10月22日。患者胡言乱语减少，情志较前改善，大便稍干，舌红，黄腻苔渐化，脉弦。患者症状较前改善，但由于患病日久，正气亏虚，故于前方基础上加入黄芪20 g，制大黄减量为6 g。

三诊：2017年11月5日。患者神志较清晰，偶见胡言乱语，病情好转，舌脉同前。仍按前方出入，加炒鸡内金9 g，沉香曲8 g。后按此方随诊加减3个月，患者症状明显改善。

【按语】本案患者就诊时神志不清、胡言乱语是浊邪内阻、清阳不升的证候表现。患者肝病日久，正气亏虚，致肝气郁结，损及脾肾，脾失健运，湿热秽浊之气壅塞，故而浊气上扰清窍。施维群老师承袭前贤经验，结合患者舌脉，运用辛开苦降治法。辛温发散为阳，苦寒清泄为阴，一辛一苦，一阴一阳，不仅能湿热并除，还能避免辛温太过伤阴助热，苦寒太过而耗阳助湿。辛开苦降法集辛、苦于一体，运用辛热药与苦寒药配伍，一辛一苦，一热一寒，辛者开散升浮，轻清向上；苦者通泄通降，重着向下。升散之中寓通泄，通泄之中亦寄开散，使中焦痞结得开，气机升降相宜，气化复常。以升降散升清降浊，四逆散透解邪热，上升药用桂枝、川芎、葛根、蝉衣等，重用菖蒲，下降药用牛膝、枳实等，重用制大黄，白僵蚕味辛苦气薄，轻浮而升阳中之阳，能升清降浊，胜风化痰；柴胡入肝经，升发阳气，疏肝解郁，透邪外出；白芍敛阴养血柔肝，与柴胡合用，以补养肝血，条达肝气；使以甘草调和诸药，益脾和中。升降相因，调畅气机，开化中焦秽浊之气，气机逆乱得以调顺，则患者神明自清。

二、赵文霞验案

患者，男，62 岁。

初诊： 2019 年 7 月 12 日。

主诉： 反应迟钝伴乏力 11 小时，加重 2 小时。

现病史： 既往有"乙型肝炎肝硬化"病史多年，平素口服恩替卡韦抗病毒治疗；2018 年 8 月行肝内门体分流术，术后反复发作肝性脑病。

现症： 神志不清，呼之不应，精神差，纳差，尿黄，腹胀，大便色黄干结，2~3 日 1 次。

诊查： 神志不清，精神差，呼之不应，双下肢肌力高，肌张力亢进，右侧巴氏征阳性。血氨 498 μmol/L；上腹部 CT 平扫 + 增强示肝右后叶占位性病变，考虑肝癌可能性大，肝硬化，脾大，肝内多发小囊肿，胆囊未见显示，脾门区及腹主动脉旁可见金属致密影及放射性伪影存在，下腔静脉走行区高密度影，考虑经颈静脉肝内门体分流术术后改变，肝内钙化灶。舌红，苔少，脉弦细。

临床诊断： 肝性脑病Ⅳ期；乙型肝炎肝硬化失代偿期；肝性脊髓病；原发性肝癌；肝内门体分流术后。

辨证： 肝肾阴虚。

治法： 滋补肝肾，醒脑开窍。

处方： 桑寄生 15 g，牛膝 15 g，杜仲 15 g，女贞子 15 g，墨旱莲 15 g，泽兰 15 g，鸡血藤 20 g，垂盆草 20 g，柴胡 6 g，当归 12 g，白芍 15 g，茯

神 15 g, 石菖蒲 15 g, 乌梅 10 g, 枳实 15 g, 大黄 6 g, 郁金 15 g, 木瓜 15 g, 甘草 9 g。水煎服, 每日 1 剂。并配合中药保留灌肠, 方用大黄 15 g, 芒硝 20 g, 枳实 20 g, 厚朴 20 g, 石菖蒲 15 g, 郁金 15 g。西医予以门冬氨酸、鸟氨酸降血氨, 乳果糖口服及白醋灌肠。

经治疗后患者意识转清, 计算力及定向力可, 复查血氨 38.1 μmol/L; 生化指标好转予出院。出院后继服本方, 后患者意识清楚, 未再反复发作肝性脑病。

【按语】 赵文霞教授认为, 肝性脑病的治疗需辨别虚实阴阳, 初病多以邪实为主, 治疗当以祛邪为主, 后期以正虚为主, 治疗当以扶正为主。本案例患者初诊时精神差, 神志不清, 呼之不应, 结合舌脉, 认为是肝肾阴虚火旺, 扰乱心神所致。患者肝病日久, 导致肝阴不足, 而肝肾同源, 肝肾阴虚, 阴虚火旺, 上扰心神, 而至昏迷; 肝主筋, 肾主骨, 肝肾阴虚, 筋骨失养可见肌力、肌张力增高; 辨证符合肝肾阴虚之象。方中应用桑寄生、杜仲、女贞子、墨旱莲以滋补肝肾; 大黄、枳实、当归通腑泄浊; 加石菖蒲、郁金以醒脑开窍; 牛膝补肝肾、强腰膝; 为防止滋阴药物滋腻肝气, 加柴胡、白芍以疏肝理气; 患者下肢活动不利, 加鸡血藤以补血、活血、通络; 久病多瘀, 加泽兰以活血化瘀; 木瓜舒筋活络; 垂盆草清热解毒, 醒脑开窍; 茯神入心经以安神定志, 乌梅酸柔养津而升达, 甘草调和诸药。配合中药保留灌肠以通腑开窍, 全方共奏滋补肝肾、醒脑开窍之效。

三、谌宁生验案

患者, 男, 56 岁。

初诊: 2007 年 2 月 13 日。

主诉: 反复腹胀、尿少 1 年余, 神志不清 1 天。

现病史: 患者于 2006 年 9 月无明显诱因出现腹胀不适、尿少、乏力、纳差等症, 外院就诊, 诊断为"乙型肝炎肝硬化", 后定期在该院门诊服药治疗, 但上症一直反复发作。近 1 周腹胀明显, 尿量逐渐减少, 家属代诉前一晚 12 点后开始出现神志欠清, 昏不识人, 行为异常, 遂于今晨送入我院急诊要求住院治疗。

现症: 神志不清, 嗜睡, 呼之偶能应答, 口中时有呻吟, 前一天晚餐后未再进食, 腹胀大, 尿量少, 大便今日未解。

诊查: 神志不清, 查体不合作, 慢性肝病面容, 皮肤巩膜轻度黄染, 颈轻度抵抗感，肝掌（+），蜘蛛痣（+），腹膨隆，腹壁静脉显露，腹水征（+），双下肢轻度凹陷性水肿，巴氏征（-），扑翼样震颤（+）。B超示肝硬化，脾大，门脉高压，胆囊继发性改变；HBV-M：HBsAg、HBeAb、HBcAb（+）。舌质红，苔灰褐，脉细数。

临床诊断：肝炎后肝硬化（失代偿期）、肝性脑病。

辨证：湿热蕴结，痰湿蒙窍。

治法：清热利湿，化浊开窍。

处方：中满分消丸合石菖蒲郁金汤。黄芩10 g，知母10 g，枳壳10 g，绵茵陈20 g，茯苓15 g，白术10 g，泽泻10 g，黄连6 g，法夏8 g，生大黄10 g，茜草10 g，石菖蒲10 g，郁金10 g，炒栀子10 g，连翘10 g。配合西医抗肝性脑病、补液支持、抗炎、护肝、护胃等对症治疗。

二诊：2007年2月16日。2月14日患者神志恢复清楚，计算力、定向力正常，扑翼样震颤（-）。现诉腹胀，能少量进食，乏力明显，口干，尿量稍减，大便质软、色黄，每日3~4次，舌脉同前。中药继续予前方加减。

三诊：2007年2月28日。患者神清，食欲可，乏力、腹胀明显改善，小便量可，大便成形，每日2次。查体示计算力、定向力正常，扑翼样震颤（-），颈软，双巩膜轻度黄染，腹部平坦，无压痛及反跳痛，移动性浊音（-），双下肢无水肿。病情好转予以带药出院。

【按语】肝性脑病归属于中医学"肝厥""厥逆""昏厥"等范畴，是肝病中危重之症。谌老认为肝性脑病的发生多因为湿热疫毒之邪入侵人体，蕴结肝胆，肝失舒畅，脾失健运，肠道传导失常，毒浊停留于肠腑，瘀滞日久化热，热毒上扰元神所致；脾失健运，痰湿内生，肝气郁滞则瘀血内停，痰湿血瘀日久化热，热扰心神。本案患者神志昏蒙、纳呆、腹胀、四肢困重、舌质红、苔灰褐、脉细数皆为湿热痰阻之象，治以清热利湿、化浊开窍之法，方用中满分消丸合石菖蒲郁金汤加减。前方重在清热利湿，后方用石菖蒲化湿利浊，郁金开郁通窍；炒栀子、连翘清心安神；生大黄通腑泄热，逐其肠中毒素随大便排出。全方共奏清热利湿、解毒化浊、通窍醒脑之功，从而使患者神志清醒，同时腹水消退，诸症缓解，病情好转出院。

四、李振华验案

患者，男，55岁。

初诊：2006年5月27日。

主诉：时有昏迷2月余。

现病史：患者自诉有乙肝病史十余年，2006年3月在河南某省级医院被诊断为肝癌、门静脉癌栓，2006年3月在某院做介入治疗，效果尚可。之后经常出现肝昏迷。曾在河南省某医院住院治疗，出院后仍发昏迷。

现症：肝昏迷经常发生，神志时清时昧，神情恍惚，精神较差，肢体乏力，饮食、二便尚可，唾液多。

诊查：舌质稍淡，舌体胖大，舌苔稍白腻，脉弦滑。

临床诊断：肝性脑病。

辨证：肝脾失调，肝郁脾虚，痰湿蒙蔽清窍。

治法：健脾祛湿，芳香透窍。

处方：自拟开窍方。白术10 g，茯苓18 g，橘红10 g，旱半夏10 g，郁金10 g，九节菖蒲10 g，穿山甲10 g，茵陈15 g，生薏苡仁30 g，莪术15 g，鳖甲15 g，白蔻仁10 g，厚朴10 g，甘草3 g。7剂，水煎服。配合服用苏合香丸6丸，每日2~3次，每次1丸。

二诊：2006年6月10日。服上药后，精神好转，口中流涎消失，虽时有昏迷，但昏迷时间较以前明显缩短，体倦乏力，二便尚可。舌质稍淡，舌体胖大，舌苔稍白腻，脉弦滑。方药：自拟香砂温中汤加减。白术10 g，茯苓15 g，陈皮10 g，半夏10 g，香附10 g，砂仁8 g，小茴香10 g，乌药10 g，桂枝6 g，白芍12 g，鳖甲15 g，山甲10 g，茵陈12 g，莪术12 g，山慈菇7 g，白花蛇舌草15 g，柴胡5 g，牡丹皮10 g。60剂，水煎服。鳖甲煎丸，每服6 g，每日2次。

三诊：2006年8月12日。肝昏迷减轻，意识好转，神志已清醒，大便每日1~2次。舌质淡红，舌体稍胖大，舌苔薄白，脉弦滑。二诊香砂温中汤加减方继服30剂。鳖甲煎丸，每服6 g，每日2次。

四诊：2006年9月23日。服上药后，平时已不昏迷，大便稍干，每日2次，色黄，纳食尚可。用疏肝健脾、理气活血之法巩固治疗。当归10 g，白芍12 g，白术10 g，茯苓15 g，柴胡6 g，香附10 g，郁金10 g，九节菖蒲10 g，莪术12 g，穿山甲10 g，山慈菇8 g，鳖甲15 g，白花蛇舌草18 g，桃仁10 g，甘草3 g。14剂，水煎服。鳖甲煎丸，每服6 g，每日2次，以资巩固。

【按语】本证系肝脾失调，肝郁脾虚，痰湿蒙蔽清窍。肝郁气滞日久，气滞血瘀；脾虚水湿不运，酿生痰湿，蒙蔽清窍，而致肝昏迷，出现精神恍惚，神志时清时昧，治用调和肝脾、芳香开窍之法。在用药上，李老首用健脾祛湿、芳香透窍之法，促其苏醒，方中白术、橘红益气健脾、燥湿化痰，白豆蔻温中行气，菖蒲豁痰开窍，配合半夏、厚朴消痰下气，茯苓利水渗湿、健脾宁心，茵陈、生薏苡仁清利湿热，莪术破血行气，穿山甲活血消痈，鳖甲滋阴潜阳、软坚散结，郁金疏肝解郁，甘草调和诸药与菖蒲共奏化湿利浊、开窍醒神之效；继用香砂温中汤加疏肝化瘀、开窍解毒之品，肝脾同治，方中茯苓利水渗湿，配桂枝善温化痰饮；牡丹皮活血散瘀，配伍桂枝可调血分之滞，这三味药寓泻于补，使得邪去而不伤正；末用逍遥散加味，疏肝健脾、调理气血、开郁解毒，而巩固疗效。对于肝昏迷的治疗，寒闭者可加服苏合香丸，热闭者可加服安宫牛黄丸，脾大者加服鳖甲煎丸。

（彭　杰）

参 考 文 献

［1］李峰，来杰锋，傅燕燕，等．施维群运用"辛开苦降法"治疗肝性脑病经验［J］．浙江中西医结合杂志，2019，29（11）：875－876.

［2］张小瑞，赵文霞．全国名中医赵文霞教授诊治肝性脑病的经验总结［J］．光明中医，2020，35（13）：1979－1982.

［3］朱文芳，孙克伟．谌宁生医案精华［M］．北京：人民卫生出版社，2015.

［4］李郑生，郭淑云．李振华学术思想与临证经验集［M］．北京：人民卫生出版社，2011.

［5］唐金模，梁惠卿．中西医结合诊疗脂肪肝［M］．北京：化学工业出版社，2019.

［6］苏文涛，卢秉久．卢秉久教授治疗肝硬化肝性脑病的临床经验［J］．云南中医中药杂志，2019，40（5）：12－14.

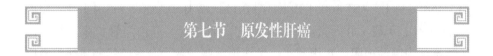

第七节　原发性肝癌

原发性肝癌是世界范围内常见的恶性程度高、进展迅速且预后差的一类恶性肿瘤，目前全球每年约有 62 万人发病，其中我国发病人数约占全球的55%；据 2018 年我国癌症数据中心统计，目前肝癌是我国第 4 位的常见恶性肿瘤及第 2 位的肿瘤致死病因，肝癌的诊治是我国面临的强劲挑战。中医根据患者临床症状将其归属于"肝积""鼓胀""积聚""胁痛"范畴，《难经·五十六难》中有记载"肝之积，名曰肥气，在左或右胁下，如覆杯，有头足，久不愈"亦有"脾之积名曰痞气，在胃脘，覆大如盘，久不愈，令人四肢不收，发黄疸，饮食不为肌肤"的相关描述。

《医宗必读·积聚》载有"积之成也，正气不足，而后邪气踞之"。中医学认为原发性肝癌的形成主要因机体正气亏虚，以致邪毒侵袭，或饮食不节，七情失和，脏腑蓄毒，气血乖逆，继而引起气滞、血瘀、痰凝、湿聚、毒结日久而形成。

原发性肝癌患者早期无明显特异性症状，这是导致早期诊断困难的重要原因。半数以上患者以肝区疼痛为首发症状，或就诊时已出现黄疸、腹水、消瘦等表现，此部分患者多为中晚期，已失去根治手术切除的机会，肝癌的手术切除率仅为20%左右。中医药防治原发性肝癌以扶正祛邪、攻补兼施为主并取得一定成效，主要体现在稳定瘤体、改善临床症状、改善肝功能、提高生活质量以及降低TACE、靶向、免疫药物等西医治疗的毒副反应等方面。具体案例如下。

一、朱良春验案

患者，女，41岁。

初诊： 2011年5月初。

主诉： 原发性肝癌术后9月余。

现病史： 患者于2010年2月觉右上腹隐痛不适，至山东某医院查CT示肝部肿瘤，遂行"肝脏肿瘤切除术"，术后病理示中分化肝细胞癌。术后仍感右上腹隐痛不适，2011年4月加重，MRI示左肝内叶术后改变，考虑肿瘤复发伴门静脉瘤栓。肝功能示DBIL 38.7 μmol/L，TBIL 70.3 μmol/L，ALT 468.2 U/L，AST 160.4 U/L，ALP 114.32 U/L，GGT 557.4 U/L，LDH 263.9 U/L；B超示肝内光点增粗不均匀，胆总管、肝内胆管扩张。其首诊医师辨证为混浊内阻、正虚邪实，予扶正消癥汤配合金龙胶囊和通便胶囊口服。服药3天后患者腹痛腹胀，恶心呕吐，夜眠难安，大便不畅，服通便胶囊8粒仅下少许大便。遂邀朱老会诊。

现症： 右上腹痛，腹胀，神疲乏力，恶心呕吐，夜间因疼痛难以入睡，大便5日未解。

诊查： 全身皮肤、黏膜及巩膜黄染，剑突下、右上腹压痛（＋）。舌

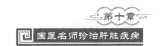
紫，苔白腻，脉细弦。

临床诊断：肝细胞肝癌。

辨证：湿热交蒸，瘀毒内结。

治法：清热利湿，活血解毒。

处方：自拟方。广郁金 20 g，半夏 15 g，赤芍 15 g，鼠妇 40 g，陈皮 8 g，凤凰衣 8 g，蜈蚣粉 8 g，金钱草 30 g，白术 30 g，垂盆草 30 g，田基黄 30 g，蒲公英 30 g，三七 5 g，全蝎 3 g，茵陈 40 g。其中半夏加生姜 3 片，先煎 30 分钟。

二诊：2011 年 6 月 8 日。复诊诉前几日因腹胀查 X 线示肠梗阻，原方合用大承气汤数剂后复查 X 线片示梗阻缓解，腹胀腹痛、恶心呕吐均减轻，黄疸渐退。肝功能检查示 DBIL 19.8 μmol/L，TBIL 3.9 μmol/L，ALT 159.3 U/L，AST 86.1 U/L，ALP 166.2 U/L，GGT 322.8 U/L，较前明显好转。朱老会诊示：守法继进，考虑进食较少，复查白细胞偏低，酌加党参、油松节、鸡血藤等。其后，患者一直守方加减治疗，至 2013 年 10 月虽病情偶有反复，但每次均能得到缓解，体质、面色尚佳。

【按语】朱良春教授认为肿瘤治疗不外扶正与祛邪，早期以祛邪为主，中期应攻补兼施，晚期则以扶正为主，佐以祛邪。由于肿瘤发现时多为中晚期，须攻不伤正，注意阴阳气血之调变，尤应侧重补脾益肾，方可缓解症情，延长生存期。祛邪有清热泄毒法、涤痰散结法、化瘀软坚法，扶正有滋阴养血法、温阳益气法、补中健脾法等。初诊时，患者病情危重，湿热内阻，正虚邪实，加金钱草、广郁金、白术、陈皮、茵陈、赤芍等健脾化湿、利胆退黄；半夏、蜈蚣粉软坚散结；垂盆草、田基黄解毒退黄；为防诸药损伤脾胃，特加入凤凰衣。待后来肝功能好转，黄疸消退，加党参健脾补气；油松节、鸡血藤等益气补血以扶正祛邪。

二、周岱翰验案

患者，男，52 岁。

初诊：2008 年 1 月 5 日。

主诉：消瘦半年，黄疸 2 月余。

现病史：患者消瘦半年，于外院诊治，行 B 超及 CT 提示肝右叶占位（2.0 cm×2.30 cm）；AFP 1080 ng/mL，除总胆红素、直接胆红素、总胆汁酸明显增高外，余在正常范围。行肝右叶切除术，术后 3 个月来我院就诊。

现症: 消瘦倦怠, 身目发黄, 腹胀痞满, 口干纳呆, 大便干结, 尿短黄。

诊查: 舌红, 苔黄稍腻, 脉弦数。

临床诊断: 原发性肝癌术后。

辨证: 湿热蕴结。六经辨证为阳明、太阴合病。

治法: 清肝祛湿, 利胆退黄。

处方: 茵陈蒿汤合五苓散加减。绵茵陈 20 g, 大黄 12 g (后下), 栀子 15 g, 茯苓 15 g, 猪苓 15 g, 泽泻 15 g, 白术 15 g, 半枝莲 30 g, 白花蛇舌草 30 g。

二诊: 诉倦怠减轻, 胃纳稍增, 尿色转淡, 右胁胀痛, 大便溏, 烦躁口苦, 眠差, 舌苔薄黄, 脉弦数。证属湿热互结, 肝郁气滞。六经辨证为少阳、阳明、太阴合病。治宜清肝解郁、祛湿利胆。方用小柴胡汤合茵陈蒿汤加减。处方: 绵茵陈 20 g, 党参 30 g, 大黄 6 g, 黄芩 15 g, 栀子 15 g, 柴胡 15 g, 白芍 15 g, 法半夏 15 g, 半枝莲 30 g, 白花蛇舌草 30 g。

三诊: 查肝功能好转, AFP 下降至 530 ng/mL, 体重较前增加 2.5 kg。症见口苦, 尿黄, 纳眠佳, 眼圈黑, 大便略干, 舌红绛苔少, 脉弦滑略数。证属湿热未除, 肝热血瘀。六经辨属阳明、太阴合病。治宜清肝化瘀、利胆退黄。方用茵陈蒿汤合下瘀血汤加减。处方: 土鳖虫 5 g, 桃仁 15 g, 莪术 10 g, 大黄 6 g, 绵茵陈 20 g, 栀子 15 g, 田七 3 g (冲服), 田基黄 30 g, 半枝莲 30 g。

四诊: 诉复查 AFP 106 ng/mL, 身体稍虚。嘱继续中药辨证治疗, 随访 10 年, 患者仍健在。

【按语】 六经为百病之纲领, 俞根初言: "以六经钤百病, 为确定之总决。" 周岱翰教授将六经辨证运用到恶性肿瘤的辨证施治之中, 患者初诊时为阳明热盛, 太阴生湿, 湿热蕴蒸肝胆, 煎熬肝血, 致湿、热、瘀相互胶结, 胆汁疏泄不利, 外溢肌肤为黄疸; 太阴为病, 脾土运化失司, 水液失调积聚, 久而生热, 故以绵茵陈、栀子、大黄疏肝利胆退黄; 猪苓、茯苓、泽泻清热利湿; 白术健脾理气; 半枝莲、白花蛇舌草清热解毒、化瘀散结共奏疏肝祛湿、消积散结之效。二诊患者出现胁胀痛、烦躁口苦、脉弦等少阳病症, 故改用小柴胡汤合茵陈蒿汤加减。三诊考虑患者为湿热未除, 肝热血瘀, 六经辨属阳明、太阴合病, 治宜清肝化瘀、利胆退黄。以土鳖虫破瘀解毒; 桃仁、莪术、田三七活血化瘀; 绵茵陈、栀子、田基黄清热利湿解毒。

本病案符合周岱翰教授提出的治瘤应以六经八法为绳墨、辨证与辨病相结合、灵活运用六经的辨证方法，最终得以改善患者症状，达到带瘤生存的目的。

三、李济仁验案

患者，男，65岁。

初诊： 2014年9月18日。

主诉： 肝癌术后6年余。

现病史： 患者于6年前无明显诱因下出现腹胀，于当地医院诊断为肝癌。2008年1月，患者于我院行肝肿瘤手术切除，术后病理示肝细胞癌。2011年9月，于我院复查发现肿瘤复发，行3次介入及1次射频治疗。

现症： 患者左侧腹胀，下午至晚间明显，纳眠可，二便尚调。

诊查： 肝胆胰脾彩超示脾大，肾错构瘤，多囊肾。AFP 41.55 ng/mL。肾功能检查示 Cr 116 μmol/L，BUN 8.8 umol/L，UA 466pmol/L。AFP 41.55 ng/mL。尿常规示尿蛋白（＋＋）。舌红，苔黄腻，中有裂纹，脉弦滑。

临床诊断： 肝细胞肝癌。

辨证： 正虚邪实。

治法： 扶正祛邪。

处方： 自拟方。黄芪60 g，当归15 g，川芎15 g，白花蛇舌草25 g，半边莲15 g，半枝莲15 g，鸡内金25 g，淡全虫6 g，土茯苓30 g，炒白术15 g，潞党参25 g，生大黄20 g（后下），龙葵15 g，石斛15 g，乌药15 g，蜀羊泉15 g，生晒参15 g，红豆杉树皮15 g，生牡蛎60 g（先煎）。嘱其起居有时，忌劳累，忌生冷、油腻、辛辣之品，宽松心态。

二诊： 2014年10月3日。诉服药后腹胀症状较前加重，以左下腹明显，唯排便后腹胀症状缓解，右侧腰部时发凉，饮食、睡眠正常，大小便正常。舌苔薄黄腻，中有裂纹，脉弦滑。病程日久，邪毒久稠，治宜扶正祛邪。守2014年9月18日方续服。

三诊： 2014年10月18日。诉服药后左侧腹部闷胀感有所缓解，右侧腰部发凉症状明显改善，眠差，易惊醒，纳可，近期口疮频作，大便正常，小便泡沫多。肾功能检查示肌酐、尿酸、尿素氮恢复至正常值，尿蛋白（＋）。超声示轻度脾大，双侧多囊肾，双肾实质部高回声结节。舌红，苔薄黄，脉弦缓滑。处方：2014 年 10 月 3 日方，减石斛，加净连翘 15 g、王不留行 40 g（打），石韦 20 g，以增祛邪之力。15 剂，水煎服，每日 1 剂。此后患者定期复诊，症状缓解，病情稳定。

【按语】肝癌本属本虚标实之证，治疗宜攻补兼施，但患者肝癌术后复发，又接受 3 次介入及 1 次射频消融术治疗，属于中医学中"攻伐"范畴，多正气亏虚，故李济仁教授强调采取扶正为主，祛邪为辅，结合辨病抗癌，重视兼证的治疗方法。前人有"养正积自消""结者散之，留者攻之"之论，可见扶正在肿瘤治疗中的意义。故重用黄芪、当归、生晒参扶正；扶正之关键在于健脾，故配合潞党参、炒白术健脾益气；鸡内金、乌药行气消胀；生牡蛎散结软坚；生大黄攻积导滞，祛瘀解毒；白花蛇舌草、半枝莲、半边莲、土茯苓、龙葵、蜀羊泉、红豆杉树皮解毒抗癌；淡全虫、鸡内金行气消胀；石斛养阴生津；川芎行气活血。二诊患者无明显疗效，李教授判断患者患病日久，药力尚未达，继守原方。三诊患者自诉症状明显好转，口疮频发，在原方基础上加净连翘清热解毒；王不留行、石韦活血通经，利尿通淋。治疗全程谨守扶正祛邪之大法，攻补兼施，并随证加减，取得了较好的疗效。

四、潘敏求验案

患者，男，67 岁。

初诊：2012 年 3 月 23 日。

现病史：患者于 2012 年 1 月因咳嗽收住长沙市某医院呼吸科，检查 CT 发现右肝占位，至 3 月初出现腹胀腹痛、食少纳呆，遂至省医院住院，CT 示肝右叶巨块型肝癌并肝静脉下腔静脉癌栓形成，肝硬化，脾大，腹水形成，右侧胸腔少量积液。AFP 236.684 g/L，有乙肝病史 30 余年，HBsAg（+），HBeAb（+），HBCAb（+），HBV-DNA（+）。在该院行利尿、护肝、补充白蛋白等对症支持治疗，症状无缓解，并进行性加重，寻求中药治疗。

现症：精神欠佳，神疲乏力，腹胀、腹痛、腹水，食少纳呆，口干口苦，小便量少，双下肢重度水肿，已肿至大腿。

诊查：舌淡，苔白稍腻，脉弦滑。

临床诊断：原发性肝癌。

辨证：脾虚湿困，瘀毒内结。

治法：健脾利水，化瘀解毒。

处方：肝复方合四君五皮饮加减。黄芪 15 g，明党参 15 g，白术 10 g，茯苓皮 15 g，炒栀子 5 g，灵芝 10 g，枸杞子 10 g，菟丝子 10 g，女贞子 10 g，枳壳 10 g，大腹皮 15 g，陈皮 10 g，桑白皮 15 g，重楼 15 g，半枝莲 15 g，白花蛇舌草 15 g，鸡血藤 15 g，甘草 5 g。水煎服，每日 1 剂。

二诊：2012 年 4 月 14 日。服上方，腹胀、腹痛明显减轻，双下肢水肿消退，小便增加，舌红，苔薄黄，脉弦。复查 B 超示右肝后叶实质非均质性占位，脾大。腹腔、胸腔未见明显积液暗区。AFP 91.51 g/L。上方加土贝母 6 g，莪术 10 g，醋鳖甲 10 g。

三诊：2012 年 4 月 29 日。精神、食欲可，无明显腹胀、腹痛，双下肢无水肿，舌红，苔白，脉弦。复查 AFP 53.19 g/L。续上方巩固治疗。

【按语】 本病案属中医"鼓胀"范畴，《医学入门》载"浊气在下，化为血瘀，郁久化热，热化成湿，湿热相搏，遂成鼓胀"故见腹胀、腹痛、腹水、口干苦、食少纳呆。潘敏求教授认为病机重点为肝脾功能失调，气滞、水饮、瘀血、湿毒蕴结腹中，其特点不外乎虚、瘀、毒三个方面。脾气亏虚为本，水饮、瘀血、湿毒为标，本虚标实，故治以健脾利湿、化瘀解毒，方以肝复方合四君五皮饮加减。方中明党参、黄芪、白术、甘草益气健脾，茯苓皮、大腹皮、桑白皮、陈皮为五皮饮之意，桑白皮泄肺降气，肺气清肃而水自下，茯苓从上导下，大腹皮宽胸行水，陈皮理气化痰，加重楼、半枝莲、白花蛇舌草解毒抗癌，炒栀子清热除烦，鸡血藤补血活血，枸杞子、菟丝子、女贞子补益肝肾之阴，健脾固肾以治其本；枳壳理气宽中；灵芝补气安神。全方健脾利湿、滋补肝肾、化瘀解毒故而奏效。二诊患者腹胀、腹水等症状好转，加用土贝母、莪术攻坚消积；醋鳖甲滋阴潜阳，软坚散结。三诊时症状明显好转，AFP 下降故继予原方服用。

（滕　然）

参 考 文 献

[1] TORRE L A, BRAY F, SIEGEL R L, et al. Global cancer statistics, 2012 [J]. CA Cancer J Clin, 2015, 65 (2): 87-108.

[2] 陈万青，孙可欣，郑荣寿，等. 2014 年中国分地区恶性肿瘤发病和死亡分析 [J] 中国肿瘤，2018，27 (1)：1-14.

［3］蒋益兰．肿瘤名家遣方用药指导［M］．北京：人民军医出版社，2016.

［4］周岱翰．肿瘤治验集要［M］．广州：广东高等教育出版社，1997.

［5］张竞之，柯宗贵．全国名中医医案集粹·肿瘤［M］．广州：中山大学出版社，2018.

［6］潘博，李东芳．潘敏求黎月恒医案精华［M］．北京：人民卫生出版社，2014.

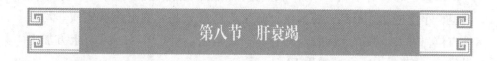

第八节　肝衰竭

　　肝衰竭是由多种因素引起的严重肝脏损伤，肝脏的合成、解毒、代谢和生物转化功能严重障碍或失代偿，导致出现以黄疸、凝血功能障碍、肝肾综合征、肝性脑病、腹水等为主要表现的一组临床综合征，是我国及亚太地区慢性肝病患者常见的危重急症，预后差，病死率极高。在我国，引起肝衰竭的主要病因是肝炎病毒（尤其是乙型肝炎病毒），其次是药物及肝毒性物质（如酒精、化学制剂等）。发病后肝组织依次经受免疫损伤、缺血缺氧性损伤和内毒素血症"三重致死性打击"。

　　肝衰竭在中医学中因黄疸贯穿其病程始终，且多伴神识昏蒙之候，一般将其归为"急黄""瘟黄""肝瘟"等范畴。虽然本病的中医认识目前并无统一的观点，但是当代医家对肝衰竭的病因病机认识与古代医家基本持一致的看法。基本上认为本病的病因不外乎毒、湿、热、瘀、虚，其病位在肝胆、脾胃，可累及肾、心、脑、三焦等，病机主要为肝肾亏虚，湿热内生，毒蕴血溢，在疾病进展过程中，尤其是病程后期，从以湿、瘀、热、毒等标实表现逐渐转化为气虚、阳虚，尤以脾虚与阳虚为常见表现。

　　目前肝衰竭的临床治疗方案主要包括内科综合治疗、人工肝支持治疗及肝移植。常用的内科治疗方法包括抗病毒治疗、保护肝细胞、促进肝细胞再生、改善微循环、调节微生态和免疫状态、加强全身支持、监护和维护脏器功能、防治并发症等治疗措施。中医治疗大都以清热解毒、化瘀豁痰为主，因其病机复杂，变化多端，虚实夹杂，发病过程中往往多种致病因素同时存在，故临床诊治时需细加辨别，运用辨证论治的思路对证处方用药。临床上通过将中医治疗和西医治疗有机地结合，优势互补，可有效降低肝衰竭的病死率，达到提高临床疗效、减轻患者痛苦、改善预后的目的。具体案例如下。

一、康良石验案

患者，女，31岁。

初诊：2012年6月18日。

主诉：乏力、纳差、尿黄5天，身、目发黄2天。

现病史：患者无明显诱因发病，外院查肝功能见ALT 2870 U/L，AST 2398 U/L，TB 216.2 μmol/L，提示重度损伤；PT 29.6 s，HBV-M示"大三阳"，腹部彩超示左肾强回声斑（结石可能），肝胰脾右肾未见异常。考虑"急性肝衰竭"而转诊入院。

现症：患者乏力明显加重，纳差，进食量极少，口干口苦，明显恶心，呕吐胃内物，身、目、尿黄加深，大便日行1次，黄色成形软便，寐尚安。

诊查：肝功能检查示ALB 27 g/L，TBIL 280.6 μmol/L，DBIL 154.6 μmol/L，ALT 2655 U/L，AST 1888 U/L，TBA 340 μmol/L。HBV-DNA 5.65 × 10^3 IU/mL。皮肤黏膜重度黄染，巩膜重度黄染。舌红，苔黄厚腻，脉弦滑。

临床诊断：西医诊断为慢加亚急性肝衰竭、乙型病毒性肝炎，中医诊断为急黄（瘟黄）。

辨证：热毒炽盛，胃气上逆。

治法：苦寒通下，清热解毒。

处方：自拟灌肠方。大黄9 g，麸炒枳实10 g，芒硝6 g，黄连6 g，赤芍30 g，黄芩10 g，石菖蒲5 g，绵茵陈30 g。3剂，水煎取汁300 mL，高位保留灌肠，每日1次。

二诊：2012年6月19日。患者灌肠后大便3次，进食量较前增加，稍恶心，未再呕吐，余症同前，舌红，苔黄厚腻，脉弦滑。病势受挫，继续中药灌肠，并增加口服中药，以加强祛邪之功，治取清热解毒退黄、止吐消胀为法。方药如下：栀子根45 g，郁金10 g，白花蛇舌草15 g，黄花草15 g，赤芍30 g，砂仁6 g，生代赭石30 g，大黄6 g，黑玄参10 g，玉米须30 g，麸炒枳实10 g，甘草6 g，麦芽15 g。6剂，每日1剂，早晚餐后分次温服。

三诊：2012年6月26日。患者稍乏力，纳食基本正常，身、目、尿黄，无明显口干口苦，每日大便6~10次，舌红，苔薄黄、厚腻，脉弦滑。PTA 50.0%，肝功能检查示ALB 32 g/L，TBIL 390.2 μmol/L，DBIL 222.5 μmol/L，ALT 601 U/L，AST 132 U/L，GGT 118 U/L，TBA 358 μmol/L。临床症状改善，大便次数增多考虑与中药灌肠有关，且灌肠6次已完成，予暂停。中药继前以清热解毒、凉血退黄为主法，酌加健脾化湿之品，前方去生代赭石，加用荷叶 10 g，山药 30 g。6 剂，每日 1 剂，早晚餐后分次温服。

四诊： 2012 年 7 月 3 日。症状、体征好转，舌红，苔薄黄腻，脉弦。病情稳定，中药效不更方。

五诊： 2012 年 7 月 14 日。患者一般情况可，身、目、尿稍黄，大便正常，寐可。舌红，苔薄白腻，脉弦。肝功能检查示 TBIL 73.8 μmol/L，DBIL 40.9 μmol/L，ALT 35 U/L，AST 35 U/L，TBA 28 μmol/L。血常规及凝血四项均正常。病情稳定，中药祛邪扶正并重，继用前清解凉血法，加重健脾养阴利湿之品。方药如下：栀子根减至 30 g，加北沙参 10 g，黄芪 25 g，合欢皮 15 g。2012 年 7 月 19 日复查肝功能基本正常，2012 年 7 月 20 日带药出院。门诊中药调理随访。

【按语】 康老根据亚急性重型肝炎的病机及其传变规律，秉承《黄帝内经》"治未病"及《伤寒论》中"见肝之病，知肝传脾，当先实脾"的原则，康老在治疗亚急性肝衰竭时十分注重未病先防、既病防变，采取"两重视""三及早"的措施。亚急性肝衰竭前期及早期多因热毒炽盛、邪盛正气难支而发生，主要矛盾在于祛盛，故务必重视祛邪。康老主张重视用栀子根、白花蛇舌草、郁金、白毛藤、地耳草、蚤休、玉米须等清里，驱导肝胆、营血之邪速从小便而去，或重用通腑之品使蕴结胃肠之湿热火毒随燥便而下，使邪有出路，既防止邪热化火、热毒内陷而致肝衰竭，又可直折鸱张热毒而防止肝衰竭病情加重。毒漫三焦黄疸迅速加深，并见极度疲惫困重，消化道症状明显，舌质红绛，苔黄燥，脉弦大或弦滑数时，须及早速投重剂黄芩、黄连、栀子根、白花蛇舌草、郁金、龙胆草、水牛角、玄参等，或使用通腑攻下之剂灌肠治疗等，以防止神昏、鼓胀、厥脱诸凶险逆证的出现。中后期表现为湿热毒邪胶着，而正气虚损明显，应重视扶正祛邪。康老在临证中注意关注患者正气受损表现，分辨脏腑病变的相互关系，以采取不同的扶正祛邪措施，他认为亚急性肝衰竭中后期的"黄疸"与"阳黄"有所不同，其黄不深，疸色晦滞，类似"阴黄"，常是正气日益虚损，湿热瘀血胶着，则投黄芪、西洋参、赤芍、黄花草、丹皮、柴胡等益气健脾、滋养肝肾、活血化瘀等扶正祛邪药物，阻断正虚邪实的恶性循环，延缓、控制病情的恶化，促进病情恢复。

二、李昌源验案

案1：

患者，男，36岁。

初诊：1978年5月28日。

主诉：身、目发黄、腹胀、呕吐1月余。

现病史：既往身体健壮，但有肝炎病史，嗜酒史。1978年4月突发身、目发黄、腹胀呕吐，于某西医院住院治疗1月余病情逐渐加重。

现症：身、目发黄，黄色鲜明，其色如金，口唇、指甲、唾液均黄，烦躁嗜卧，胁胀满，高热呕吐，不能食，鼻衄，齿衄，大便六七日不解，小便量少，色如浓茶汁。

诊查：黄疸指数120 μmol/L，谷丙转氨酶480 U/L，白蛋白与球蛋白比为4∶3.8。

临床诊断：西医诊断为慢加亚急性肝衰竭，中医诊断为瘟黄。

辨证：热毒炽盛，灼伤肝胆，并阳明腑实。

治法：清热通腑。

处方：茵陈蒿汤合小承气汤加味。茵陈30 g，栀子12 g，大黄15 g（后下），枳实12 g，川朴10 g，消石30 g，猪苓10 g，泽泻10 g，滑石30 g，板蓝根20 g，鲜车前草10株，金钱草30 g，田基黄20 g，鲜茅草根20 g，犀角粉1.5 g（吞），丹皮10 g。服法：一日3次，水煎服。并加用安宫牛黄丸，一日两次，每次开水吞一丸。中药连服3剂。

二诊：大便通畅，胁胀减轻，病情好转，守原方再进3剂。

三诊：饮食增加，烦躁、嗜卧消失，腹平软，小便色赤量多。方用茵陈蒿汤合大柴胡汤加减，以和解攻里、清热退黄为治。药用：茵陈30 g，大黄10 g（后下），栀子10 g，柴胡10 g，黄芩10 g，生地20 g，丹皮10 g，金钱草20 g，田基黄20 g，犀角粉1.5 g（吞），大青叶10 g，板蓝根20 g，鲜车前草10株，鲜茅根20 g，连服六剂，停服安宫牛黄丸。

四诊：诸症消除，精神舒畅，脉舌正常。肝功能3次检查均属正常范围。予健脾和胃、清热解毒以巩固疗效。方用香砂六君子汤佐以清热解毒之品，调理月余，痊愈出院。

案2：

患者，男，29岁。

初诊：1986 年 3 月 6 日。

主诉：发热，身目发黄、纳差半月余。

现病史：因高热、疲倦乏力、自汗出、身、目发黄，其色鲜明如金色、恶心呕吐、不欲食，于 1986 年 2 月 17 日入某医院传染科住院治疗。经治十余日，病情逐日恶化。西医诊断为"亚急性黄色肝萎缩"。

现症：身、目发黄，其色如金，面如油垢，神志模糊，时有谵语，高热（40 ℃），烦躁，鼻衄，齿衄，腹部膨胀，恶心呕吐，不能食，大便秘结，小便黄如浓茶汁，尿少。

诊查：肝浊音界缩小，移动性浊音（＋），肝脾未扪及。肝功能检查示黄疸指数 150 μmol/L，谷丙转氨酶 270 U/L；血浆白蛋白和总胆固醇降低；血氨升高；尿常规有蛋白和管型；HBsAg（＋）。舌红，苔黄燥，脉弦数。

临床诊断：西医诊断为慢加亚急性肝衰竭、乙型病毒性肝炎，中医诊断为黄疸（急黄）。

辨证：热毒炽盛，湿热内蒸。

治法：清热解毒，凉血化瘀。

处方：茵陈蒿汤加味。茵陈 30 g，栀子 10 g，大黄 10 g（后下），大青叶 10 g，板蓝根 20 g，鲜车前草 10 株，犀角粉 1 g（吞），丹皮 10 g，滑石 20 g，泽泻 10 g，田基黄 20 g，胆草 10 g，山楂肉 20 g。服 3 剂，水煎服。

二诊：药后高热已除（36.5～37 ℃），神志清楚，小便量增多，色深黄，腹水明显消退，唯黄疸不退。考虑热毒内蕴，瘀血交阻。再以上方去大黄，加金钱草 30 g，海金沙 20 g，丹参 20 g，姜黄 10 g，桃仁 10 g，白矾 10 g，青黛 3 g（布包），以清热解毒、活血化瘀。服 3 剂，以观后效。

三诊：饮食增加，精神尚可，一般情况良好，但舌质红，苔黄腻，脉弦数。考虑余毒未尽，瘀血阻滞，仍予上方继进 3 剂。

四诊：已无自觉症状，病有好转。但舌质红，苔黄腻不燥。考虑湿热未尽，余毒残存。治以芳香化湿、疏肝和胃为主，调理月余，3 次复查肝功能和体征均正常，痊愈出院。

【按语】李老从中医论治肝衰竭主要注重以下四个方面。①清热解毒：本病是湿热疫毒内侵肝胆，热蕴于内，不得外散所致，故清热解毒是针对病因的治本之法，李老治疗本病，常以大队清热解毒之品投之。②利湿通腑，前后分消：黄疸多为湿热内盛，邪无从出而致，出现身、目、尿黄、发热、腹胀满、恶心呕吐、鼻衄、齿衄等症状，正如仲景在《金匮要略》中指出

"诸病黄家，当利其小便""黄疸腹满，小便不利而赤，自汗出，此为表和里实，当下之"。利湿通腑，前后分消，则可使湿热疫毒速从二便出，邪气去，则诸病可解，乃标本兼治之法。李老治疗本病，喜用茵陈蒿汤合小承气汤加味，或用茵陈蒿汤合大柴胡汤随证加减。③活血化瘀：肝主藏血，湿热疫毒内侵肝胆，肝脏疏泄失常，则致瘀血内停，瘀血不去，可使黄疸加深，病情加重，即黄疸愈深，瘀愈重，黄疸亦愈深，故黄疸持续不退。因此，李老认为清热泄腑，需佐以化瘀之品。④凉血开窍：若见邪伤营血，内陷心包的证候，当急投清营凉血之品，增用安宫牛黄丸或紫雪丹之类，以凉血解毒、清心开窍，方可转危为安。此2则医案皆从标本论治，以清热解毒、凉血化瘀为基本治法，佐以利湿通腑之品，方切病机，辨证合拍，同时注意顾护胃气，故获奇效。

四、谌宁生验案

案1：

患者，男，42岁。

初诊：2007年11月21日。

主诉：反复乏力、纳差3年，加重伴身、目、尿黄半个月。

现病史：既往有慢性乙型肝炎病史，此次于2007年10月中下旬出现疲乏无力，食欲不振，右胁肋隐痛，身、目、尿黄。于11月11日在当地医院住院治疗，予以常规西医治疗并配合甘露消毒丹加减，病情无好转，黄疸继续加重。遂于11月21日转入我院治疗。

现症：乏力纳差，恶心呕吐，口干，腹胀，身目发黄，面色晦暗。

诊查：肝功能检查示TBIL 472 μmol/L，DBIL 325 μmol/L，ALT 98 U/L，ALB 29 g/L，GLO 25.6 g/L；HBV-M检测为大三阳；PT 18 s，PTA 32.6%。舌质暗红，边有瘀点，苔薄黄，脉弦。

临床诊断：西医诊断为慢加亚急性肝衰竭（早期）、乙型病毒性肝炎，中医诊断为肝瘟。

辨证：热毒入营、湿热夹瘀。

治法：清热解毒，化瘀退黄。

处方：清热解毒化瘀汤加减。茵陈30 g，赤芍30 g，葛根20 g，白花蛇舌草15 g，丹参15 g，生大黄10 g（后下），郁金10 g，栀子10 g，菖蒲10 g，通草10 g，枳壳10 g，丹皮10 g，竹茹10 g，法夏10 g，甘草5 g。

二诊：2007 年 11 月 31 日。服中药并配合常规西医治疗后，病情有所好转，自觉纳食稍增，食后呕吐缓解，腹胀减轻。原方续服 5 剂，11 月 30 日，复查肝功能见 TBIL 428 μmol/L，DBIL 307 μmol/L，ALT 89 U/L，因方药对症，胆红素指标下降，守方继服。

三诊：2008 年 1 月 21 日。患者坚持服用月余，复查肝功能见 TBIL 88 μmol/L，ALT 62 U/L，HBeAg 转阴，ALB 33.3 g/L，GLO 36.2 g/L。患者无明显乏力、腹胀，黄疸减轻，舌尖红、苔薄黄，脉弦滑，病情好转要求出院。嘱其前方去大黄，加鸡内金 15 g，茵陈、赤芍减至 15～20 g，出院后继续服用，定期随诊。

【按语】 本案病例，先用清热利湿退黄之甘露消毒丹加减无效，是因病重药轻，难以控制病情发展。而改用清热解毒化瘀退黄之"清热解毒化瘀汤"能见显效，说明慢加亚急性肝衰竭之病是因湿热毒盛，伤及营血所形成的湿热瘀毒证。故治疗关键重在解毒，贵在化瘀。治疗时应遵照《黄帝内经》"治病求本""审因施治"的原则，采取快速截断的果断措施，早用清热解毒化瘀汤，以阻断温邪热毒侵犯营血，扭转病机，预防变证热毒内陷心包等危证发生。本方中不仅有大量清热解毒、利湿退黄之品，同时重用赤芍等凉血解毒、化瘀消黄之药，针对病因病机，使血中之热毒解，瘀血除，则黄自退，病自愈。赤芍与大黄为治疗肝衰竭必不可少之要药。因赤芍性味苦、酸、微寒，入肝、脾二经，具有清热凉血、活血散瘀功效，重用赤芍不仅能改善肝脏血液循环，恢复肝功能，且有利胆作用，可使黄疸迅速消退。大黄味苦、性大寒，入肝、脾、胃、大肠诸经。内服不仅可泄血中实热，下有形之积滞，荡涤肠胃，通腑排便，减轻肠道中毒症状，而且能利肝胆湿热、清热退黄、止热血之吐衄、化无形之痞满。特别在重型肝炎早期用之，有釜底抽薪之效，急下存阴，推陈出新，突击其泄热之功能。

案 2：

患者，女，40 岁。

初诊：2009 年 6 月 24 日。

主诉：反复乏力、纳差 10 余年，伴身、目、尿黄 1 个月。

现病史：患者有慢性乙型肝炎病史，此次发病后已在外院行血浆置换术 2 次，并应用恩替卡韦抗病毒治疗。

现症：乏力，纳差，食后腹胀，偶见恶心、厌油等，无口干、口苦，小便深黄。

诊查： 肝功能检查示 TBIL 254.4 μmol/L，DBIL 188.5 μmol/L，ALT 119 U/L，AST 111 U/L；HBV-DNA 低于检测下限；PT 28 s，PTA 23%。B 超示中等量腹水。舌质淡红，苔白根部腻，边有齿痕，脉细弱。

临床诊断： 西医诊断为慢加亚急性肝衰竭（中期）、乙型病毒性肝炎，中医诊断为肝瘟。

辨证： 脾阳亏虚，水湿内停（阴阳黄证）。

治法： 健脾温阳，化湿利水。

处方： 茵陈术附汤合茵陈五苓散加减。茵陈 20 g，白术 12 g，制附片 6 g，桂枝 3 g，土茯苓 20 g，猪苓 15 g，泽泻 15 g，薏苡仁 30 g，赤芍 30 g，葛根 30 g，郁金 10 g，甘草 5 g。

二诊： 2009 年 7 月 2 日。腹胀减轻，纳食增加，仍无口干、口苦。舌质淡红，苔薄白，脉弦细。复查肝功能示 TBIL 222.1 μmol/L，DBIL 174.2 μmol/L，ALT 85 U/L，AST 73 U/L；PT 22 s，PTA 34%。拟原方治疗。

三诊： 2009 年 7 月 12 日。稍感乏力，腹胀、恶心感消失，口干、稍苦，大便正常。舌质暗红，苔薄黄，脉弦。肝功能检查示 TBIL 238.4 μmol/L，DBIL 165.1 μmol/L，ALT 71 U/L，AST 60 U/L，ALB 34.8 g/L。PT 24 s，PTA 29.5%。B 超示腹水消退。

辨证： 瘀热互结（阳黄证）。

治法： 清热、化瘀、退黄。

处方： 解毒化瘀方加减。赤芍 80 g，丹参 15 g，茜草 15 g，葛根 30 g，鸡内金 10 g，砂仁 5 g，白术 10 g，瓜蒌 10 g，郁金 10 g，甘草 5 g。

四诊： 2009 年 8 月 26 日。自觉无明显不适。舌脉无明显变化。肝功能检查示 TBIL 93.3 μmol/L，DBIL 65.4 μmol/L，ALT 38 U/L，AST 34 U/L；PT 17 s，PTA 49.5%。守原方治疗半个月。

五诊： 2009 年 9 月 3 日。自觉活动后明显乏力，夜寐难安，大便稍稀，日行 2～3 次。舌质淡红，舌体稍胖，边有齿痕，脉细弦。

辨证： 气虚发黄。

治法： 益气解毒，化瘀退黄。

处方： 扶正解毒化瘀方。黄芪 30 g，虎杖 30 g，赤芍 30 g，茯苓 30 g，地耳草 30 g，丹参 30 g，益母草 30 g，猪苓 20 g，炒白术 30 g，枳壳 10 g。

六诊： 2009 年 9 月 18 日。患者乏力缓解，夜寐转安，纳食正常，小便稍黄，大便调。舌脉无变化。肝功能检查示 TBIL 35.3 μmol/L，DBIL 17.5 μmol/L，ALT 28 U/L，AST 18 U/L；PT 16 s，PTA 55%。拟原方再服 15 剂，复查肝功能基本正常，出院。

【按语】肝衰竭以黄疸为主症，归属于中医"肝瘟、瘟黄"范畴，有别于中医传统黄疸，其病因以湿热疫毒为主，但病程日久犯脾肾，形成正虚邪实、虚实夹杂之候，此既不属于传统的阳黄，亦不属于阴黄，谌老谓之"阴阳黄"，临证既要解毒化瘀以祛邪，也须不忘益气健脾温阳以扶正，《黄帝内经》有言"正气存内，邪不可干""邪之所凑，其气必虚"，同时，"肝为木气，全赖土以滋培，水以灌溉"（《医宗金鉴·删补名医方论》），由此可得"见肝之病，知肝传脾，当先实脾"，益气健脾为治疗肝病不可或缺的要素。本案初诊属阴阳黄，治以健脾温阳为主，但见腹胀，系水湿内停所致，故选方在茵陈术附汤基础上配合茵陈五苓散，以化水湿。治后半个月证候转化为阳黄证，方改为解毒化瘀汤加减，黄疸继续消退。最后在解毒化瘀基础上，辅以健脾益气调治，顾护脾胃之气，终使疾病痊愈。

（谭年花）

参 考 文 献

［1］中华医学会感染病学分会肝衰竭与人工肝学组，中华医学会肝病学分会重型肝病与人工肝学组．肝衰竭诊治指南（2018 年版）．临床肝胆病杂志，2019，35（1）：38－44.

［2］黄湛镰，高志良．肝衰竭的三重打击及治疗策略［J］．内科急危重症杂志，2014，20（3）：154－156.

［3］阮清发，康旻睿，康素琼．康良石教授治疗亚急性肝衰竭经验总结及应用［J］．中国中医急症，2014，23（3）：458－459，472.

［4］李昌源．重症肝炎的中医临床治疗［J］．贵阳中医学院学报，1988（1）：17－18.

［5］朱文芳，孙克伟．谌宁生医案精华［M］．北京：人民卫生出版社，2015.

第十一章　国医名师诊治胰胆疾病

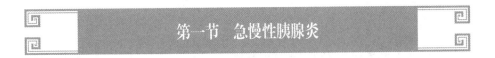

第一节　急慢性胰腺炎

　　急性胰腺炎（acute pancreatitis，AP）是以多种病因引起的胰酶激活，继以胰腺局部炎症反应为主要特征，临床以急性上腹痛、恶心、呕吐、发热和血清胰淀粉酶增高等为特点，伴或不伴有其他器官功能改变的疾病，大多数患者病程呈自限性，20%~30%患者临床经过凶险，总体病死率为5%~10%。AP分为轻症急性胰腺炎（mild acute pancreatitis，MAP）与重症急性胰腺炎（severe acute pancreatitis，SAP）两类。SAP患者胰腺出血坏死，常继发感染、腹膜炎和休克等多种并发症，病死率高达30%~40%。MAP的治疗以禁食、抑酸、抑酶及补液治疗为主，补液只要补充每天的生理需要量即可，一般不需要进行肠内营养。对于MAP及SAP，需要采取器官功能维护、应用抑制胰腺外分泌和胰酶的抑制剂、早期肠内营养、合理使用抗菌药物、处理局部及全身并发症、镇痛等措施。

　　根据本病的病因、发病部位及临床特点，应属中医"腹痛""脾心痛""胰瘅"范畴。据《黄帝内经·厥病篇》载："腹胀胸满，心尤痛甚，胃心痛也……痛如以锥针刺其心，心痛甚者，脾心痛也。"其症状的描述与AP的临床表现比较符合。大量文献报道，中西医结合治疗对改善症状、缩短胰酶恢复的时间、提高治疗效果都有较为明确的疗效。而中医药治疗的指导思想多为清热解毒、活血化瘀、通理攻下。一般选用经典成方加减，或自拟方药。具体案例如下。

一、汤建光验案

案1：

患者，男，46 岁。

初诊：2008 年 10 月 26 日。

主诉：上腹部疼痛 1 年余。

现症：上腹部不适，饮食稍有不慎即上腹部疼痛，周身乏力，大便稀溏，夹有不消化食物，大便每日 3~4 次。

诊查：CT 示慢性胰腺炎。舌质淡红，苔厚腻，脉弦细。

临床诊断：慢性胰腺炎。

辨证：脾虚湿盛。

治法：益气健脾祛湿。

处方：予参苓白术散加减。陈皮 12 g，茯苓 15 g，砂仁 9 g，炒白术 15 g，炒白芍 15 g，党参 15 g，炒山药 20 g，炒薏苡仁 30 g，香橼 10 g，延胡索 15 g，炙甘草 6 g。每日 1 剂，水煎分 2 次服。

二诊：2008 年 10 月 29 日。上腹部疼痛明显好转，不适减轻，但仍周身乏力，大便每日 2~3 次，舌质淡红，苔略腻，脉弦细。初诊方加川厚朴 15 g，黄芪 30 g。

三诊：2008 年 11 月 13 日。上腹部疼痛基本消失，不适明显好转，周身乏力好转，大便稀，每日 2 次，舌质淡红，苔薄腻，脉弦细。上方去延胡索，加当归 10 g。

四诊：2008 年 11 月 13 日。周身乏力明显好转，余无明显不适，大便稍稀，每日 1~2 次，舌质淡红，苔薄白，脉弦细。效不更方，继服 10 剂。2 个月后随访诸症消失。

【按语】据舌、脉、症诊断为脾胃虚弱型腹痛，治宜健脾养胃，方予参苓白术散化裁。方中陈皮、茯苓、砂仁、炒白术、炒白芍、党参、炒山药、炒薏苡仁健脾养胃，香橼、延胡索、川厚朴理气止痛，黄芪、当归补气生血，炙甘草调和诸药。诸药合用，共奏健脾养胃之功。

案 2：

患者，男，43 岁。

初诊：2009 年 4 月 10 日。

主诉：上腹部胀痛 2 个月。

现症：上腹部胀满、疼痛，时有嗳气，口苦，口干，大便不爽，每日 1 次。

诊查：CT 示慢性胰腺炎。舌质红，苔黄厚腻，脉弦滑。

临床诊断：慢性胰腺炎。

辨证：痰热内蕴。

治法：清热化痰，和胃降逆。

处方：予黄连温胆汤加减。黄连 6 g，栀子 9 g，姜半夏 10 g，姜竹茹 15 g，橘红 10 g，茯苓 20 g，六一散 15 g，厚朴 10 g，枳实 10 g，延胡索 15 g，薄荷 10 g（后下），甘草 3 g。每日 1 剂，水煎分 2 次服。

二诊：2009 年 4 月 13 日。上腹部胀满、疼痛好转，嗳气较前减轻，仍口苦、口干，舌质红，苔黄腻，脉弦滑。初诊方黄连加至 9 g，再加知母 10 g。

三诊：2009 年 4 月 20 日。上腹部胀满、疼痛基本消失，口苦、口干好转，舌质红，苔腻微黄，脉弦滑。效不更方，继服上药。

四诊：2008 年 4 月 27 日。上腹部胀满、疼痛消失，口苦、口干不明显，舌质红，苔薄腻，脉弦滑。上方去延胡索，黄连减至 6 g，继服 10 剂。2 个月后随访诸症消失。

【按语】患者形体较胖，平素嗜酒，喜食肥甘，酿生湿热，阻滞于中焦，气机不畅，而见上腹部胀满、疼痛、嗳气、口苦、口干；湿热下注则见大便不爽；舌质红，苔黄厚腻，脉弦滑，均为湿热之象。治以清热化湿为主，兼理气止痛，予黄连温胆汤加减。方中黄连、栀子、知母、姜半夏、姜竹茹、橘红、茯苓、六一散清热化湿，厚朴、枳实、延胡索理气止痛，薄荷芳香化浊以退舌苔，甘草调和药性。诸药合用，共奏清热燥湿、理气止痛之效。

【体会】慢性胰腺炎的临床表现多为上腹部疼痛不适、全身倦怠、口苦口干、消瘦及泄泻等症状，属中医学腹痛、胃脘痛、泄泻等范畴。病位在胰，与肝、胆、脾、胃关系密切。病因主要为饮食不节（恣食肥甘、暴饮暴食）或嗜烟酒，情志不畅，致肝脾功能失调，病程日久，反复发作。恣食肥甘、暴饮暴食等因素均可损伤脾胃，脾胃虚弱，气机阻滞，中焦失运，纳化失职，则可见上腹部疼痛不适、全身倦怠、消瘦及泄泻；情志不畅，肝胆失疏，水湿疏泄失常，湿阻中焦，郁而化热，或肥甘饮食酿生湿热，可见口苦、口干。中医辨证治疗以健脾养胃法或清热化湿法为主，兼以理气止痛。中医药辨证治疗慢性胰腺炎，可大大减轻患者痛苦，提高患者生活质量，值得临床推广应用。

二、张书剑验案

案1：

患者，男，50岁。

初诊： 2018年9月10日。

主诉： 持续上腹部疼痛，伴恶心、呕吐1天。

现症： 上腹部疼痛，伴恶心、呕吐。

诊查： 体温37.8℃，脉搏90次/分，呼吸22次/分。上腹部压痛明显，无肌紧张，墨菲氏征（±），舌红、苔黄腻，脉弦。实验室检查示血淀粉酶750 U，尿淀粉酶300 U，白细胞 $11.4 \times 10^9/L$。

临床诊断： 急性胰腺炎（水肿型）。

辨证： 湿热蕴结。

治法： 清热、利湿、通便。

处方： 大柴胡汤加减。

治疗： 予禁食，并常规对症支持治疗，同时予服大柴胡汤加减，首剂大黄用20 g，当日排便3次，次日体温正常，腹痛、恶心、呕吐减轻，减大黄为10 g，3日后症状、体征明显减轻，5天后症状体征消失，复查血尿淀粉酶，血常规、B超均恢复正常。

【按语】 急性胰腺炎属中医的腹痛范畴，病因多为外感时邪、饮食不节、情志失调等致脏腑功能紊乱，气机阻滞，脉络瘀阻，邪毒内生，而出现上腹痛、寒热往来、恶心呕吐、烦满、大便不解诸症。证属少阳阳明合病，治宜和解少阳，内泄热结，行气止痛。方中柴胡、黄芩和解清热、除少阳之邪，大黄通里攻下、清化湿热，枳实、厚朴行气散结、消痞除满，芍药缓急止痛，法半夏降逆止呕，诸药合用，共同达到消除炎症、减少局部渗出及水肿、迅速改善临床症状和体征的目的。现代药理研究证明，柴胡、黄芩具有明显的抗菌消炎作用和镇痛利胆作用，同时柴胡可促进炎症水肿吸收，大黄对胰蛋白酶、胰脂肪酶、胰淀粉酶的活性有明显抑制作用，同时有明显抗炎利胆作用和促进肠蠕动作用，在临床治疗中观察到该方能抑制胰酶活性，减轻胰腺损伤，降低血、尿淀粉酶水平，能有效阻止病情的发展。

案2：

患者，女，48岁。

初诊： 2012年9月23日。

主诉： 进食油腻食物后腹痛、腹胀 4 小时。

现症： 上腹部胀满，压痛明显，无板状腹，观其形体肥胖，面色苍白，时有呕吐。

诊查： 舌苔黄厚而腻，脉弦紧。化验结果显示，血、尿淀粉酶及白细胞明显升高。

临床诊断： 西医诊断为急性胰腺炎，中医诊断为腹痛。

辨证： 湿热蕴结。

治法： 清热利湿，解毒通便。

处方： 大柴胡汤加减。

治疗： 嘱卧床休息、吸氧、禁食水，给予抗感染、止痛、抑制胰腺分泌及维持水电解质平衡等治疗，并给予大柴胡汤灌肠治疗。方药为：柴胡 12 g，黄芩 9 g，白芍 15 g，半夏 12 g，枳实 12 g，大黄 15 g（后下），生姜 15 g，大枣 3 枚，水煎 600 mL，每次用 200 mL 保留灌肠，每 4 小时 1 次。灌肠 3 次后，大量大便排出，矢气下行，腹痛、腹胀明显减轻，第二、第三天继续用大柴胡汤保留灌肠，每次 200 mL，每日 2 次，第四天腹痛、腹胀症状完全消失，精神好转。复查血、尿淀粉酶及血常规恢复正常，第五天开始进流质饮食，继续观察治疗 3 天，患者无明显不适，痊愈出院。

【按语】 该患者因进食大量油腻食物，食积中脘，阳明腹气不通，少阳胆气枢机不利，胆气郁结，不得下行，故腹痛、腹胀、呕吐并作。证属少阳兼里实证，方用大柴胡汤保留灌肠。方中重用柴胡为君药，配臣药黄芩和解清热、以除少阳之邪；轻用大黄配枳实以内泄阳明热结，行气消痞，亦为臣药；芍药柔肝缓急止痛，与大黄相配可治腹中实痛，与枳实相伍可以理气和血，以除心下满痛；半夏和胃降逆，配伍大量生姜，以治呕逆不止，共为佐药。大枣与生姜相配，能和营卫而行津液，并调和脾胃，功兼佐使。总之，本方既不悖于少阳禁下的原则，又可和解少阳，内泄热结，使少阳与阳明合病得以双解，可谓一举两得。正如《医宗金鉴·删补名医方论》所说："斯方也，柴胡得生姜之倍，解半表之功捷；枳芍得大黄之少，攻半里之效徐，虽云下之，亦下中之和剂也。"然较小柴胡汤专于和解少阳一经者力量为大，名曰"大柴胡汤"。

（陈祥军　漆　思）

参 考 文 献

[1] 张苗苗，张淑文，齐文杰．急性胰腺炎发病机制及中西医治疗研究进展 [J].中国中医急症，2010，19（9）：1573-1575.

[2] 中国中西医结合学会消化系统疾病专业委员会．急性胰腺炎中西医结合诊治方案 [J].中国中西医结合消化杂志，2011，19（3）：207-209.

[3] 中华医学会消化病学分会胰腺疾病学组．中国急性胰腺炎诊治指南（草案）[J].中华内科杂志，2004，43（3）：236-238.

[4] 李乾构．中医消化病诊疗指南 [M].北京：中国中医药出版社，2006：175-178.

[5] 尚文璠，黄穗平，余绍源，等．中西医结合治疗159例急性胰腺炎临床观察 [J].广州中医药大学学报，2005，22（6）：421-425.

[6] 顾宏刚，张敬喆，章学林，等．中西医结合治疗重症急性胰腺炎67例 [J].上海中医杂志，2006，40（9）：31-32.

[7] 汤建光，杨淑娟．慢性胰腺炎辨治验案2则 [J].河北中医，2010，32（4）：538.

[8] 杨丹，杨莉云．大柴胡汤治疗急性胰腺炎64例 [J].陕西中医，2003，24（9）：781-782.

[9] 王筠默．中药药理学 [M].上海：上海科学技术出版社，1985：44.

[10] 张书剑，王林青，廉庆玖．大柴胡汤治验3则 [J].内蒙古中医药，2014，5（23）：34-35.

[11] 裴正学．裴正学医学经验集 [M].兰州：甘肃科学技术出版社，2003：242-243.

[12] 武嫣斐．武嫣斐解析急性胰腺炎 [M].太原：山西科学技术出版社，2016：10.

[13] 王永炎，张天，李迪臣，等．临床中医内科学 [M].北京：北京出版社，1994：1849-1852.

[14] 遵义医学院革命委员会．中西医结合诊疗急腹症 [M].北京：人民卫生出版社，1972：227-238.

[15] 段富津．方剂学 [M].上海：上海科学技术出版社，1995：64-65.

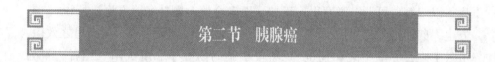

第二节　胰腺癌

胰腺癌是一组起源于胰腺导管上皮及腺泡细胞的恶性肿瘤，恶性程度极高，起病隐匿，早期诊断困难，进展迅速，患者生存时间短，是预后最差的恶性肿瘤之一，被称为"癌中之王"。其发病率和死亡率都稳居全球和我国恶性肿瘤的前十位。本病临床主要表现为腹痛、食欲不振、消瘦、黄疸等。患者多因中上腹部疼痛、体重明显减轻而就诊。目前确诊主要依靠现代医学的影像学检查和病理切片检查。临床上应辨病与辨证相结合，对胰腺癌局部表现和患者整体状况进行综合分析。胰腺癌属于"腹痛""黄疸""癥积""积聚"等范畴。胰腺癌病因、病机复杂，病因包括：饮食不节、恣食肥甘、喜食辛辣、嗜烟酒而致酿湿生热毒，湿热内盛，蕴毒结于胰；情志不遂，肝失疏泄条达，气滞血瘀，毒瘀互结瘀阻于胰；寒温失常，调摄失宜，宿毒内热壅滞，气郁血瘀，湿毒瘀结，耗血伤阴，致癥瘕积聚内生。诸种因素相合，日久生变，成积成块，发为该病。初期多表现为实证，而中、晚期则以虚实相夹、本虚标实为主要表现，甚至可以表现为以虚象为主。本病之病因病机以气血痰湿互阻、湿热邪毒内攻、脾胃气阴两虚为特点。现代研究表明，其发病与不良的饮食习惯及吸烟、酗酒等密切相关，而中医学发现其发病既有脾胃虚弱，脏腑功能低下，气机不和，情志失调，又有湿热毒邪责犯虚体，留滞不去，结而成积之况。

一、蒋士卿验案

患者，男，70 岁。

初诊：2017 年 4 月 12 日。

主诉：胰头癌术后近 1 个月。

现症：乏力，精神差，口干苦，便溏，纳寐可；舌淡暗，齿痕舌，苔少，舌根苔白腻，舌下络脉怒张，脉细涩。

现病史：2017 年 3 月上旬因腹痛、纳差，至当地医院查腹部 CT 发现胰头异常占位，3 月 16 日于某肿瘤医院行手术治疗。术后病理提示（胰十二指肠）中 - 低分化腺癌。来诊前未行化疗及其他治疗，自诉肝肾功能、血常规正常。

临床诊断：西医诊断为（胰十二指肠）中 - 低分化腺癌，中医诊断为积聚。

辨证：气血亏虚，痰瘀互结。

治法：健脾和胃，清热利湿，解毒散瘀。

处方：茯苓、黄芪各 50 g，熟地黄、肉桂、川芎、赤芍、当归、党参、清半夏、莪术、炒白术各 15 g，白豆蔻 30 g，黄芩 12 g，干姜 10 g，炙甘草、黄连、三七各 6 g，蜈蚣 3 条。水煎服，每日 1 剂。

二诊：2017 年 6 月 7 日。服上方 30 剂，因症状均见缓解，精神渐好，乏力减轻，遂守方至今。刻诊：畏寒，纳差，乏力，午后肢肿，便溏，每日1次，入睡难，夜尿3~4次，舌淡暗，苔白厚腻，舌下络脉轻度怒张，脉沉弱。因此症以畏寒、乏力、肢肿、便溏为主。四诊合参，辨为脾肾阳虚、水湿内停证，治宜益气健脾，消食和胃，温阳利水。给予参苓白术散合真武汤加减。处方：黄芪、茯苓各50 g，党参、炒白术、仙鹤草、炮姜、炒山药各20 g，炒扁豆、炒薏苡仁、酸枣仁各30 g，肉桂、砂仁、焦三仙各15 g，陈皮、桔梗各12 g，淡附子片10 g，炙甘草、升麻、柴胡、三七各6 g。每日1剂，水煎服。

三诊：2017年9月13日。服上方30剂后乏力感进一步缓解，期间来诊因无其他特殊不适，继续以上方为主，稍作加减服用至今。外院查腹部彩超（8月11日）示大量腹水（约3000 mL），此后口服利尿药后缓解。自诉肿瘤标志物、肝肾功能正常。此诊症见：腹胀，饱餐后右腹隐痛，便溏，1~2次/日，乏力感改善，纳少，寐可，小便正常；舌淡暗，苔白厚腻，舌下络脉轻度怒张，脉弦细。给予中药汤剂口服。处方：黄芪90 g，茯苓50 g，炒白术、冬瓜皮、泽泻、大腹皮、防己、玉米须、茯苓皮、炮姜各30 g，当归、赤芍、炒槟榔各20 g，川芎、紫苏、陈皮、肉桂15 g，炙甘草6 g。水煎服，每日1剂。

四诊：2017年10月20日。服上方30剂后腹胀减轻，服用利尿药后可缓解，食后仍有右上腹隐痛，便溏，1~2次/日，口干，乏力改善，纳少，寐安，夜尿1~2次；舌淡暗，苔白腻，脉细。上方增小茴香10 g，乌药20 g，继续守方治疗。此后患者每月来诊，随访至今。

【按语】 蒋士卿老师系河南中医药大学教授、主任医师、博士生导师，河南省名中医，从事恶性肿瘤的中医药防治工作近40年，积累了丰富的临床经验，尤其擅长治疗胰腺癌、肝癌等消化系统肿瘤，蒋士卿教授直接指出"脾宜升则健，胃宜降则和"。因此，调理脾胃气机升降以顾护胃气是脾胃病的治疗大法，而胰腺癌的治疗同样如此，治宜健脾和胃，解毒利湿，消癥散结。其胰腺癌主要病机为脾胃升降失调，气机不畅，痰湿留滞。脾胃同居中焦，为气血生化之源，脾主升，胃主降，相反相成；但若其一不和，则脏腑气机上下升降失枢，脏腑失和，百病丛生，故脾胃升清降浊的功能对机体气机的升降出入影响极大。癌病患者以本虚标实为主，既有元气的衰败，又有实邪郁结之候，因此治疗上需要扶正祛邪兼顾。在治疗大法不变的情况下，可根据其不同的证候表现做适当的调整。

胰腺癌属于中医学"积聚""伏梁""黄疸"等范畴，可根据其不同的证候表现做适当的调整。如以瘀血内停而见腹痛者，可加延胡索、乳香、莪术、郁金、没药等行气活血、散结止痛之品；如黄疸者则需辨明阴黄、阳黄，用药可予茵陈、虎杖、金钱草、大黄、栀子、车前子、白术、茯苓等以利湿退黄。

初诊时患者因为癌病、手术所伤，故脾胃受损，气血生化乏源。土弱则木乘，肝气横逆薄土致枢机不利，气血瘀滞不通，郁久则热，邪热化火上炼津液，故见乏力、口干苦等；气机升降失调，清阳降泊留于下位变生飧泄，浊气上升客居乾位，如若阴霾覆布，故舌根苔白腻，因此以参、苓、芪、术、草等益气温中、健脾利湿。黄芪伍肉桂可补气温阳，熟地黄、当归、赤芍、川芎能填精生髓、补血调血，上药即为十全大补汤；另合半夏泻心汤以调达气机、平调寒热，使气郁透达，脾胃复和；并予莪术、蜈蚣、三七行气活血、破瘀散结；佐增白豆蔻以温中化湿。

二诊时因脾肾亏损，阳虚无以化气，饮邪潴留于内，故见肢肿及腹水，此为气机不利，肝脾失调，痰瘀互结，阳虚水停所致，故易方为参苓白术散合真武汤加减。方中淡附子片强命火，易干姜为炮姜增温补之力，并少佐升麻、柴胡以升清提阳，全方温阳利水，补气升阳之效大增。

9月再诊时，虽见腹水加重，但肿瘤标志物等均正常，正气尚存，故基础方上合五皮散增泽泻、防己、玉米须等以利水外出。

二、周维顺验案

患者，男，65岁。

初诊：2012年7月18日。

现症：患者胰腺癌术后1月余，腹痛腹胀，面目微黄，纳差，恶心嗳气，大便干，舌红苔黄腻，脉弦。

临床诊断：中医诊断为胰癌。

辨证：肝郁蕴热。

治法：疏肝解郁，清热解毒。

处方：柴胡疏肝散加减。药用：柴胡10 g，生白芍10 g，川芎10 g，枳壳10 g，青蒿10 g，延胡索20 g，郁金10 g，八月札20 g，炒苍术10 g，炒白术10 g，草豆蔻10 g，石菖蒲10 g，陈皮10 g，广藿香10 g，半枝莲15 g，白花蛇舌草15 g，猫人参15 g，六神曲12 g，莱菔子20 g，生米仁30 g，炒米仁 30 g，炙甘草 5 g，炙鸡内金 15 g，炒谷芽 15 g，炒麦芽 15 g。7 剂，1剂/日，水煎早晚分服。

二诊：上述症状均缓解，守上方 7 剂，随证加减继服。

三诊：上述症状消失，舌脉正常。守上方继续巩固治疗，同时配合中成药治疗，坚持门诊复诊，现面色红润，纳谷馨香，大小便调。

【按语】周维顺教授是浙江省中医院主任医师、博士生导师、国家级名中医、中华中医药学会肿瘤委员会副主任委员、中国肿瘤诊治专家委员会副会长。治以利湿化浊解毒、行气活血化瘀、益气养阴扶正为主。腹痛，腹胀，呃逆，嗳气，纳差，便干，皆为肝气郁结，郁久化热而成，方选柴胡疏肝散加减，本病病位虽在胰，而病机在肝、脾、胃。患者术后脾气亏虚，土虚木亢，脾胃之气为一身之气的枢机，中气虚弱则枢转气机被郁，导致中焦脾胃之气升降失调，气血运行受阻出现肝胃不和的一系列证候，气机郁久则化热，热甚则成热毒，而出现便干、舌红、面黄等症，因此治疗必须求本，本标结合，故疏肝解郁，畅通气机，调理脾胃使之脾胃功能恢复，又辅以清热解毒，使热毒消。方中生白芍、柴胡、川芎、枳壳、陈皮、郁金等梳理气机，生米仁、炒米仁、炙鸡内金、草豆蔻、炒白术、六神曲、炒麦芽、炒谷芽等顾护脾胃和修复黏膜，半枝莲、八月札、白花蛇舌草、猫人参等扶正抗癌，川芎、延胡索等行气止痛，青蒿清虚热除骨蒸，炒苍术、石菖蒲、藿香祛湿健脾开胃，莱菔子行气，炙甘草健脾益气利肺。诸药合用辛以散结，苦以降通，寒以清热，甘以补中则诸症自除。

（谭　芳）

参 考 文 献

[1] 黄学武，黄健洲．浅论胰腺癌的中医治疗 [J]．中华实用中西医杂志，2004，4(17)：3798－3798.

[2] 王卫国，黎斌怡．蒋士卿教授调理脾胃治疗胰腺癌经验 [J]．中医研究，2020，33(2)：37－39.

[3] 卢静，张峰，周微红，等．周维顺教授治疗胰腺癌经验 [J]．陕西中医学院学报，2013，36(4)：33－34.

[4] 陆陈春，唐蕾，秦宝华．周维顺治疗恶性肿瘤经验简介 [J]．山西中医，2010，26(2)：5－6.

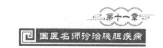

第三节　胆石症

胆石症一般是由胆汁成分异常、胆道运动功能失调共同作用所致，是消化系统的常见病、多发病，易受各种因素的影响而反复发作，临床上表现为腹痛、恶心、呕吐、寒战高热、黄疸等。胆为六腑，又是奇恒之腑，诸多典籍也称为"中精之府"。《素问·六节藏象论》云："凡十一脏，取决于胆。"《素问·灵兰秘典论》云："胆者，中正之官，决断出焉。"由此可见，胆在机体中的重要性。现代医学研究表明胆石症的成因、发病机制非常复杂，与肥胖、年龄、性别等有关。中医学认为，胆石症属于"黄疸""胁痛""石疝"等范畴，其大都是根据症状、体征而命名的。各医家遵循辨病与辨证相结合的观点，综合现代医学研究及临床实践经验，认为其病理因素主要为"湿热""痰浊""瘀血""气郁"等。

胆石症是外科常见病，可严重影响患者的生活，目前西医治疗以手术治疗为主，但术后有诸多并发症，且对患者创伤大，费用昂贵，服用西药，毒副作用大。中医药可以从多角度、多方位、多靶点治疗而获得良好的治疗效果。治疗时忌暴饮暴食，应避免主动和被动吸烟，保持低脂、低胆固醇饮食，保持心情舒畅，加强锻炼，预防胆石症发生。临床上可将中医治疗和西医治疗有机地结合，内外科相辅相成，优势互补，并行不悖，丰富和发展中医药治疗胆石症的独特优势，提高临床疗效，减轻患者痛苦，达到防病、治病的目的。具体案例如下。

一、周天寒验案

患者，女，42岁。

初诊：1975年4月16日。

现病史：素有上腹部疼痛史，多在夜间发作，劳累或吃油腻食物诱发。曾多次诊断为"胆囊炎、胆石症"。建议手术治疗，因畏惧开刀，未同意手术。此次发病在饱餐之后，初为右上腹绞痛，此后整个上腹部胀痛，疼痛放射至右肩背，持续钝痛，伴有恶心、呕吐，吐出食物残渣，大便3天未解，尿黄赤、短少。前医诊断为肝胆湿热，以清热利胆为法，用龙胆泻肝汤加减治疗，未效，故此来就诊。

诊查：见右上腹有明显触痛，可扪及梨形大小的块物，有反跳痛，轻度肌紧张。白细胞 $13.8 \times 10^9/L$，中性粒细胞百分比 85%。诊脉弦数有力，舌质红，苔黄微腻。

辨证：热郁肝胆，通降失调之候。

治法：泄热通腑，疏肝利胆。

处方：拟小承气汤加味。药用：大黄 15 g，枳实 12 g，厚朴 12 g，柴胡 30 g，延胡索 10 g，金钱草 30 g，郁金 15 g。两剂症减，守上方 8 剂而愈，后以柴胡四逆散加味调理善后。迄今随访亦未再发。

【按语】胆为六腑之一，六腑以通为用，查腑气不通的原因多端，有胃肠结热，有寒凝气滞，有郁热内结，有肝气不舒，有津液匮乏等。本例患者右上腹胀痛、拒按，大便不解，舌红苔黄，脉弦数有力，说明是热结而非寒凝，是气滞而非血瘀，病机总为"不通"所致，故治疗总宜掌握好一个"通"字。"通"是广义的，温中散寒，使寒凝散则气行，是"通"；通里攻下，使传化有常，是"通"，疏肝理气，使气机通畅，是"通"；通经活血，使血液流畅，是"通"；消食导滞，使运化有常，也是"通"。总之，"通"是广义的，可用于各种情况。本例患者虽病在胆，但因肝胆疏泄之令不行，以致肠道传化停顿，上下关格，出入废止，大便因而闭塞，滞塞不运则胀，气机郁滞、不通则痛，升降悖逆则呕。故治疗上除了要注意疏肝理气外，泻下通腑法也不可忽略。本案的治疗始终贯穿一个"通"字，故能满意收效。

二、齐广平验案

案 1：

患者，女，47 岁。

初诊：2007 年 5 月 24 日。

主诉：肝区隐痛不适 3 年余。

现症：右胁肋区刺痛，放射至右肩背疼痛，面见黄绿色（阻塞性黄疸）。

诊查：舌质紫黯，苔腻，尿短少、色黄赤（尿胆红素阳性），脉细涩。

临床诊断：胁痛、黄疸。

辨证：肝郁瘀阻，肺失宣降，湿热积聚中焦。

治法：活血化瘀，疏肝解郁，宣肺利水，溶石排石。

处方：自拟方合自制化石散。黄芪 30 g，杏仁 15 g，黄芩 20 g，柴胡 20 g，三棱 15 g，生地黄 20 g，当归 20 g，枳壳 20 g，金钱草 30 g，甘草 10 g，七叶一枝莲 15 g，莪术 10 g，茵陈 30 g，元明粉 15 g（分冲服），大黄 10 g（后下）。每日 1 剂，水煎 2 次，2 次分服，另服自制化石散，每次 1 包，每日 3 次，开水送服。

二诊：B超复查示结石明显溶化、缩小，右肝内胆管仅剩下几个砂粒大小的小结石。效则守方，原方加党参 20 g 以扶正祛邪，并继续服化石散。半个月后，遵医嘱再复查 B 超，原右肝内胆管里的多枚结石均全部消失，20 多天治愈，效果满意。

【按语】《黄帝内经》认为，肺主气，调节全身各脏腑的气机，肺气不足，气机阻滞，不但水道不调，血脉凝滞不畅，还直接影响肝的疏泄，肝气郁结，肝胆排泄失常，致使胆红素代谢障碍，遂生结石。肝内结石阻塞日久，血清胆红素显著增高。方中黄芪、杏仁配伍，补宣肺气，通调水道；柴胡、黄芩一升一降，疏肝解郁，清热消炎；三棱、莪术加当归、生地黄破瘀活血，消坚散结而不伤血；七叶一枝莲缓急止痛；金钱草富含植物去氧胆酸，可显著增加胆汁酸含量，得三棱、莪术之助，溶石、碎石、排石力更加强劲；"六腑以通为用"，枳壳、茵陈通利肝气、扩张胆道，松弛奥狄括约肌，促进胆汁排泄，再合大黄、元明粉推陈出新，荡涤通降之力，促进细小结石的排出；甘草调和诸药，又可缓急止痛。诸药合用，气血通畅，湿热得清，体征改善，胁痛缓解，黄疸消退，尿量增加，尿色转清。

案 2：

患者，女，48 岁。

初诊：2007 年 6 月 11 日。

主诉：右上腹剧痛半天。

现病史：2007 年 2 月中旬因胆石症手术切除胆囊，距今 4 个月余，因再次发作于今日下午来我科就医。

现症：右上腹剧痛。

诊查：B超检查发现胆总管内复发性结石，直径 10 mm 伴多枚 2 mm 小结石。脉双尺沉弱，右寸及双关紧数，舌淡苔腻，舌边、尖均有瘀血、斑点。

临床诊断：胆总管色素性多发结石。

辨证：双肾功能低下，血瘀气滞，湿热中阻之"胁痛"。

治法：活血化瘀，补肾行水，疏肝解郁。

处方：自拟方合化石散加减。桂枝 15 g，生地黄 20 g，延胡索 10 g，三棱 10 g，莪术 10 g，王不留行子 10 g，黄芩 6 g，白芍药 10 g，内金 10 g，金钱草 10 g，茵陈 12 g，大黄 10 g，七叶莲 10 g，甘草 6 g。5 剂，每日 1剂，水煎 2 次，2 次分服，并给予化石散，每日 3 次，每次 1 包，开水送服。

【按语】方中重用桂枝、生地黄，桂枝通阳利水，且有补肾阳及引火归原的作用；生地黄质润、养肾阴、生津，清补又不滞涩，还可直入血分，清热凉血。先后共服药 15 剂，肾阳得振，肾阴得养，瘀滞得通，湿热得清，结石溶化，排净。6 月 26 日经我院 B 超检查，结石全部消失，20 天后，治愈效果良好。

（陈祥军）

参 考 文 献

［1］何俊辰，王红，邓为民，等．中医药预防胆石形成的研究进展［J］.临床合理用药杂志，2015（10）：176－177.

［2］王文栋，王红，邓为民．胆结石的成因及中西药预防的研究进展［J］.临床合理用药杂志，2015，8（4A）：174－175.

［3］刘驯．周天寒治疗急腹症医案举隅．［J］.中国中医药现代远程教育，2010，28（4）：4－5.

［4］齐广平．活血化瘀疏肝利胆法治疗胆结石临床体会［J］.光明中医，2010，25（12）：2311－2312.

［5］张小萍，陈明人．中医内科医案精选［M］.上海：上海中医药大学出版社，2001：230－235.

［6］李金萍．李继功老中医医案精选［M］.济南：山东科学技术出版社，2014：70－72.

［7］王永炎，张天，李迪臣，等．临床中医内科学［M］.北京：北京出版社，1994：1842－1846.

［8］遵义医学院革命委员会．中西医结合治疗急腹症［M］.北京：人民卫生出版社，1972：187－206.

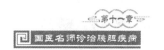

第四节　原发性硬化性胆管炎

近年来，原发性硬化性胆管炎的发病率呈明显上升趋势，专家普遍认为其与患者自身的免疫系统功能紊乱有关，病理改变主要表现为管腔狭窄、管壁增厚、肝内外胆管广泛纤维化，并出现淤胆样症状，病变可累及整个胆管系统，以肝外胆管病变明显。临床表现为持续时间不一的胆汁淤积，最终进展为胆汁性肝硬化、门静脉高压症、肝衰竭而死亡。病程中可出现原发性硬化性胆管炎特异性和非特异性并发症。目前，尽管熊去氧胆酸、皮质激素等药物治疗有一定效果，但仍缺乏有效的治疗药物。中医学中没有与原发性硬化性胆管炎相对应的病名，根据其临床特征，归属于中医学"胁痛""黄疸""积聚""鼓胀""虚劳"等范畴。临床上主要表现为神疲、乏力、瘙痒、黄疸等症状，具有慢性迁延、顽固难治及反复发作等特点。中医认为根本病机为"本虚标实""正虚挟瘀"。肝主疏泄、条达、藏血，肝气郁结、气机瘀滞、血行不畅而致血瘀。瘀血贯穿肝纤维化发生、发展的整个过程。

张玮益验案

患某，女，54 岁。

初诊：2018 年 10 月 15 日。

主诉：反复右胁肋部隐痛不适伴乏力 2 年余，加重 1 周。

现症：右胁肋部隐痛不适，神疲乏力，身、目稍黄，面色偏暗，全身皮肤瘙痒，纳差，小便稍黄，大便正常，夜寐欠佳，入睡困难。

诊查：肝功能检查示 ALT 65 U/L，AST 59 U/L，ALP 265 U/L，r-GT 195 U/L，TBIL 40.51 μmol/L；免疫指标检查示抗双链 DNA 抗体 118.9 IU/L，AMA-M 250.6 RU/L；IgG 19.3 g/L，IgA 1.88 g/L，IgM 3.54 g/L，病毒性肝炎标志物均阴性。B 超示肝区回声增粗，管壁回声增强，肝区回声分布尚均匀。舌暗红，舌面可见少许散在瘀斑，舌下脉络迁曲青紫，苔薄白，脉弦细。

临床诊断：西医诊断为原发性硬化性胆管炎，中医诊断为胁痛。

辨证：气虚血瘀。

治法：益气养血、活血化瘀。

处方：黄芪 15 g，当归 12 g，生地黄 15 g，赤芍 15 g，垂盆草 30 g，川芎 15 g，鳖甲 6 g，煅龙骨 15 g，煅牡蛎 15 g，芡实 15 g，淮山药 15 g，莲子肉 15 g，炙鸡内金 15 g，女贞子 15 g，旱莲草 15 g，仙鹤草 15 g，泽泻 10 g，泽兰 10 g。14 剂，每日 1 剂，分早、晚 2 次温服。嘱患者注意休息，避免劳累，清淡、优质蛋白饮食，调畅情志。

二诊：2018 年 10 月 29 日。患者右胁肋部隐痛不适、乏力、皮肤瘙痒改善，夜寐仍欠佳，舌脉同前。前方去芡实、旱莲草、泽泻、泽兰，加三棱 12 g，莪术 12 g，酸枣仁 15 g，炒稻、麦芽各 15 g。14 剂，以加强活血化瘀、安神之力。

三诊：2018 年 11 月 12 日。患者皮肤瘙痒已无，睡眠好转，入睡可。守方续服。此后，辨证加减用药 3 个月，至 2018 年 12 月，患者自诉肝区未见明显不适，乏力明显改善，精神转佳，精力充沛，面色较前红润，饮食、二便正常，寐安，舌淡红，舌面瘀斑已消，舌下脉络迂曲青紫较前好转，脉稍弦。复查肝功能示 ALT 40 U/L，AST 34 U/L，ALP 146 U/L，r-GT 56 U/L，TBIL 12.3 μmol/L；免疫指标 AMA-M 224.5RU/L；IgG 13.1 g/L，IgA 1.69 g/L，IgM 1.87 g/L。B 超示肝区回声稍增粗，管壁回声稍有增强，肝区回声分布尚均匀。

【按语】 张玮教授现任上海中医药大学龙华医院感染科主任，上海市中医领军人才，主攻中医药治疗肝病的临床研究，在治疗原发性硬化性胆管炎方面积累了丰富的经验，其"补虚化瘀法"治疗肝病取得较好临床效果。本案通过回顾性案例分析，探讨张教授对该病治疗经验，认为"气虚血瘀"是病机关键。在方药治疗中，应重视"肝气虚，肝瘀血"的因素，采用"补虚化瘀法"，治疗以补肝气虚、化肝瘀血为主，方药予黄芪、当归、生地黄、赤芍、垂盆草、川芎等。辨证与辨病相结合，根据患者不同证候灵活加减用药，同时考虑疾病的不同时期特点，分期治疗，也不可忽视疾病、人体的整体性，应四位一体。

本病案中，患者为中年女性，已绝经数年，任脉虚，太冲脉衰少，肝气已虚，肝脏功能失常，故时有右胁肋部隐痛不适，日久损耗肝气，1 周前劳累后引起肝气更虚，故右胁肋部隐痛不适加重；肝木克脾土，脾的运化失常，则精微不能输布四肢，肌肉失于濡养，故见乏力明显；患者纳差，进食较少，生化乏源，肝失疏泄，胆汁泛溢肌肤，故见身、目稍黄、全身皮肤瘙痒、小便稍黄；患者家中事务操劳过度，日夜思虑，引起入睡困难，夜寐欠佳，损耗肝血，使病情加重；面色偏暗，舌暗红，舌面可见少许散在瘀斑，脉弦细，均是瘀血的表现。故治疗时需结合病史，去除诱因，建议患者注意休息，避免劳累，特别是夜间早睡，卧床时肝血供充足，可补养肝血，促进肝细胞再生。辨证分析，患者属胁痛气虚血瘀证，治法为益气养血、活血化瘀。方中鳖甲、煅龙骨、煅牡蛎软坚散结，养阴活血；黄芪、生地黄、赤芍、当归、川芎益气活血；垂盆草解毒降酶；淮山药、莲子肉补土实木，调和肝脾；芡实、泽泻、泽兰化湿泄浊利小便，使湿热从小便而解；女贞子、旱莲草、仙鹤草补益肝肾，滋阴养血；二诊时加用三棱、莪术加强活血化瘀之效；酸枣仁宁心安神助睡眠，炒稻、麦芽护胃增强食欲。全方益气补血而救肝"体"亏损，活血化瘀而纠肝"用"不足。诸药合用，效果明显，患者肝功能基本恢复正常，右胁肋部隐痛不适、乏力、皮肤瘙痒明显改善，胃纳好转，睡眠正常。

（谭　芳）

参 考 文 献

[1] 仝小林，胡洁，李洪皎，等. 糖尿病的中医治疗 [J]. 中华中医药杂志，2006，21
    （6）：349 - 352.

[2] 布卢姆加特. 肝胆胰外科学 [M]. 黄洁夫译. 4 版. 北京：人民卫生出版社，2010：
    631 - 642.

[3] 陆再英，钟南山. 内科学 [M]. 北京：人民卫生出版社，2012：444.

[4] 刘敏. 扶正化瘀通络法治疗原发性胆汁性肝硬化 45 例 [J]. 中医杂志，2009，50
    （8）：690.

[5] 刘焕金，张长贺，石宝文，等. 原发性硬化性胆管炎外科诊治分析 [J]. 中国医药
    导报，2009，6（22）：254 - 255.

[6] 许圣献，孙文生，周敬强，等. 原发性硬化性胆管炎的研究现状 [J]. 中国现代普
    通外科进展，2012，15（2）：139 - 141.

[7] 刘红虹，罗生强，福军亮，等. 原发性硬化性胆管炎诊断及治疗新进展 [J]. 实用
    肝脏病杂志，2013，16（1）：91 - 93.

[8] 周希祯，黄大未，程朝霞，等. 张玮教授治疗原发性胆汁性胆管炎经验 [J]. 中国
    中医急症，2019，28（12）：2228 - 2231.

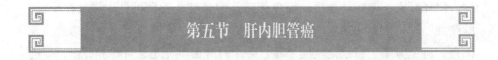

第五节　肝内胆管癌

肝内胆管癌是一种起源于肝内胆管上皮细胞的恶性肿瘤，近年来其临床发病率逐渐上升。手术是目前唯一能取得根治的方法，但即使手术切除，患者 1 年内的复发率也高达 80% 。虽然美国 NCCN 指南将辅助治疗作为有复发风险患者的主要治疗方案，但值得注意的是，中医药在该病的辅助治疗中发挥着重要作用，尤其在预防和控制肿瘤转移、延长患者生存期、提高生活质量等方面疗效较好。

徐振晔验案

患者，女，52 岁。

初诊：2003 年 4 月 3 日。

主诉：胆管细胞癌术后 12 年。

现症：面色欠华，乏力，右胁肋（尤其是手术伤口处）胀痛，胃纳欠佳，大便干结难下，小便黄，夜寐欠安。

诊查：2003 年 3 月初患者体检时上腹部 CT 示肝右叶肿块（9 cm × 7 cm）。行右半肝切除＋胆囊切除术，术后病理示胆管细胞癌，中等分化。术中发现腹主动脉旁肿大淋巴结（直径 1.5 cm），术后进行局部放射治疗 1 个月。舌红苔少，脉细弦。

临床诊断：西医诊断为原发性肝内胆管癌术后，中医诊断为肝积。

辨证：气阴亏虚，气滞毒结。

治法：养阴，理气散结，兼清热毒。

处方：太子参 15 g，白术 9 g，茯苓 15 g，川石斛 15 g，八月札 15 g，枳实 15 g，半枝莲 15 g，岩柏 15 g，七叶胆 15 g，黄芪 30 g，薏苡仁 30 g，瓜蒌子 15 g，鸡内金 12 g，焦楂曲各 15 g。每日 1 剂，煎汤早晚各服 1 次。服药后症状逐渐改善，继续加减用药。

二诊：病情稳定，预防复发。2007 年 8 月 31 日。查上腹部 CT 时未见下腔静脉淋巴结肿大。一般状况可，乏力，情绪低落，口干欲饮，胃纳一般，夜寐安，舌苔少质偏红，脉弦。辨证：肝郁气滞，气阴两虚。治以疏肝理气，益气养阴，兼解毒抗癌。处方：太子参 15 g，白术 9 g，茯苓 15 g，八月札 15 g，绿萼梅 9 g，北沙参 15 g，黄芪 30 g，黄精 30 g，半枝莲 30 g，岩柏 30 g，白花蛇舌草 30 g，鸡内金 15 g。随后几年，患者病情稳定，用药在此方基础上加减。患者体力状况可，无特殊不适，在疾病复发前患者偶有停药。

三诊：病情恶化，抑癌缓症。患者自发病以来，定期复查肿瘤标志物、肝肾功能、上腹部彩超等，均未见异常。2015 年 7 月上腹部 MRI 提示：肝右后叶恶性肿瘤（3.8 cm×5.0 cm），腹膜后占位（直径 4 cm），考虑淋巴结转移。随后剖腹探查发现肿块 6 cm×5 cm×4 cm，大范围侵犯下腔静脉左缘，无法切除。故于 8 月 10 日始行局部放射治疗，放疗期间再次来徐师门诊就诊：肝功能轻度异常，肿瘤标志物 AFP、CEA 及 CA199 均在正常范围内。患者乏力，耳鸣，口干欲饮，食后腹胀，时有胃部嘈杂不适，二便调，夜寐不安，舌暗红，脉细。辨证属邪毒内结，精气亏虚。治以解毒抗癌、益气养精。处方：太子参 15 g，白术 9 g，茯苓 15 g，黄芪 30 g，灵芝 30 g，北沙参 15 g，桃仁 12 g，半枝莲 30 g，白花蛇舌草 30 g，岩柏 30 g，干蟾皮 6 g，八月札 15 g，制香附 9 g，青皮 9 g，木香 9 g，川连 3 g，灵磁石 30 g，鸡内金 15 g。服药后，症状逐渐改善，此方稍做加减继续服用。随后每月复诊、复查，肿瘤标志物及肝功能无明显变化，直至最近一次复诊为 2016 年 1 月 12 日。

【按语】徐振晔教授为上海市名中医，潜心中医药治疗恶性肿瘤的临床工作近 40 年，积累了大量的临床经验，对于肝内胆管癌的治疗也有其独到的见解。本案通过回顾性分析肝内胆管癌验案，探讨徐师在该病治疗过程中，通过分析正邪虚实的变化，权衡扶正和抗癌轻重的辨治思路。

肝内胆管癌在中医学中可归属于"肝岩"范畴，与古医籍中所记载的"黄疸""癥瘕""积聚"等所描述的临床症状相似。此病多因饮食失节、情志不畅、劳倦内伤等长期积累导致肝胆失疏，脾胃失运，久则及肾；正气虚损则气滞、痰湿、瘀血、热毒等内生之邪及外感六淫之邪乘虚而入，病久则毒邪内壅成积。徐师认为虽然此病临床所见证型各不相同，但病机不离正邪变化，正邪胜负决定了疾病的转归。中医学的正邪论准确而全面地认识了疾病的发生及发展。"邪之所凑，其气必虚"（《素问·评热病论》）、"风雨寒热，不得虚，邪不能独伤人"（《灵枢·百病始生》）等说明了疾病的发生是在正虚的基础上感受实邪而成，《素问·刺法论》曰"正气内存，邪不可干"，这对于疾病的预防及疾病恢复后预防复发具有指导意义。正虚的理念与现代医学所关注的机体免疫功能、肝肾功能、骨髓造血功能等具有一致性，现代临床实践也表明了大部分疾病的发生与机体免疫力下降等密切相关。目前免疫治疗成为肿瘤治疗中的后起之秀，而这正是中医扶正以祛邪的治疗理念的体现。肿瘤是一类全身性疾病，即使局部肿块已切除，大部分恶性肿瘤其潜在的复发风险依然是较高的。现代临床研究中循环肿瘤细胞、肿瘤干细胞等这些潜在"邪"的发现也提示了复发风险的根源所在，因此，准确把握正邪虚实有助于指导临床辨证论治。

对于本案患者，徐师根据正邪虚实的变化，以扶正祛邪为治疗原则分阶段给予合理的论治。第一阶段，患者正气虚损，邪毒微弱，予以扶正为主，祛邪为辅的治疗。初诊时，患者已行手术和放射治疗，必然元气大伤，又因放射治疗易生热毒而进一步损伤气阴，且此时仍有肿大的淋巴结，故此时是正虚邪微，治疗以益气养阴为主，兼少许解毒泄邪之品。处方中太子参、白术、茯苓有四君子之意，再加薏苡仁益气健脾，七叶胆和黄芪益气补虚，同时配合滋阴之最的川石斛，力补亏耗之气阴，以扶正为主。现代药理研究表明七叶胆不仅具有补益作用，还有清热解毒抗癌的疗效。半枝莲和岩柏属肝经，清热解毒抗癌，用量平和，缓缓图之，抗癌为辅。同时，考虑"肝岩"为基本病情，徐师加用八月札，配合枳实疏肝理气，瓜蒌子化痰散结，鸡内金、焦楂曲消食化积。

第二阶段，患者正气渐复，邪微防复，予以祛邪扶正兼顾的治疗原则。此时患者整体状态逐渐好转，下腔静脉肿大淋巴结消退，癌毒渐清，但为了预防复发和转移，此时扶正与祛邪并举。因正气渐复，可耐受攻伐，故加强解毒抗癌之效，方中选用大剂量半枝莲、岩柏和白花蛇舌草，清热解毒抗癌。半枝莲和岩柏为徐师治疗肝胆癌症的常用药对。半枝莲性寒味苦，岩柏性平，味辛微甘，二者均具有清热解毒、消肿抗癌之功。现代研究表明，半枝莲不仅可以增强机体免疫力，还具有抑制肝癌的形成，并改善肝功能的作用，而岩柏对肝细胞损伤也具有一定的保护作用。两者相须为用，解毒抗癌的同时也扶正护肝。黄芪、黄精、北沙参益气养精，配合太子参、白术、茯苓补虚固本。

第三阶段，患者邪毒复侵，正气亏虚，予以祛邪为主、兼顾扶正的治疗原则。此阶段患者癌肿复发，且已有淋巴结转移，徐师在前方的基础上加用干蟾皮，增强解毒散结、抗癌祛邪作用。扶正固本仍沿用前方的药味，改黄

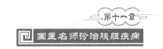

精为灵芝，增强益气补虚的作用。患者病程较长，日久入络，脉络瘀阻而舌暗红，徐师加用桃仁活血化瘀，同时桃仁也具有护肝抗癌的功效，肝体阴而用阳，峻猛破逐不利于其性柔顺调达之性，桃仁配合制香附、八月札疏肝理气活血，缓畅其性。处方中青皮、木香和川连理气和胃、行气除胀；灵磁石聪耳明目也镇静安神。患者服用后症状改善明显，继续加减用药至最近一次门诊，患者仍行动如常。

（夏建文）

参 考 文 献

［1］ 林敬明，刘煜，罗荣城．半枝莲提取物抗人肝癌 Hep-G2 细胞增殖及其机制研究［J］．南方医科大学学报，2006，26（7）：975 - 977.

［2］ 代志军，王西京，纪宗正，等．半枝莲提取物对 DEN 诱发大鼠肝癌的抑制作用［J］．中药材，2009，32（4）：568 - 571.

［3］ 王福根，庄让笑，方红英，等．岩柏草总黄酮对大鼠肝损伤保护作用的研究［J］．中华中医药学刊，2012，30（3）：642 - 643.

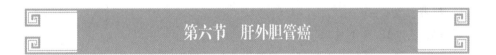

第六节 肝外胆管癌

胆管癌是指源于肝外胆管，包括肝门区至胆总管下端的恶性肿瘤。原发性胆管癌较少见，占普通尸检的 0.01% ~ 0.46%，占肿瘤患者尸检的 2%，占胆道手术的 0.3% ~ 1.8%。近十年来胆管癌发病率逐年升高，在个别高发地区胆管癌发病率甚至已经翻番。胆管癌恶性程度高，根治性手术切除是目前治疗胆管癌最重要的方法。胆管癌早期一般无症状，只有当肿瘤长到足以造成胆管梗阻时才会出现症状。此时可有上腹部疼痛、黄疸，伴有胆管炎等症状。所以，大部分病例发现时多为中晚期，且肝门部胆管癌占所有胆管癌的 58%。

由于胆管癌早期的诊断率较低，确诊的时候多为中晚期，故手术的根治率低。手术不能解决肿瘤的实体，而且消化道癌症中胆管癌的化疗效果最差，其对一般的化疗不敏感，放疗的整体效果还有争议，甚至让人失望。但这些治疗对机体带来的伤害及严重的不良反应却不可小视，往往会损伤人体的正气，出现脏腑经络、阴阳气血的偏差或亏损，可使病情加重甚至趋向恶化。早在 2000 多年前的《灵枢·胀论》篇中就有"胆胀者，胁下胀痛""肝胀者，胁下满而痛引少腹"的记载。中医学认为胆附于肝，与肝相表里。胆是"中精之腑"，贮胆汁而传化水谷与糟粕，其功能以通降下行为顺。凡情志不畅、寒湿不适、饮食不节、过食油腻或虫积等，均可导致气血郁积胆腑和湿热瘀结中焦，影响肝气的疏泄和胆气的通降。肝气郁结，胆腑不通则痛；湿蕴则发热或寒热往来，口苦咽干；湿热交蒸，胆汁外溢，浸淫肌肤，发为黄疸；瘀热不散，血瘀不行，瘀结日久，可成块成瘤。而中医抑制肿瘤根据"祛邪而不伤正，扶正而不留邪"的原则，采用健脾益气、补养气血之法固其本，同时予以清利湿热、退黄、解毒散结、抑瘤治其标，固本祛邪，整体抑瘤，既能有效地抑杀肿瘤细胞，改善人体失调的内环境，加强机体对癌细胞的监控能力，同时还诱导癌细胞自我凋亡或诱导其分化，使癌细胞在无不良反应的情况下逐步萎缩，从而能对胆管癌患者产生较好的治疗效果，达到减轻症状、延长生命的目的。

一、赵远红验案

患者，女，65 岁。

初诊： 2017 年 4 月 15 日。

主诉： 持续性右上腹胀痛、纳差 3 个月，伴腹泻 3 天。

现病史： 患者于 2017 年 1 月无明显诱因出现饥不欲食、食不下咽，查 B 超示胆总管扩张、胆道占位，未行手术及放化疗。同年 3 月出现巩膜黄染，腹部 MR 示胆总管远段管腔狭窄，近端肝内、外胆管显著扩张，胆囊增大；腹腔内及腹膜后多发淋巴结增大，不除外转移性病变；腹水；胃脾周围静脉曲张，行经皮经肝胆道穿刺置管引流术、胆道支架植入术与对症治疗，黄疸症状缓解。

现症： 右上腹胀痛，动则气短，纳差，食后腹胀，腹泻，矢气臭秽，小便频，寐尚可，身、目黄染，舌暗红、苔白厚，脉弦滑。

诊查： 肝功能指标示 ALT 8.10 U/L，AST 15.90 U/L，GGT 215.60 U/L，TBIL 31.90 μmol/L，DBIL 24.40 μmol/L，IBIL 7.50 μmol/L。

临床诊断： 西医诊断为胆管恶性肿瘤、腹腔转移，中医诊断为黄疸。

辨证： 瘀毒内结兼气虚证。

处方：太子参 20 g，党参 10 g，麦冬 10 g，生牡蛎 30 g（先煎），桂枝 6 g，炙甘草 12 g，阿胶珠 8 g（烊化），丹参 10 g，降香 6 g，砂仁 6 g（后下），黄连 6 g，白花蛇舌草 12 g，生姜片 3 片，大枣 3 枚。5 剂，1 剂/日，水煎服。

二诊：2017 年 4 月 19 日。腹部胀痛明显减轻，腹泻减少，身、目黄染减轻，仍动则气短，苔白略厚，脉弦滑。复查肝功能指标示 ALT 8.70 U/L，AST 14.60 U/L，GGT 126.50 U/L，TBIL 24.80 μmol/L，DBIL 18.70 μmol/L，IBIL 6.10 μmol/L。上方减太子参、麦冬、丹参，加肉桂 6 g，泽泻 12 g，茯苓 10 g，防风 10 g，荆芥 10 g，7 剂，1 剂/日，水煎服。

三诊：2017 年 4 月 26 日。诉气短明显减轻，食欲增进，寐可，二便可。考虑诸症大减，效不更方，继服前方 14 剂。后电话随访，患者虽仍体质羸弱，但诸症向愈，坚持口服中药汤剂。

【按语】 此案系胆管癌晚期，多发转移，处于胆汁引流中，气阴已伤、阴损及阳，血瘀、浊毒互结，治以升清通阳、降浊化瘀，兼解郁散结。初诊太子参、党参之类可培补正气，扶正达邪；桂枝、降香一升一降，通阳气以升清；降香、丹参可化瘀散结；麦冬、阿胶珠养阴补血使化瘀而不伤阴；砂仁化湿止泻，配合炙甘草以顾护脾胃；黄连、白花蛇舌草以散结抗癌；生牡蛎软坚散结，生姜片、大枣和胃补血。二诊原方减太子参、麦冬、丹参，加肉桂引火归元以平喘；茯苓、泽泻、防风以渗湿止泻；荆芥理血止血。辨证论治与辨病分期相结合，谨守病机，守方连服 1 个月，疗效满意。

二、朱国先验案

患者，男，67 岁。

初诊：1997 年 10 月 6 日。

主诉：食后胀满、巩膜皮肤黄染 3 个月。

现病史：患者于 1997 年 7 月初在当地医院行 B 超检查，见胰头、胰体部及肝右叶多枚大小不等的占位灶，即在某医院行剖腹探查，见胰腺肿瘤 4 cm×3 cm，与肝门脉、肠系膜广泛粘连，右肝有 3 cm×2.5 cm 大小肿块 4 枚，无法行切除手术，术中发现胆管癌栓，予以胆管体外引流。术后 1 周未见胆汁正常排放而请中医会诊。

现症：腹胀腹痛，并放射至右肩背部，巩膜、皮肤黄染发暗，皮肤瘙痒、有抓痕。腹胀如鼓，腹部肿块随手可及，质硬，触痛明显，大便干结，舌苔黄腻，脉弦滑。

辨证：湿热瘀结，腑气不通。

治法：清热利胆，通腑泄浊。

处方：柴胡 12 g，川桂枝 10 g，制大黄 12 g，川朴 10 g，莪术 12 g，姜黄 10 g，山栀 10 g，槟榔 12 g，苦参 10 g，半枝莲 12 g，白花蛇舌草 20 g，茵陈 15 g，炮山甲 15 g，生山楂 15 g。服药 2 天胆汁引流增加，每日均在 300 mL 以上。7 天后黄疸消退，随之饮食增进，精神转佳，胆红素及肝功能各项指标均至正常。8 个月后患者死于肾衰竭。

【按语】 大柴胡汤原方具有疏肝理气、通腑导滞之功用，为治疗肝郁、腑实、心下满痛之良方。据报道，该方有利胆、护肝、抗肝细胞纤维化等作用。方中除用柴胡、制大黄等疏肝导滞之中药外，又加入升清降浊的川桂枝、姜黄等辛温之品和山栀、苦参等苦寒之味，取其苦辛通降之意。苦寒药性主泄降，能清泄肝胆之湿热；辛温药性主宣降，能疏肝理气、温经止痛。苦辛合用，可化瘀散结，顺气降逆，疏通胆管，保护肝脏。且山栀、苦参、大黄等药有明显的化湿利胆作用，常用于治疗慢性肝炎、肝内胆汁郁积，对肝功能有保护作用。方中用制大黄是考虑晚期癌症患者体质虚弱，以免生品药性峻猛，造成损者益损。如患者体质允许，则选用生大黄疗效更佳。中医治疗癌症应辨病与辨证相结合，辨病可分清肿瘤部位、细胞类型及分化程度，选用针对性强且有引经作用的中药。如肝癌加用郁金、女贞子，一可疏通，二可扶正（帮助修复肝细胞）；病灶在胆腑者选用生鸡内金、金钱草，意在清利胆汁，解除郁积；在胰者加苍术、山楂，以助其运化，减轻其负担。且方中所用之苦参、大黄、姜黄、半枝莲、白花蛇舌草均有较好的抗癌活性，对疏通胆管癌栓有一定的作用。肝、胆、胰腺癌可谓癌中之王，尤其病到晚期，大多有癌栓形成，且患者体质虚弱，不能耐受放、化疗，临床治疗十分棘手。而采用苦辛通降之法，多可提高患者生存质量、延长生存期。

（彭丽萍　陈建勇）

参 考 文 献

[1] 叶森. 仲景方药现代研究［M］. 北京：中国中医药出版社，1997：448.

[2] 周仲瑛. 周仲瑛临床经验辑要［M］. 北京：中国医药科技出版社，1998：67.

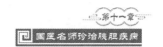
[3] 闵贤，唐保元．思美泰和苦黄注射液治疗慢性肝内胆汁郁积的临床研究 ［J］．江苏中医，1999，20（1）：9-11.

[4] 常敏毅．抗癌本草 ［M］．长沙：湖南科学技术出版社，1986：9.

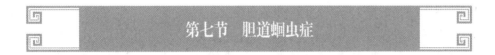

第七节　胆道蛔虫症

似蚓蛔线虫简称蛔虫，是一种重要的线虫，同时也是感染人体的最常见寄生虫之一。蛔虫具有钻孔的习性，平时寄生在小肠的空肠部分，在受到刺激后可钻入肠壁上的各种管道，如胆道，从而引起胆道蛔虫病等并发症。胆道蛔虫病是临床上蛔虫感染后最为常见且危害最大的一种并发症。该病症的主要特征之一是剑突下阵发性剧烈疼痛，易引起胆脓肿、肺脓肿和血性梗死等并发症，严重时可危及生命。目前采用的治疗方法主要有西药治疗、手术治疗与中药治疗等方法。西药治疗经常使用的驱虫药物有甲苯达唑、阿苯达唑、伊维菌素等广谱驱虫药。手术治疗即在内镜的帮助下深入胆总管内探查虫体，将其取出，然后引流胆道的方法；但由于西药治疗的广谱性易使蛔虫产生抗药性，长期效果不佳。手术治疗对人体的损伤相对较大，一般在病情十分危急的情况下才选择手术治疗，且取出的一般只是较大虫体，幼虫与虫卵往往处理不净，故治疗后的复发率高。另外，患者遭受的痛苦大，且手术费用昂贵，风险大，所以患者一般不容易接受。中医药治疗蛔虫病往往根据蛔虫"喜温恶寒，得酸则静，得辛则伏，得苦则下"的特性，采用安虫与驱虫的方法进行治疗。

一、杨增昌验案

案1：

患者，男，50岁。

初诊：1997年8月6日。

主诉：右上腹剧烈痛4天。

现病史：近几年来右上腹剧烈痛曾发作4次，均经治疗好转。此次发作4天，经治无效来诊。右上腹痛向右肩背部放射，伴恶心欲呕，疼痛难忍，脘腹胀闷，大便不畅，舌淡、苔薄黄，脉弦数。

诊查：腹肌稍硬，墨菲氏征强阳性，肝区叩击痛阳性。B超示胆囊炎，胆道蛔虫。

处方：拟乌梅汤加减。药用：使君子、乌梅、茵陈各30 g，黄连、花椒各5 g，黄柏、当归、附子、柴胡、川楝子、郁金、枳壳各20 g，甘草、延胡索各10 g，槟榔15 g。2剂，水煎分服。

二诊：1997年8月8日。药后症状明显缓解，未排出蛔虫，继用上方，去柴胡、甘草，加大黄5 g（后下），芒硝10 g（兑服），3剂，水煎服，药后排出蛔虫6条，后随访病未再复发。

案2：

患者，男，50岁。

初诊：1997年3月5日。

主诉：右上腹间歇性疼痛1个月。

现病史：曾患胆囊结石在本院行胆囊切除术。近1个月右上腹间歇性疼痛，恶心，食欲不振，大便不畅，经治疗效不显，日渐加重，阵发性疼痛，发作时剧痛难忍，向右肩背及右腰部放射。

诊查：腹平软右上腹部压痛明显，肝区叩击痛，脉弦数，舌淡、苔薄黄。B超示胆囊已切除，胆管扩张，胆道蛔虫。尿检示红细胞（1～2），尿胆原强阳性，胆红素阳性。

处方：拟乌梅汤加减。药用：乌梅、茵陈各30 g，黄连5 g，使君子、当归各20 g，花椒8 g，制附子、柴胡、川楝子、藿香、紫苏叶、鸡内金各10 g，郁金15 g，甘草5 g。3剂，每日1剂，水煎服。

二诊：1997年3月8日。服1剂后疼痛缓解，3剂后症状全消，排出蛔虫数条。复查B超示肝外胆管9 mm，其内未见异常回声。拟清热利胆方3剂而安。

【按语】乌梅（丸）汤是张仲景《伤寒论》厥阴病篇主方之一。主脉证如下：伤寒脉微而厥，肤冷，病者静而复时烦，须臾复止，得食而呕又烦，常自吐蛔。本方具有降逆止呕，温胃安蛔的功用。临床用于肠胃蛔虫症、胆道蛔虫病具有良好疗效。胆道蛔虫病症状为阵发性发作的右上腹痛，并向右肩背放射，恶心呕吐，口苦，食欲不振，甚则疼痛剧烈难忍，用止痛药只能暂缓，大便不畅，舌淡、苔薄黄，脉弦紧或弦滑，结合B超检查多不易误诊。本病属中医胁痛、腹痛、虫症范畴。病机为虚、实、寒、热错杂，乌梅汤组方正合这一病机，故用治胆道蛔虫病可取效。胆道蛔虫病是常见的急腹症之一，且大多合并胆囊炎、胆结石、胆道感染。据笔者经验，用乌梅汤治疗此病效果尚不理想，必须根据临床表现进行辨证、辨病治疗，灵活化裁。乌梅汤的清热利胆、理气止痛之力尚嫌不足，应加茵陈、柴胡、川楝子等清热利胆、理气止痛之品；温胃之力则有过而无不及，故或去桂枝，或去细辛；杀虫驱蛔之力较薄，应加使君子、苦楝皮、槟榔等。故临证须辨证与辨病结合，师古而不泥古，根据厥阴主证错杂多变的特点，由常达变，随机化裁，方能体现中医治病的特色。

（彭丽萍）

二、周健雄验案

患者，男，7岁。

初诊： 1976年8月8日上午9时。

主诉： 剑突下阵发性顶钻样疼痛一天余。

现症： 昨日上午起心窝处阵发性疼痛。顶钻感，恶心呕吐，为食物残渣及蛔虫二条，发作时手足厥冷。大小便可，无发热。未进食。大队卫生室治疗无效来我院住院。

诊查： 体温正常，呼吸平稳，无黄染，痛苦面容。腹软，剑突下轻压痛，无反跳痛，脐周拍及条索状物，肠鸣音正常，四肢欠温。血常规正常。脉沉弦，舌质淡，薄白苔。

临床诊断： 胆道蛔虫症。

辨证： 蛔厥证。

治法： 温脏安蛔，理气止痛。

处方： 《伤寒论》乌梅丸加减。乌梅15 g，细辛15 g，桂枝6 g，党参10 g，槟榔6 g，干姜8 g，蜀椒4 g，黄连3 g，当归5 g，使君子10 g。2剂，水煎2次；取汁混合分4次服，每6小时1次。

二诊： 1976年8月8日晚11时许，疼痛缓解4小时。及时驱虫予驱蛔灵0.5 g，5片口服。继续服完乌梅汤。

三诊： 1976年8月9日清晨下蛔虫数十条。嘱晚间再服驱蛔灵0.5 g，5片。

四诊： 再下蛔虫十余条，腹痛缓解，余病亦除，出院。

【按语】 该案属"蛔厥"无疑。蛔虫闻甘即起，闻酸即止，闻苦即定，见辛则头伏而下。乌梅乃是针对蛔虫这一特性而造方用药。小儿饮食失洁，滋生蛔虫，日久蛔虫成团，阻滞肠道，气血疏通不利而腹痛，蛔虫上窜膈间，胃气失降而吐蛔。蛔入胆腑，胆气不降，气机逆乱，阴阳之气不相顺接致四肢厥冷。

方中重用乌梅而安蛔，蜀椒、细辛味辛性温可伏蛔，黄连味苦、性寒能下蛔，槟榔、使君子可杀蛔，桂枝、干姜辛热能温脏祛寒，党参、当归补气养血，扶助正气，合桂枝养血通脉，调和阴阳而解四肢厥冷。

（周　萍）

参 考 文 献

［1］王永炎，张天，李迪臣，等．临床中医内科学［M］.北京：北京出版社，1994：2262.

［2］江育红，张奇文．实用中医儿科学［M］.上海：上海科学技术出版社，1995：107.

［3］段富津．方剂学［M］.上海：上海科学技术出版社，1995：280－281.

第十二章 国医名师诊治腹膜疾病及其他疾病

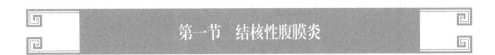

第一节 结核性腹膜炎

结核性腹膜炎是由结核分枝杆菌侵犯腹膜引起的慢性弥漫性腹膜感染，伴有腹膜表面纤维蛋白沉着、白细胞浸润、腹膜及肠系膜充血水肿、肠系膜渗出等一系列病理变化。临床以渗出型多见。近年来，结核性腹膜炎的发病率逐渐升高，若不及时治疗或治疗不当易引起肠粘连、肠梗阻等并发症。结核性腹膜炎的主要症状是腹胀、腹痛、乏力、发热，一般起病较缓，但也存在急性起病患者。由于缺乏特异性症状和有效的实验室检查，结核性腹膜炎的诊治仍较为困难。本病西医常规治疗是药物抗结核治疗，治疗原则为早期、全程、适量、联合、规律，加强营养支持，提高机体免疫力。但其疗程长，多为 1.5～2 年，不良反应较大，患者治疗依从性不佳，且常会发生腹膜增厚、肠粘连、肠梗阻等现象。

中医对于结核性腹膜炎尚无完全记载，但根据患者主要临床症状可将该疾病归属于中医学"鼓胀""癥瘕""虚劳""水肿""痰饮"等范畴，且经过历代医家的不断发展与丰富，已经形成了较为成熟的中医病理病机认识。中医认为该病系因正气亏虚，结核分枝杆菌内犯，病久肝脾肾受损，痰湿瘀浊留滞引起气血津液气化不利，从而形成腹腔内积液。同时结核分枝杆菌寄居胃肠道黏膜之间，伤耗精血，使胃气上逆形成呕吐，导致肠道气机运化不通，浊气不能下降，清气无法上升，气液累积在肠内导致肠道肿胀难忍；且患者气血与痰水互结，腹部气机壅滞不通，而不通则痛，故患者多有腹痛、腹胀、恶心、呕吐等表现。中医学以整体观念与辨证论治为特点，故而可从中医学中探寻结核性渗出性腹膜炎的有效防治方法与措施。中医认为该病为虚实夹杂、本虚标实之证，治疗中应遵循虚则补之、实则泻之的原则，采用攻补兼施，兼顾扶正杀虫、峻下利水、调和胃气之法。现代中药研究发现，不少中药具有利水祛湿、杀结核分枝杆菌的功效，故中医药治疗结核性腹膜炎可获得良效。具体案例如下。

一、李玉奇验案

患者，女，48 岁。

初诊： 2005 年 3 月 16 日。

主诉： 腹胀、腹痛伴排便困难 2 月余。

现症： 脘腹胀满疼痛，进食后尤重，肠鸣，排便困难，伴乏力，口干口苦，消瘦，盗汗，无发热，双下肢水肿。

诊查： 经外院检查确诊为"结核性腹膜炎，不完全性肠梗阻"。舌薄、质淡绛，苔白少津，脉细略数。

临床诊断： 结核性腹膜炎。

辨证： 阴虚火旺，湿热内蕴。

治法： 养阴清热，行气化瘀。

处方： 百合知母汤加减。柴胡 15 g，百合 20 g，当归 20 g，茯苓 20 g，苦参 15 g，桑白皮 20 g，藕节 25 g，白花蛇舌草 20 g，厚朴 15 g，知母 20 g。6 剂，1 日 2 次，水煎服。嘱其卧床休息，勿劳累，调情志，食易消化之食物，少食多餐。

【按语】本例患者证属阴虚感邪，湿热蕴结胃肠，日久血伤肉腐，气机壅滞，故见脘腹胀痛，进食后尤重且排便困难；阴虚火旺，热迫津液外泄，故而盗汗；津液不足，则口干口苦；热邪耗气，消灼水谷则见乏力、消瘦；湿热阻滞三焦，影响水液代谢，水聚下焦故见双下肢水肿。舌脉示为阴虚火旺、湿热内蕴之象。治宜养阴清热、行气化瘀，方用百合知母汤加减。此方最早见于张仲景的《金匮要略》。方中百合，性微寒，味甘微苦，入心、肺二经，具有清心宁神、养阴润燥之功，主热病后期，余热未清而致的神志热病等，为食疗药物，安全性高。知母，性寒，味苦甘，入肺、肾、胃三经，具有清热滋阴润燥之功效，主温热病。李杲认为，"知母，其用有四：泻无根之肾火，疗有汗之骨蒸，止虚劳之热，滋化源之阴"，总结了知母的功效。此二药合用，方成百合知母汤，共奏养阴清热润燥之效。本例方中以百合为君，辅以知母增强其清热养阴之效，柴胡疏肝行气，当归补血活血、润肠通便，茯苓、桑白皮健脾利水消肿，苦参、白花蛇舌草清热利湿解毒，厚朴燥湿行气，藕节解毒消瘀。诸药合用，阴虚得复，湿热得清，患者症状好转。

二、李可验案

患者，女，35 岁。

初诊： 1967 年 6 月 28 日。

主诉： 经闭 2 个月。

现症： 面色苍白无华，眼眶塌陷，潮热盗汗，气短不足以息，泛酸嘈杂，每日仅吃两三个水饺，链霉素中毒性耳聋。满腹板硬，疼痛拒按。

诊查： 舌胖淡有齿痕，脉细而涩。

临床诊断： 结核性泛发性腹膜炎。

辨证： 寒凝下焦，血瘀经闭。

治法： 温经散寒，软坚散结，扶正化瘀。

处方： 少腹逐瘀汤合海藻甘草汤加减。当归 30 g，桂枝 10 g，川芎 10 g，红参 10 g（另炖），失笑散 10 g（包），姜炭 10 g，没药 10 g，土元 10 g，炒小茴 15 g，赤芍 15 g，漂海藻 15 g，甘草 15 g，鲜生姜 5 片，枣 6 枚，全虫 12 只，蜈蚣 1 条。7 剂，水煎服，每日 1 剂，早晚温服。

二诊： 腹胀痛大松，时有矢气。食纳增，每日可进食 250 g，潮热盗汗已止。下腹部除脐周巴掌大一块外，已变软。加抗结核要药猫爪草 50 g，10 剂。

三诊： 患者步行来诊，面色红润，日可进食 500 g 许。脐周已变软，仍疼痛拒按。觉少腹、乳房憋胀，阴道出现分泌物，脉弦有滑意，此乃经通前兆。因势利导，原方去漂海藻、甘草，加坤草、丹参各 30 g，柴胡、泽兰叶、桃仁、红花各 10 g，10 剂。

四诊： 经通，下紫黑块屑状瘀血甚多，满腹已柔软如初，经后神疲乏力，腰困如折。久病伤肾，气血已虚，补中益气汤加肾四味各 30 g，5 剂后康复。

【按语】 中医对于结核性腹膜炎尚无完全记载，但根据患者主要临床症状可将该疾病归属于"痨瘵""虚劳""鼓胀"等范畴，且经过历代医家的不断发展与丰富，已经形成了较为成熟的中医病理病机认识，认为该病多由结核病发病日久，湿热等邪气壅滞在肠道，导致身体气血日渐减弱，湿热互结，又引发气机不能正常升降，致使浊水停聚。同时结核分枝杆菌寄居胃肠道黏膜之间，伤耗精血，使胃气上逆形成呕吐，导致肠道气机运化不通，浊气不能下降，清气无法上升，气液累积在肠内导致肠道肿胀难忍；且患者气血与痰水互结，腹部气机壅滞不通，而不通则痛，故患者多有腹痛、腹胀、恶心、呕吐等表现。可认为该病为虚实夹杂、本虚标实之证，治疗中应遵循虚则补之、实则泻之的原则，采用攻补兼施的治疗方法。本例为正气虚损，结核分枝杆菌内犯，侵及腹部，肝、脾、肾三脏受损，结核分枝杆菌内犯结于腹部，导致气、血、水、痰、瘀积于腹内，寒凝气滞，疏泄不畅，脉络痹阻，经脉失养，故症见腹痛、经闭。治疗应以温经散寒、软坚散结、扶正化瘀为基本原则。故方用炒小茴、桂枝、鲜生姜味辛而性温热，入肝肾而归脾，理气活血，温通血脉；当归、赤芍入肝，行瘀活血；川芎、没药入肝，活血理气，使气行则血活；合用漂海藻软坚散结，红参益气扶正，全虫、蜈蚣散结通络，土元破血逐瘀，甘草调和诸药。全方共奏温经散寒、软坚散结、扶正化瘀之效，攻补兼施，标本兼治，则疾病可望向愈。

三、张羹梅验案

患者，女，27岁。

初诊：1965年9月1日。

主诉：腹部逐渐增大半年，伴低热。

现症：腹胀如鼓，低热，盗汗，消瘦，溲数而短，便频而溏，纳呆，腹拒按。

诊查：某中心医院诊断为"结核性腹膜炎"。但腹水结核菌培养阴性，未找到癌细胞。腹部触诊，有明显移动性浊音，腹部如面团样柔韧感，全腹有轻度压痛；舌淡红，苔薄腻，脉弦。

临床诊断：结核性腹膜炎。

辨证：气滞瘀阻。

治法：理气，化瘀，利湿。

处方：膈下逐瘀汤合五皮饮加减。全当归9g，单桃仁9g，原红花6g，赤、白芍各9g，制香附9g，川楝子9g，延胡索9g，大腹皮12g，茯苓皮12g，生米仁12g，冬瓜皮12g，姜半夏9g，广陈皮4.5g。5剂，水煎服，每日1剂，早晚温服。

疗效：上方加减，连服25剂后，腹水退清，腹胀消失，食欲增加。邪虽去，正尚虚，以党参、白术、茯苓、半夏、陈皮、砂仁等药扶正，以善其后。本案治疗的全过程中，均服抗结核药物。未服中药前，腹水不退。服用中药后，腹水退清。可以看出中药的效果。

【按语】中医学认为，结核性腹膜炎特征为腹胀大如鼓，则属中医学"鼓胀"范畴，医家朱丹溪与张景岳认为由于情志抑郁、饮食不节、感染结核分枝杆菌、饮酒过度等因素，致肝、脾、肾三脏受损，气、血、水、瘀积于腹内而发病。本例瘀阻气滞，气化失司，脾运失健，水湿不能运化，蕴结成鼓，故见腹胀。治宜理气、化瘀、利湿，方用膈下逐瘀汤合五皮饮加减治疗。方中原红花、单桃仁、赤芍、延胡索、全当归活血化瘀通经，制香附、川楝子调气疏肝，姜半夏燥湿行气。五皮饮中除大腹皮、茯苓皮、广陈皮外，尚有桑白皮、生姜皮。本案改用生米仁和冬瓜皮，以加强健脾利湿的作用。诸药相伍，达到攻补兼施、标本兼治的作用。纵观全方，具有很好的理气、化瘀、利湿之功效，则疾病可望痊愈。应用古方，必须灵活，根据具体情况，加减化裁，才能获得良好效果。

四、李幼昌验案

患者，女，24 岁。

初诊：1985 年 8 月 22 日。

主诉：发热，腹水 20 天。

现症：精神倦怠四肢无力，汗多，纳差，头昏，耳鸣，耳疼，口干。

诊查：检查诊断为"结核性腹膜炎"。经链霉素、异烟肼、对氨基水杨酸钠治疗病情好转，热退，腹水消失。舌淡红，苔白，脉细弱。

临床诊断：结核性腹膜炎。

辨证：气阴两亏，脾气不足。

治法：益气养阴，佐以健脾。

处方：方用参芪玉竹饮加味。太子参 30 g，生黄芪 30 g，玉竹 20 g，玄参 15 g，麦冬 15 g，天冬 15 g，白术 15 g，山药 15 g，芡实 15 g，粉葛 10 g，牡蛎 30 g，夏枯草 10 g。6 剂，水煎服，每日 1 剂，早晚温服。

二诊：头昏汗出、口干减弱，精神饮食增加，耳疼止，舌淡红，苔薄白，脉细缓。脾肺气虚，肺津不足，当益气健脾生津续治，上方去夏枯草，加白及。

三诊：口干汗出消失，耳已不鸣，饮食尚可，腹胀疼，二便正常，舌淡红，苔薄白腻，脉弦缓。肝脾不和，气机不畅。柴平汤加减：柴胡 10 g，炒黄芩 5 g，苍术 15 g，厚朴 10 g，茯苓 15 g，木香 5 g，大腹皮 10 g，槟榔 10 g，莱菔子 10 g，甘草 3 g。服药六剂诸症消失出院。

【按语】肺结核其位在上属阳，故阳常有余而阴常不足，症见五心潮热、盗汗乏力等。肠或腹膜结核，其病位在中下，而腹为阴下亦属阴，故阴气常盛而脾阳多衰，运化无力，气机升降必受阻，故虽有气短乏力、盗汗口干等气阴不足之共性又具腹胀疼痛甚至腹水之特性症状。中医学认为，结核性腹膜炎病因多为正气虚损、结核分枝杆菌入侵，病久耗气伤阴，导致气阴两虚，同时水湿、瘀血、气滞等病理产物贯穿整个病程，使疾病缠绵难愈。本例用参芪玉竹饮加味以益气养阴健脾。方中重用太子参、生黄芪补气养阴，玉竹、天冬、麦冬、玄参清热生津、润燥养阴，粉葛退热生津，白术、山药、芡实益气健脾，夏枯草清热解毒，牡蛎收敛止汗。诸药合用，共奏益气养阴健脾之效。辨治时既应考虑气阴不足又得针对具体表现之特性，处理好先后轻重关系才会效若桴鼓。以一法或一方统治一切结核的思路是不够全面的。

（郭　杨　周赛男）

参 考 文 献

[1] 张燕，仵倩红. 中药外敷联合微波辅助治疗结核性腹膜炎临床研究 [J]. 中医学报，2017，33 (12)：2512 – 2515.

[2] 王垂杰. 李玉奇学术思想及临床医案 [M]. 北京：科学出版社，2014.

[3] 胡光华. 百合知母汤临床运用概述 [J]. 光明中医，2020，35 (10)：1604 – 1606.

[4] 李可. 李可老中医危急重症疑难病经验专辑 [M]. 西安：陕西科学技术出版社，2006.

[5] 张羹梅. 张羹梅医案 [M]. 上海：上海科学技术出版社，2008：105.

[6] 郝建玲，于莉莉，王宁. 磁疗仪穴位照射配合药物治疗结核性渗出型腹膜炎 40 例 [J]. 中国针灸，2016，36 (10)：1093 – 1094.

[7] 张囡囡，徐雷，刘鹏. 参苓白术颗粒对自发性腹膜炎的治疗作用 [J]. 中国中医急症，2015，24 (12)：2252 – 2254.

[8] 李幼昌. 李幼昌临床经验选集 [M]. 昆明：云南科技出版社，1993：207.

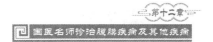

第二节　自发性细菌性腹膜炎

自发性细菌性腹膜炎是在无腹腔内邻近器官直接细菌感染来源的情况下发生的腹膜炎，多见于晚期肝硬化和其他重症肝炎患者，是终末期肝病患者的重要死亡原因之一。自发性细菌性腹膜炎是肠道细菌移位至腹腔所致的机会性感染，发病机制尚未完全明确，典型临床表现为发热、腹痛、腹肌紧张、腹部压痛、反跳痛和肠鸣音减弱。中医学中无自发性细菌性腹膜炎病名，依据其临床表现可归属于中医学"鼓胀""腹满痛""蓄血证"及"黄疸"等范畴。如《灵枢·水胀》有云："鼓胀如何？岐伯曰：腹胀，身皆大……腹筋起，此其候也。"《伤寒论》有"太阳病，身黄，脉沉结，少腹硬……其人如狂者"之蓄血证。其病位主要涉及肝、脾、肾，病因复杂，可因情志抑郁、酒食不节、虫毒浸淫、病后续发导致湿毒内结，脉络瘀阻，湿、毒、瘀聚积腹中。

自发性细菌性腹膜炎需要综合治疗，除了有效地控制感染外，还要积极预防和治疗肝性脑病、肝肾综合征、休克等并发症，纠正水电解质紊乱和加强支持治疗等。中医辨治从气、血、水入手，同时还需辨清湿、热、虚、实。治法上以活血化瘀、消癥散结、补益肝脾肾、益气扶正、养阴生津、健脾利湿等消补法为主，在固护正气的基础上，重在清除残余毒邪，起到了护肝、消炎、改善肝功能的作用。具体案例如下。

一、姚贞白验案

患者，男，32 岁。

初诊：1959 年 4 月。

主诉：身黄、目黄、尿黄、纳呆乏力 3 年，加重伴腹胀、腹痛 3 天。

现症：患者全身色如金橘，汗出皆黄，衣被尽染。发高热（每日体温持续在 40 ℃左右），腹部胀大如鼓，膨隆高起，不能自视其足，腹痛拒按，小便短赤不利，大便不畅，烦渴而饮少。

诊查：舌质红暗，苔黄厚腻，脉弦滑数。

临床诊断：肝硬化腹水并自发性细菌性腹膜炎。

辨证： 湿热瘀阻。

治法： 清热利湿，利胆退黄，理气消胀。

处方： 茵陈蒿汤加味。茵陈 15 g、炒栀子 6 g、焦黄柏 6 g、茯苓 24 g、猪苓 15 g、泽泻 9 g、枳实 6 g（炒，打碎）、醋郁金 9 g（打碎）、炒厚朴 9 g、大腹皮 15 g、通草 6 g、滑石 18 g、竹茹 6 g、芦根 30 g。4 剂，水煎服，每日 1 剂，早晚分服。

二诊： 上方服 4 剂，体温降为 37～38 ℃，黄疸明显消退，烦渴已少，精神好转。但鼓胀未消，日夜痛楚。舌苔黄、厚腻未退，脉弦滑。证属黄疸湿热瘀阻，肝脾气机壅滞未舒，运化无权，水邪停留。本当攻逐，但久病脾胃屡伤，用峻猛之品，恐难胜任，若随攻随胀，预后尤为不良！提笔踌躇，忽忆同道鲁绍曾老先生曾谓："用大蒜煮鲜肉，可消腹水，且不伤正。"因嘱试服用生大蒜 120 g（去皮），鲜猪肉 250 g，同熬耙烂为度，顿服。并处方如下：茵陈 15 g、茯苓 30 g、猪苓 15 g、泽泻 9 g、炒枳壳 9 g、炒厚朴 9 g、广陈皮 6 g、大腹皮 9 g、郁金 9 g（打碎）、广木香 4.5 g、焦黄柏 4.5 g、炒鸡内金 6 g、甘草 3 g。3 剂，水煎服，每日 1 剂，早晚分服。

三诊： 患者自诉服上述单方及汤药后，约 2 小时，脘腹胀闷欲死，心泛欲吐，而强忍之。又 2 小时许，腹中鸣动，随即二便如注。半日共下稀水粪便 13 次，后鼓胀顿消，如释重负。发热也退净，精神爽适，且知饥索食。诊脉转现弱缓，舌苔退薄。此病退，肝脾未复，续宜调肝扶脾，和胃清化。**处方：** 茵陈 9 g、苍术 9 g、茯苓 2.4 g、猪苓 9 g、泽泻 6 g、薏苡仁 12 g、白豆蔻 6 g、炒枳壳 6 g、甘草 3 g、竹茹 6 g、炒鸡内金 6 g。7 剂，水煎服，每日 1 剂，早晚分服。

四诊： 上方服 1 周，病势稳定，精神好转，食欲旺盛。脉缓微弦，舌红、苔薄微腻。证候续宜调理。再拟下方。茯苓 15 g、猪苓 9 g、泽泻 9 g、苍术 9 g、炒厚朴 9 g、广木香 3 g、砂仁 9 g、陈皮 6 g、薏苡仁 12 g、甘草 3 g、竹茹 6 g、炒鸡内金 6 g、鸡骨草 12 g。30 剂，水煎服，每日 1 剂，早晚分服。

上方化裁出入，治疗约 1 个月，诸症俱消。出院后，改服逍遥、六君子汤类加减，前后二三年，巩固疗效。

【按语】 初诊患者全身色如金橘，发高热，腹部胀大如鼓，小便短赤不利，大便不畅，烦渴而饮少。脉弦滑数，舌质红暗，苔黄厚腻。此肝脾屡伤，血郁气滞，土困木横，湿热熏蒸，运化疏泄及传导失司所致。此案病势凶险，法当清湿热以疏肝络，消黄疸兼除鼓胀。辛劳骤饮，肝脾损伤，血郁气滞，湿热熏蒸，运化、疏泄及开阖失常，发为黄疸鼓胀之奇险重症。首用清泻分消之剂，继投辛温通导、扶正祛邪验方，效应如响！此即《黄帝内经》中"中满者，泻之于内"及"劳者温之"之意焉。

二、谌宁生验案

案1：

患者，男，60岁。

初诊：1989年9月26日。

主诉：腹胀2年，发热1周。

现症：发热38.6 ℃，伴有背冷、纳差、乏力、腹泻。

诊查：患者因"肝硬化腹水"入院，所查腹水、血常规、大便常规加培养及肥达试验均正常。经抗感染治疗月余，仍反复发热。舌红，苔黄，脉弦细。

临床诊断：乙型肝炎肝硬化（失代偿期），自发性细菌性腹膜炎。

辨证：气阴两虚，气虚发热。

治法：益气滋阴。

处方：补中益气汤。黄芪15 g，太子参12 g，山药12 g，茯苓10 g，白术10 g，女贞子10 g，墨旱莲10 g，柴胡10 g，牡蛎10 g，陈皮6 g。5剂，水煎服，每日1剂，早晚分服。

二诊：5剂之后，体温正常，诸症减。上方出入调理3个月，诸症悉除。

【按语】本案患者之病机在于肝病日久，木克脾土，清阳下陷，谷气下流，蕴热则便溏泄，湿热之邪迫使下焦阴火上冲而致发热。正如李东垣《内外伤辨惑论》所说："是热也，非伤寒邪皮毛见发热也，乃肾间脾胃下流之湿气闷塞其下，致阴火上冲作蒸蒸燥热。"方中以黄芪补中益气，参术益气健脾，此即"甘温除大热"之法，更以少量柴胡助主药以提升下陷之阳气。诸药合用，则脾胃健强，中气充足，诸症自除。

案2：

患者，男，28岁。

初诊：2007年6月18日。

主诉：反复腹胀、双下肢水肿1年，伴乏力、身黄、腹痛10天入院。

现症：乏力，纳少，腹胀，身、目黄染，发热，腹痛拒按，口干口苦，恶心，双下肢水肿，小便量少、色黄如茶，大便尚调。

诊查：慢性肝病面容，形体消瘦，全身淋巴结无肿大，皮肤巩膜中度黄染；未见肝掌、蜘蛛痣；心肺未见明显阳性体征；腹膨隆，腹壁静脉显露，腹紧，脐周及上腹部压痛、反跳痛。肝、脾触诊不满意，双肾区叩击痛，移动性浊音阳性。双下肢中度凹陷性水肿，生理反射存在，病理反射未引出。舌质红，苔薄黄少津，脉弦数。腹部 B 超示肝硬化，腹水。肝功能检查示 TBIL 138.83 μmol/L，ALT 307 U/L，AST 369 U/L。

临床诊断：肝炎后肝硬化（失代偿期），腹水并自发性细菌性腹膜炎。

辨证：湿热蕴结。

治法：清热解毒，化湿行水。

处方：中满分消汤合茵陈蒿汤。绵茵陈 20 g，山栀子 10 g，生大黄 6 g，黄芩 10 g，枳壳 10 g，法夏 6 g，茯苓 15 g，猪苓 15 g，知母 10 g，泽泻 10 g，白术 10 g，陈皮 6 g。7 剂，水煎服，每日 1 剂，早晚分服，并配合西药进行护肝降酶、改善肝肾微循环、护胃、预防肝性脑病、利尿、降门脉压、抗感染等治疗。

二诊：药后患者诉乏力、腹胀、腹痛较前减轻，大便调，小便黄，24 小时尿量 2400 mL，较前增加，夜寐可。查体示巩膜、皮肤黄染稍减轻，腹膨隆，腹围 85 cm，较前缩小，腹部压痛（±），反跳痛（－），余脉证、查体同前。患者自觉症状好转，黄疸减轻，病情稍有缓解。前方有效，继服前方 7 剂。

三诊：患者精神、食欲均明显好转，乏力、腹胀消失，二便调。查体示皮肤、巩膜轻度黄染，腹软，无压痛及反跳痛，移动性浊音（－），双下肢无水肿；复查肝功能见 TBIL 98 mol/L，ALT 55 U/L，AST 70 U/L，凝血酶原时间 21 秒，凝血酶原活动度 37%。患者自觉症状好转，腹水消退，病情好转，根据患者舌脉辨证为湿热瘀结，改用解毒化瘀汤加减，以加强清热解毒、利湿退黄作用。处方：茵陈 20 g，连翘 10 g，黄芩 10 g，大黄 6 g，枳壳 6 g，茯苓 15 g，丹参 15 g，赤芍 60 g，白花蛇舌草 15 g，薏苡仁 15 g，田基黄 15 g。14 剂，水煎服，每日 1 剂，早晚分服。

四诊：患者精神、食欲均佳，无恶心呕吐、乏力、纳差、腹胀，二便正常。查体示皮肤、巩膜轻度黄染，心肺查体（－），腹平软，移动性浊音（－），双下肢无水肿。患者病情好转，舌脉同前，回当地医院继续治疗，出院带药解毒化瘀汤加减。

【按语】肝硬化腹水并腹膜炎属中医"鼓胀、腹痛"范畴，多由湿热疫毒之邪隐袭日久，肝脾功能失调，脾失健运，湿浊不化，日久化热，湿热互结，浊水停聚而致。湿热瘀结之病，当予清热利湿逐水之剂。本案先予中满分消汤合茵陈蒿汤加减。方中绵茵陈、山栀子、生大黄、黄芩、知母清热解毒化湿，法夏、枳壳、陈皮行气燥湿，茯苓、猪苓、泽泻、白术渗利水湿，共奏清湿退黄之效。二诊后腹水消退，则减其利尿渗湿药味，专用清热解毒、利湿退黄之方，使湿去热退，患者黄疸下降，肝功能改善，病情好转出院。

（陈思思　周赛男）

参 考 文 献

[1] 姚承济，姚克敏，姚承祖，等．姚贞白医案［M］．北京：人民军医出版社，2013：59 - 61.

[2] 朱文芳，孙克伟．谌宁生医案精华［M］．北京：人民卫生出版社，2015：43 - 45.

[3] 李士懋，田淑霄．李士懋田淑霄医学全集［M］．北京：中国中医药出版社，2015：555 - 556.

[4] 黄素英，方松春．上海名老中医医案精选［M］．上海：上海科学技术出版社，2010：20.

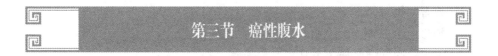

第三节　癌性腹水

癌性腹水，也称为恶性腹水，是指癌症细胞导致大量液体分泌至腹腔而形成的腹水。癌性腹水是癌症到了中晚期的常见症状之一。癌性腹水作为恶性肿瘤的常见并发症，多见于消化道肿瘤及妇科肿瘤中晚期，严重影响患者的生存质量。

癌性腹水一般混浊甚至呈血性，含有较多蛋白质，潘氏试验呈阳性，含有较多血细胞尤其是白细胞，有的还可以找到恶性肿瘤细胞。癌性腹水的产生主要是由于癌细胞转移至腹膜，导致腹膜不断分泌液体进入腹腔形成，是典型的渗出液。癌性腹水是癌症导致的，因此若不控制癌症，腹水会不断产生，控制癌性腹水的最好办法就是控制癌细胞生长。

当前临床上癌性腹水的治疗方法主要包括利尿、腹腔穿刺引流、热疗、腹腔新辅助化疗及局部放疗等在内的对症支持治疗，虽然有一定疗效，但复发率较高，远期疗效较差。

癌性腹水常常出现在肿瘤患者病情发展的中晚期，属于中医学"鼓胀"等疾病范畴。

中医药治疗癌性腹水具有优势，是其综合治疗中不可缺少的手段之一。有关记载最早见于《灵枢·水肿》，古人将其列为"风、痨、鼓、膈"四大顽症之一。中医学认为，"鼓胀"之成，系病久正虚，气血水液运行受阻，水积于腹而形成，脏腑功能失调、气血水运化失司，"阳虚水泛、毒瘀胶结"贯穿疾病始终，"脏衰为生水之因，腹腔为贮水之囊"。癌性腹水，其病机表现为虚实夹杂，行气活血利水为其传统治疗方法。中医药治疗时应调理五脏，调和阴阳，权衡利弊，攻补兼施。

虽然中医临床上针对癌性腹水的辨证分型及疗效评价尚缺乏统一标准，且因个体化差异及病情的复杂多变，其治疗结果缺乏可比性和可重复性，但不可否认的是，中医药治疗癌性腹水具有疗效可靠、毒副反应低的优点。近年来，中医药治疗癌性腹水越来越受到关注，其治疗方法不断更新，在临床上积累了不少经验，显示出强大的治疗优势。具体案例如下。

一、贾英杰验案

患者，男，66 岁。

初诊： 2019 年 7 月 9 日。

主诉： 胁肋部胀痛 3 个月。

现病史： 患者于 2019 年 4 月无明显诱因出现胁肋部胀痛，遂就诊于天津市某医院完善相关检查，诊断为原发性肝癌，考虑肿瘤多发，未行手术治疗。于 2019 年 5 月行介入治疗 1 次，2019 年 7 月 2 日因腹部胀满于本院查腹部彩超示肝部多发占位性病变，最大约 4.0 cm×2.5 cm；中量腹水，最深处约 7.5 cm。

现症： 神清，精神弱，面色晦暗，纳差，腹部胀满，时有疼痛，乏力，大便干结，小便量少，舌暗红可见瘀斑，苔白，脉沉弦。

临床诊断： 癌性腹水，积病。

辨证：肝郁脾虚，气滞血瘀。

治法：疏肝健脾，行气活血。

处方：柴胡疏肝散合当归芍药散加减。柴胡 10 g，白芍 15 g，川芎 15 g，陈皮 10 g，香附 10 g，枳壳 20 g，佛手 10 g，当归 10 g，茯苓 15 g，泽泻 10 g，车前草 10 g，白术 10 g，鸡内金 15 g，鸡血藤 15 g，大黄 10 g（后下），甘草 8 g。共 7 剂，水煎服，每日 1 剂。

二诊：2019 年 7 月 9 日。查腹部彩超示少量腹水，患者自诉腹胀较前好转，小便量多，大便转稀，每日一行，泻下臭秽之物，未见腹痛，仍纳差，时感乏力。处方：中药原方去车前草，加炒麦芽 30 g，黄芪 30 g。

三诊：2019 年 7 月 16 日。复查腹部彩超未见腹水，自觉腹胀明显缓解，纳尚可，乏力较前缓解，时有口干口渴，小便调，大便尚可，每日 1 行。舌红苔薄白，脉沉细。处方：原方减大黄、柴胡，加麦门冬 15 g，太子参 10 g。再予 7 剂，以巩固疗效。

【按语】患者首诊症见腹部胀满，面色晦暗，纳差，乏力，察其舌脉，可见舌暗红，有瘀斑，脉沉弦，一派虚实夹杂之象。本病在肝，肝气郁结，气机壅滞导致腹部胀满，木乘脾土，则脾失健运，出现纳差、乏力等症，血液化生于脾而藏受于肝，肝失疏泄则血运失常，血不循经，瘀滞停积而为瘀血，可见舌暗红、有瘀斑、腹部疼痛，瘀血阻滞则三焦水道不利，津液输布失常，出现腹水，所以辨证为肝郁脾虚，气滞血瘀证。首诊用柴胡疏肝散合当归芍药散加减方，方中柴胡、香附、枳壳、佛手以疏肝解郁，调达肝气，当归、川芎、白芍、鸡血藤以养血和血，祛瘀止痛，陈皮、茯苓、泽泻、白术以健脾利湿，通利下焦，酌加车前草以增强通利小便之功，鸡内金、大黄为贾教授通腑泄热、通利大便的常用药对，腑气得通则诸症亦除，继而气血调和。纵观全方，贾教授以疏肝健脾、行气活血为主要治则，着眼于气、血、水互结之象，健脾以培本，疏肝调气以运中，方中未见苦寒祛毒之品，以防损伤脾胃，阻遏气机。此方亦攻亦补，以攻为主，意在疏利肝气以通达三焦，行气活血以疏通脉络，使津液输布有常，邪气去则正自安。二诊患者诉大便转稀，泻下臭秽，腹痛缓解，贾教授认为此为正气来复，祛邪外出，故继用大黄以通腑祛邪，加炒麦芽以消食开胃，增强食欲，加黄芪辅助正气，以助祛邪之力，在此值得一提的是，贾教授善用大黄祛除邪气，使瘀血、癌毒从魄门而去，给邪气以出路。三诊患者诸症已平，时有口渴，此为湿浊已去，津液亏虚，故去大黄以减攻伐之力，柴胡之性升散，恐截肝阴，故中病即止，加太子参、麦门冬以滋补阴液，扶正培本。

二、刘沈林验案

案 1：

患者，女，73 岁。

初诊： 2014 年 1 月 22 日。

现病史： 1 个月前因腹部胀痛行腹部 CT 检查提示肠癌Ⅳ期（腹腔广泛转移），未行手术及放化疗，近 1 个月来腹胀加重，渐至腹大如鼓，不能饮食，大便 1 周未解。

现症： 入院时患者面色黧黑，形销骨立，腹大如瓮，腹壁青筋鼓露，呕吐黑色胆汁样液体，夹有粪臭味，呼吸喘促，气短难续，二便艰涩，舌淡、边有齿痕，苔白腻，脉迟缓。

诊查： 入院后复查腹部 CT 示肠癌腹腔广泛转移，肠梗阻，腹腔多发淋巴结肿大，大量腹水。血常规提示血红蛋白 70 g/L。血生化提示白蛋白 21 g/L。

临床诊断： 癌性腹水。

辨证： 脾虚气滞，水瘀互结。

治法： 活血化瘀、醒脾行气。

处方： 参苓白术散合丹参饮加减。太子参 15 g，茯苓 15 g，炒白术 10 g，山药 30 g，猪苓 20 g，法半夏 12 g，陈皮 6 g，丹参 15 g，砂仁 3 g（后下），生姜皮 10 g，桂枝 6 g，大枣 10 g。水煎服，7 剂。

二诊： 服药 7 剂后患者能进食少量米汤，小便增多，仍腹胀肢肿，喘促明显，舌淡、苔薄白，边见少量瘀斑，脉沉迟。处方：在原方中加入苍术 10 g，泽泻 10 g，赤小豆 20 g，三棱 10 g，丹参加量至 30 g。继服 14 剂后腹胀改善，气短喘促明显好转，小便每日约 1000 mL。

【按语】 本例为肠癌晚期患者，大量腹水，中度贫血及低蛋白血症，从临床表现看，有中医学"鼓胀"及"水肿"的共同特征。观其症，皆属脾病。故方中以太子参、茯苓、山药、大枣健脾益气，桂枝、生姜皮、陈皮宣运中阳，炒白术、法半夏健脾燥湿，佐以猪苓、茯苓健脾利水，丹参配合砂仁化瘀行气，大枣调和诸药。刘教授认为，鼓胀的病机为本虚标实，本例患者以脾虚为主，肝、脾、肾功能失调，气、血、水壅结腹中，水湿不化。加之瘀血阻于肝脾脉络之间，水气内聚，虚实夹杂。故治疗需注意攻补兼施，但须时时注意固护胃气，不可化瘀太过，否则可见呕吐、泛恶、腹痛、吐血、便血、神昏等危候。全方仍以健脾为主，配合化瘀，使患者胃气自生，脾胃运化功能恢复；取丹参饮中紫丹参与砂仁二味，意在活血化瘀、醒脾行气，患者服用 1 周后，即可进食少量米汤，为胃气复生之象。二诊时患者仍有腹胀喘促证候，且舌边出现瘀斑，为瘀血停滞、水浊聚而不行之证。因此，加用苍术燥湿健脾，泽泻与赤小豆行气利水消肿，将丹参加量并配合三棱，加强活血消瘕、化瘀通络之效。治鼓胀在健脾利水的同时必须兼顾行气活血、化瘀消瘕。此例先事扶正，意在使脾旺，中土润和，升降复常，后再以缓攻，以期渐消瘀实。

案 2：

患者，男，58 岁。

初诊：2014 年 4 月 26 日。

现病史：半年前进食后有梗阻感，胃镜提示贲门癌Ⅳ期，腹部 CT 检查提示肝脏、腹腔淋巴结转移，未行手术。于 2014 年 1 月行 FOLFOX4 方案化疗 1 周期，化疗过程中出现恶心呕吐，无法进食，同时出现Ⅱ度骨髓抑制，后终止化疗。

现症：近 1 周小便量少，乏力纳差，动辄气喘，腹部膨隆，大便稀溏。入院时患者面色萎黄，重度消瘦，腹大如鼓，活动后乏力气喘，双下肢水肿，盗汗。

诊查：右胁下可扪及一 2 cm×3 cm 左右坚硬不移的癥块，舌淡红、中有裂纹，舌边可见瘀斑，苔少，脉细。

临床诊断：癌性腹水。

辨证：气阴两虚，瘀血阻络。

治法：益气养阴，软坚通络。

处方：一贯煎合八珍汤加减。炙黄芪 15 g，党参 15 g，熟地黄 15 g，炒白芍 15 g，当归 10 g，川芎 10 g，炒白术 10 g，南沙参 10 g，枸杞子 10 g，麦门冬 10 g，川楝子 10 g，失笑散 10 g，地鳖虫 10 g，三棱 10 g，莪术 10 g，鳖甲 10 g，大枣 3 枚。7 剂，水煎服。

二诊：服药 7 剂后气喘乏力略有缓解，小便增多，仍腹胀肢肿，大便稀溏，舌淡红、苔少，边见少量瘀斑，脉细数。处方：在上方中加入猪苓 10 g，茯苓 10 g。水煎服，14 剂。

三诊：继服 14 剂后腹胀改善，气短喘促明显好转，大便成形，舌边仍可见少量瘀斑，脉细涩。另配守宫粉、三七粉各等份，5 g/d，早晚分 2 次口服。

【按语】 鼓胀多因七情内伤、六淫外袭、疫毒水邪所致，或饮食不节、酒色过度，导致肝脾肾功能失调，传输之官失职，气血不和，清浊相混，隧道壅塞，形成气滞、血瘀、水停的复杂证候。本例患者证属气阴两虚，瘀血阻络，治以益气养阴为主，兼配软坚通络解毒之品。该病本虚而标实，邪气久羁，正虚邪实。若一味攻逐，则进一步损伤气血，而致正虚愈甚；单纯补益正气、调理肝脾，而邪气不除，则癥积难消。方中党参、炒白术、茯苓、大枣补脾益气，当归、炒白芍、熟地黄滋养心肝，加川芎入血分而理气，则当归、熟地黄补而不滞，加大枣助党参、白术入气分以调和脾胃，共收气血双补之功。鼓胀日久者必耗伤正气，症见乏力气喘，加用炙黄芪益气固表，固护正气。肝脏体阴而用阳，其性喜条达而恶抑郁，肝气不舒，肝脉郁滞，时间久则结为癥积，癥积日久，耗伤阴液，以致肝肾阴亏，故见盗汗、舌淡红有裂纹。本方中加用一贯煎滋养肝肾阴血，疏达肝气；麦门冬、枸杞子益阴养血柔肝，育阴而涵阳；川楝子疏肝泄热，理气止痛。最后，方中用地鳖虫、鳖甲、三棱、莪术、守宫、三七等一众活血消癥之品，与滋阴养血药配伍，则无耗血伤阴之弊。诸药合用，标本同治，攻补兼施，邪渐缓消而告愈。

三、孙桂芝验案

患者，女性，77 岁。

初诊：2014 年 10 月 8 日。

现病史：患者于 2012 年 9 月行结肠癌切除术，病理分型为溃疡型中分化腺癌，部分黏液腺癌，LM1/16，放化疗后。2013 年发生肺转移，行射波刀治疗。2014 年 9 月 23 日复查 CT 示肝右叶后下段边缘新发病变，转移可能；胆结石、左肾结石、右肾积水，左额叶、左脑室旁脑梗死可能；双肺多发转移灶、左胸腔积液。血常规示血红蛋白 106 g/L。

现症：气短、憋闷，稍有咳嗽，口苦，腹胀，小腹疼痛，憋闷影响睡眠，纳可，二便尚调。

诊查：舌略红，苔黄腻，脉沉细小弦。

临床诊断：癌性胸水。

辨证：气血亏虚，阳气内郁，水饮内停。

治法：益气通阳化饮，健脾利水渗湿，兼软坚散结。

处方：瓜蒌皮 15 g，薤白 10 g，椒目 5 g，猪苓 30 g，泽泻 30 g，生黄芪 30 g，防己 10 g，木香 10 g，砂仁 6 g，黄精 15 g，鸡血藤 30 g，枸杞子 15 g，女贞子 15 g，红藤 10 g，败酱草 15 g，炮山甲 6 g，鳖甲 10 g，藤梨根 15 g，虎杖 10 g，金荞麦 15 g，地龙 10 g，路路通 10 g，炒莱菔子 15 g，制首乌 15 g，重楼 15 g，半边莲 30 g，小茴香 10 g，橘核 10 g，荔枝核 10 g，柴胡 10 g，黄芩 10 g，生甘草 10 g。14 剂，水煎服，每剂煎出 400 mL，每次服 100 mL，2 次/日。

二诊：2014 年 11 月 1 日。胸闷、憋气明显减轻，仍有咳嗽。

处方：原方去木香 10 g，砂仁 6 g，柴胡 10 g，黄芩 10 g，加入葶苈子 20 g，大枣 20 g，以泻肺利水止咳。继服 14 剂。

三诊：2014 年 11 月 29 日。胸腔积液已经完全消失，胸闷憋气、咳嗽已愈。

【按语】孙桂芝教授认为：胸腔积液和腹水虽然发生的部位不同，但是均为人体水液代谢失常而致。人体通过肺、脾、肾三脏协同作用，维持人体水液代谢的动态平衡，故治疗时应肺、脾、肾三脏同调，使水道通畅，水邪分消。中医治水法主要有汗、利、下三法。孙教授认为癌性胸腹水系因肿瘤向胸膜、腹膜转移，使血管通透性增加，或肿瘤压迫淋巴管、胸导管而使淋巴液回流受阻等原因引起，非外邪所致，故一般不采用汗法。且癌性胸腹水多见于肿瘤中晚期患者，正气已虚，下法易伤人体正气，故一般也不采用峻下法。因此，孙教授在临床中最常用利水法，且多加入扶正的药物兼顾人体正气，采用扶正祛邪兼顾的原则，疗效显著。

【治水五法解析】孙桂芝教授以《黄帝内经》及《伤寒杂病论》为理论基础，采用治水五法论治癌性胸腹水，即泻肺利水法、益气行水法、通阳利水法、健脾利水渗湿法、温阳化饮法。归纳起来，即从肺脾肾论治、通调三焦水道。本案患者为结肠癌伴有肺转移而致癌性胸水，造成胸闷憋气、咳嗽，孙教授予通阳利水、健脾渗湿、益气行水、泻肺利水法配合使用，共助水液代谢，取得了良好的疗效。

四、章永红验案

患者，男，34 岁。

初诊：2013 年 4 月 12 日。

现病史： 患者于 4 年多前行"直肠癌根治术"，近日来，因肝区疼痛不适，检查发现肝功能损伤，腹部 CT 提示肝转移、腹水。

现症： 右胁肋胀痛，胸口板胀，腹胀不和，难以平卧，纳差，口干，小便短少，大便尚调。

诊查： 舌淡、苔少，脉弦细。

临床诊断： 癌性腹水。

辨证： 脾虚阴伤，癌毒内结。

治法： 健脾利水，解毒抗癌佐以养阴。

处方： 白术 90 g，生薏苡仁 90 g，太子参 30 g，黄芪 30 g，楮实子 30 g，路路通 30 g，泽兰 30 g，马料豆（黑料豆）30 g，葫芦瓢 30 g，猪苓 30 g，黄精 30 g，陈皮 10 g，莪术 10 g，茯苓 30 g。14 剂，每日 1 剂，水煎服。同时予复方斑蝥胶囊以抗癌解毒。

二诊： 2013 年 4 月 30 日。腹胀较前明显好转，可以平卧。纳食较前增多，二便调。处方：白术 60 g，生薏苡仁 60 g，太子参 30 g，黄芪 30 g，楮实子 20 g，路路通 20 g，猪苓 30 g，黄精 30 g，灵芝 30 g，陈皮 10 g，莪术 10 g，茯苓 30 g，九香虫 10 g，仙鹤草 30 g。14 剂，每日 1 剂，水煎服。继服复方斑蝥胶囊。后在此方基础上加减，调治 2 月余，目前患者症状稳定。

【按语】 本案为癌性腹水，章师认为其由脾虚、气亏所致，故治以健脾益气利水为基础。腹水产生后，又致阴伤，故同时应注意适度养阴。选方清代汪昂《医方集解》四君子汤（党参、白术、茯苓、甘草）及邹良才"兰豆枫楮汤"加减。章师认为癌毒日久，后天之本必有受损。故治疗中，应重视顾护脾胃，以求补益而不碍邪，祛邪而不伤正。章师尤喜使用白术，白术有健脾益气、祛湿利水之效，常从 20 g 起用，若脾虚症状较显，可用至 100 g，往往有良好成效。兰豆枫楮汤系邹老自拟经验方，由泽兰、黑料豆、路路通、楮实子四味主药组成。其中泽兰，《本草纲目》中记载其"破瘀血、消癥瘕"。黑料豆，入脾、肾两经，功专活血利水、祛风解毒，治水肿胀满。路路通，又名枫实，《本草纲目拾遗》称其能"通行十二经穴，故治水肿胀满用之，以其能搜逐伏水也"。楮实子，入肝、脾、肾三经，功能滋肾，治虚劳、目昏、水气水肿。全方治水养阴，扶正祛邪，临证之时酌情加减，常有收效。章师指出本病本在癌毒，故治疗上针对"癌毒"，章师除汤药中喜用白花蛇舌草、山慈菇、地龙、壁虎、九香虫、全蝎、蟾皮等解毒抗癌药物外，还常选用中成药治疗原发肿瘤，常用药物有复方斑蝥胶囊、消癌平片、抗癌平片等。本病虽以虚证多见，但临证之时亦有变化。若病情急迫，患者并非虚极，可酌用逐水剂。癌性腹水为本虚标实所致，但临证之时并非不能攻逐，因证而异，可因病情缓急而变更治法。

（汪　甜　周赛男）

参 考 文 献

[1] 胡霞，潘迎英.癌性腹水治疗的研究进展 [J].内蒙古中医药，2013，32（25）：128 - 130.

[2] 山广志，邱慧颖.癌性腹水的中医药治疗概况 [J].中国中医药科技，2014，21（4）：470 - 471.

[3] 李家合，张瑶，贾英杰，等.贾英杰教授基于"血不利则为水"辨治癌性腹水经验 [J].天津中医药大学学报，2020，39（4）：381 - 384.

[4] 谷雨.刘沈林教授运用健脾化瘀法治疗癌性腹水验案举隅 [J].西部中医药，2014，27（12）：31 - 32.

[5] 赵杰.孙桂芝教授治疗癌性胸腹水五法探析 [J].辽宁中医杂志，2015，42（9）：1649 - 1650.

[6] 李玉莲.章永红治疗癌性腹水的经验探析 [J].江苏中医药，2013，45（10）：19 - 21.

[7] 姚夔茹，汪欣文.王晞星运用药对治疗癌性腹水 [J].中国民间疗法，2019，27（6）：2 - 10.

[8] 刘永，刘青，夏黎明.夏黎明治疗癌性腹水经验 [J].中医药临床杂志，2018，30（11）：2033 - 2036.

第四节　不明原因发作性腹痛

腹痛是指因感受外邪、饮食所伤、情志失调及素体阳虚等，脏腑气机阻滞，气血运行不畅，经脉痹阻，或脏腑经脉失养导致的，以胃脘以下、耻骨毛际以上部位发生疼痛为主症。现代医学中的腹痛仅作为一个临床上较为常见的症状，多是由胃肠道疾病、肝肾系统疾病、妇科疾病等引起。不明原因发作性腹痛的"不明"可以从两个角度来思考：一是现有的科技水平、疾病诊查手段还未能完全成熟，所导致的无法确诊，或是需要进行有创检查才能确诊；二是属于功能性疾病，即有明确的临床症状，但经过一系列体格检查、实验室检查及影像学检查均不能发现器质性病变。功能性疾病的患者常常伴有神经系统、心血管系统、胃肠道系统的症状。

《黄帝内经》最早提出腹痛的病名，并提出了腹痛是由寒热邪气客于胃肠引起的。张仲景在《金匮要略》立专篇来论述腹痛，对腹痛的辨证论治做了较为详细的论述，对"腹中寒气，雷鸣切痛，胸胁逆满，呕吐"的脾胃虚寒、水湿内停证及寒邪攻冲证分别提出用附子粳米汤及大建中汤治疗，开创了腹痛论治的先河。金元时期李东垣将腹痛按三阴经及杂病进行辨证论治，强调了"痛则不通"的病机，治疗上提出了"痛随利减，当通其经络，则疼痛去矣"。总之，本病病机基本为脏腑气机阻滞，气血运行不畅，经脉痹阻，不通则痛，或脏腑经络失养，不荣则痛。病理因素主要有寒凝、火郁、食积、气滞、血瘀。腹痛发病涉及肝、胆、脾、肾、大小肠、膀胱等脏腑。"通则不痛"，故其治疗上以"通"字为法，在"通"法的基础上，结合辨证求因，标本兼治。

随着社会压力的增加，不明原因发作性腹痛患者日益增多，西医对于此类疾病的诊治存在一定局限，有创性诊查具有盲目性，且病因不明；西医治疗只能对症治疗，止痛药不一定能起效，还对肠胃有一定刺激性，不良反应较多。中医学在治疗腹痛上有坚实的理论基础，丰富的临证经验，相较于西医治疗，中医治疗的优势显著，疗效颇佳。除去药物治疗，平素养成良好的饮食习惯，少食辛辣油腻之品，保持心情的舒畅，对疾病的预后也起着不容忽视的作用。具体医案如下。

一、熊继柏验案

患者，男，17岁。

初诊：1974年就诊。

主诉：患者左侧少腹部疼痛7天。

现症：疼痛部位与右侧阑尾点遥遥相对，疼痛剧烈，呼叫不止。腹痛同时伴有腹胀、便秘、呕吐，痛处固定不移，为刺痛，面色淡白发青，四肢厥冷，舌苔薄白，脉沉伏。

西医诊断：急腹症待查。

辨证：瘀血腹痛。

治法：活血化瘀止痛。

处方：桃核承气汤合失笑散加竹茹。药用：桃仁 15 g，大黄 6 g，桂枝 5 g，甘草 6 g，生蒲黄 15 g，五灵脂 15 g，竹茹 10 g，芒硝 6 g。3 剂，分冲，一剂痛止，服第二服药腹痛全止。

【按语】 患者痛处固定，如针刺样，而且拒按，皆为瘀血内停之象，瘀血阻滞气机，络脉不通，不通则痛。戴原礼说："死血痛者，痛处不行移者是也。"瘀则舌下紫筋明显。虽少腹胀满，而大小便却并无异常，苔黄，说明还有热象。《伤寒论》第 106 条："太阳病不解，热结膀胱，其人如狂，血自下，下者愈。其外不解者，尚未可攻，当先解其外，外解已，但少腹急结者，乃可攻之，宜桃核承气汤。"方证相符，所以选用桃核承气汤合失笑散。患者伴有呕吐，故加竹茹清热降逆止呕。桃核承气汤是调胃承气汤减芒硝量，加桃仁、桂枝而成。方中大黄苦寒、芒硝咸寒，能泄热除瘀破结。大黄本可去瘀生新，但力尚不足，故加滑利之桃仁活血化瘀以破瘀，共为君药。桂枝辛温通血化气，气为血之帅，由于气滞血就停，所以治血瘀要先行气，《黄帝内经》云"温则消而去之"，加强其化瘀之效。再合失笑散。失笑散出自宋代《太平惠民和剂局方》中"治妇女产后心腹痛欲死，百药不解，服此顿愈"。失笑散是治疗血瘀作痛的常用方，《本草纲目》记载：蒲黄，手足厥阴血分药也，故能止血治痛。生则能行，熟则能止。与五灵脂同用能治一切心腹诸痛。现代药理学研究发现蒲黄的乙醇提取液有明显的镇痛作用，五灵脂可以通过细胞毒、抗炎、活血化瘀等作用治疗软组织损伤、消化性溃疡、疼痛等，且五灵脂与其他中药配伍治疗原发性痛经效果好。本方标本兼治，增强其止痛之力，方证相应，一剂便见痛减。此例患者病发 7 天，疼痛剧烈，当属危急重症，凡属急性杂病者往往症状错综，证候复杂，或虚实相兼，或寒热相杂，或阴证似阳，或阳证似阴，或"大实有羸状"，或"至虚有盛候"。如何辨证审治，是对医者的一大考验。临床辨证必须抓住其中反映实质的症状特点，察其隐微，才能准确地把握治疗。只要辨证准确，中医治疗危急重症也能确有疗效。

二、毛以林验案

患者，女，12 岁。

初诊：2015 年 12 月 24 日。

现病史：腹痛反复发作 1 年余，曾多次在外院就诊，经多方面检查未做出明确诊断。由外院医师介绍来就诊。其腹痛特点，呈阵痛，夏日则缓，入冬加重，腹痛以脐周为主，发则腹部绞痛，两目上视，双手发抖，每日发作，少则40分钟，久则可持续10余小时。额部生痘，喜温饮，大便干，2~4日一行，恶臭，纳可。初潮未至。舌质淡红，苔薄白，脉沉细。

诊查：腹部柔软，脐周有压痛，无反跳痛。外院行肝胆脾胰彩超、脑电图、胃镜、肠镜、^{13}C等检查均未见明显异常。

临床诊断：西医诊断为腹型癫痫？中医诊断为腹痛。

辨证：寒积内停。

治法：温阳通便。

处方：方用大黄附子汤合济川煎加减。药用：熟大黄10 g，制附片6 g（先煎），细辛2 g，肉苁蓉20 g，当归20 g，白芍20 g，炙甘草10 g，淮牛膝20 g，升麻5 g，枳实10 g，蜈蚣5条，全蝎10 g。7剂，共打粉，每次2 g吞服，每日2次。

二诊：2015年12月31日。上症大为好转，服药1周期间仅发作2次，时间大为减短，每次持续不超过40分钟，腹痛程度明显减轻，无手抖，无两眼上视，现腹部不痛，纳可，便调。舌质淡红，苔薄白，脉沉细。处方：熟大黄6 g，制附片6 g（先煎），细辛3 g，当归15 g，淮牛膝15 g，肉苁蓉20 g，升麻5 g，枳实10 g，白芍20 g，炙甘草10 g，白僵蚕20 g，蜈蚣20 g，全蝎20 g。共打粉，每次2 g吞服，每日2次。

三诊：2016年1月28日。上次就诊后腹痛未再发作，纳欠佳，大便干。舌质淡红，苔薄白，脉滑。处方：当归15 g，肉苁蓉15 g，淮牛膝15 g，升麻5 g，枳实6 g，白芍20 g，炙甘草10 g，僵蚕10 g，蜈蚣1条，全蝎2 g，白术10 g，山药10 g，党参15 g。10剂。

四诊：2016年4月20日。一直未再发作腹痛，遂以太子参、天麻、全蝎、蜈蚣、川贝母、薄荷等为丸以健脾化痰、息风止痉巩固，以尽完功。

【按语】阳气虚弱，阴寒内盛，形体失却温煦，则见患者腹痛夏日则缓，入冬加重。喜温饮，大便干结而臭，舌质淡红，苔薄白，脉沉细，为阳虚气乏，升举鼓动无力，不能统运营血于外，当辨为脾肾阳气亏虚，寒凝而致大便内结，中阳被遏，脉络痹阻，气机不畅，不通则腹痛。故方用济川煎，方中肉苁蓉，其性温、质地油润，入肾与大肠经，善于温补肾精，为补肾阳要药，兼有润肠通便功用，为方中君药；当归养血和血，润肠通便；怀牛膝入肝肾二经，补肾壮腰，补肝肾兼能活血，且引药下行，均为臣药；枳实破气消积助便为佐药。少加升麻升举清阳，使清升浊降以助通便，用为佐使。诸药合用，既可温肾益精以治其本，又能润肠通便以治其标，而成标本兼顾之剂。方名"济川"，意在滋润河川以行舟车。全方共奏补肾健脾、理气活血之功。大便不通，肠中浊气壅滞，肺与大肠相表里，肺又主皮毛，故见额部生痘。其治当温阳散寒，通腑泄浊。故方以大黄附子细辛汤温阳通便，散寒止痛，其中热大黄为君，可利湿泄热，通固结之大便；制附片为臣，温补脾肾阳气；细辛解表散寒、利水行湿；黄芪补气升阳、益胃固表；丹参祛瘀止痛通经。合济川煎补肾温阳、润肠通便；芍药甘草汤缓急止痛。且久病入络，患者痛发则两目上视、两手发抖，当为风邪入络，故用辛温之全蝎、蜈蚣通络止痛，息风止痉。二诊腹痛程度明显减轻，续用效方，再加白僵蚕配蜈蚣、全蝎增强息风之功。三诊纳食欠佳，大便干，无腹痛，故去大黄附子汤。通下之品定伤脾胃，再加白术、山药、党参健脾益气。四诊再以太子参、天麻、全蝎、蜈蚣、川贝母、薄荷等为丸以健脾化痰、息风止痉巩固疗效。

（周　姝　周赛男）

参 考 文 献

[1] 吴勉华，王新月．中医内科学［M］．9版．北京：中国中医药出版社，2012：214-219.

[2] 熊继柏．中医创造奇迹：熊继柏诊治疑难危急病症经验集［M］.湖南科学技术出版社，2015.

[3] 毛以林．步入中医之门（6）：疑难病证辨治思路详解［M］.北京：中国中医药出版社，2018.

[4] 王永炎，陶广正．中国现代名中医医案精粹．第5集［M］.北京：人民卫生出版社，2010：182.

[5] 董建华，王永炎．中国现代名中医医案精粹．第3集［M］.北京：人民卫生出版社，2010：244.

[6] 罗和古，杜光辉，曾令真，等．内科医案．下册［M］.北京：中国医药科技出版社，2015：244.

第五节　慢性肠系膜淋巴结炎

周健雄验案

患者，女，8 岁。

初诊：2014 年 10 月 12 日。

主诉：时常脐部、脐周隐痛一年余。

现症：2013 年以来时常脐部或脐周隐痛，不剧烈，无呕恶，持续数分钟或十余分钟即自行缓解，无须服药，无发热，大小便正常，纳食可。未曾治疗。

诊查：面色红润，无黄染，腹平软，肝脾未扪及，全腹无明显压痛，未触及包块。血、尿、便常规化验无异常。腹部 B 超示肠系膜淋巴结肿大，大小不一，大者约 1.5 cm×2 cm。结核菌素试验（－），胸片示心肺正常。脉细，舌质淡红，薄白苔。

临床诊断：慢性肠系膜淋巴结炎。

辨证：瘰疬，痰气凝聚。

治法：理气化痰，软坚散结。

处方：三草消瘰饮（自创）。土茯苓 15 g，夏枯草 10 g，猫爪草 12 g，土贝母 8 g，煅牡蛎 15 g（先下），重楼 6 g，山慈菇 6 g，广木香 3 g，生甘草 3 g。7 剂，水煎两次，取汁混合，早晚各服一次。

二诊：腹痛发作次数减少，再服原方 7 剂后空腹复查 B 超。

三诊：无腹痛，B 超复查报告示与前次比较肠系膜大部分肿大淋巴结缩小，部分消除。前方去山慈菇，加党参 10 g，健脾益气及扶正。14 剂，煎服法同前。

四诊：精神好，未发作腹痛。复查 B 超示肠系膜淋巴结无肿大，病告愈。

【按语】少儿脾气虚弱，失于健运，气机升降失常，津液化为痰浊，凝聚而成瘰疬，壅滞于脘腹，不通则痛，故反复发作腹痛。脉细，舌淡苔薄白是脾胃虚弱之证。

方中土茯苓解毒，广木香理气，夏枯草、猫爪草、土贝母、煅牡蛎、重楼、山慈菇化痰软坚散结，生甘草和中，调和诸药。后加党参以健脾益气扶正，则去邪而不伤正。

生活卫生条件改善，使得以往在少儿腹痛中常见的肠蛔虫、胆道蛔虫症已少见，而肠系膜淋巴结炎在逐年增多，同道应予重视。本证腹痛有两个特点，一是腹痛不甚剧烈；二是常持续数分钟或十余分钟自行缓解，缓解后又如常人。故此常未及时诊治而渐成慢性。本病在成人中较少见。

（周　萍）

参 考 文 献

[1] 江育仁，张奇文. 实用中医儿科学 [M]. 上海：上海科学技术出版社，1995：668.
[2] 秦伯未，魏执中，等. 中医临证备要 [M].11 版. 北京：人民卫生出版社，1963：118.

第六节　急性化脓性阑尾炎合并局限性腹膜炎

周健雄验案

患者，男，26 岁。

初诊： 1977 年 8 月 31 日。

主诉： 左下腹疼痛伴呕吐 1 天余。

现症： 8 月 30 日上午起脐部持续隐痛，逐渐加剧，恶心，呕吐。晚上转移至左下腹，并发热，未解大便，尿黄，周身乏力。

诊查： 体温 38.6 ℃，血压正常，呼吸平稳，痛苦面容。腹平软，右下腹腹肌较紧张，麦氏点压痛、反跳痛，腰大肌试验及结肠充气试验阳性。右下腹穿刺抽取少许脓液。血常规示白细胞总数及中性粒细胞总量增高，小便常规正常。脉弦数，舌红苔黄燥。

临床诊断： 急性化脓性阑尾炎合并局限性腹膜炎。

患者坚决拒绝手术治疗，并愿承担后果，故予保守治疗。

治法： 清热解毒，活血祛瘀，托毒排脓。

处方： ①《金匮要略》大黄牡丹汤合《千金要方》苇茎汤化裁。生大黄 10 g，牡丹皮 15 g，赤芍 15 g，桃仁 12 g，冬瓜仁 100 g，黄芪 30 g，蒲公英15 g，虎杖30 g，薏苡仁20 g，败酱草30 g，芒硝10 g（后下，冲）。水煎两次，取汁混合分3次服，日服两剂。

②针刺足三里、内关、曲池，留针，每半小时捻转提插一次，泻法，以降逆止呕，镇痛退热。

禁食，配合输液，维持水及电解质平衡。

二诊：上方服完2剂后，解果冻样脓血便数次，初次量多，以后逐渐减少。发热、呕吐停止，腹痛基本缓解。腹无明显压痛与反跳痛，腰大肌试验（－）。上方去芒硝、生石膏，再服3剂，停针刺。进食稀饭。

三诊：腹痛完全缓解，精神好。血常规正常，出院。

【按语】本案属"肠痈"无疑。热毒壅盛，气血瘀滞，结于肠中，肠络不通而痛，且较剧烈。结聚不散而成脓。胃气上逆、腑气不通而呕吐便结。热毒炽热不解，正邪相搏故发热、尿黄。方以大黄、芒硝苦寒攻下，泻肠中热毒瘀结并釜底抽薪而退热。桃仁、赤芍、牡丹皮泄热破血消瘀，虎杖、蒲公英清热解毒，冬瓜仁、薏苡仁、败酱草清肠利湿、排脓散结，黄芪益气扶正、托毒排脓。如此"肠痈"得以消全。针刺以退热，止呕镇痛。

（阳一帆　廖立梅）

参 考 文 献

［1］遵义医学院革命委员会．中西医结合治疗急腹症［M］．北京：人民卫生出版社，1972：163－182.

［2］王永炎．临床中医内科学［M］．北京：北京出版社，1994：479－484.

［3］段富津．方剂学［M］．上海：上海科学技术出版社，1995：42－43，86－87.

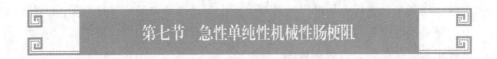

第七节　急性单纯性机械性肠梗阻

验案

患者，女，34岁。

初诊：1995年9月14日。

主诉：腹痛呕吐，无大便、无矢气6小时余。

现症：约6小时前突起腹痛，于脐周，呈持续性，阵发性加剧，并伴呕吐，先为食物残渣，后为水液。昨日至今未解大便，腹胀，近3小时无矢气。口干口苦，小便短赤，无发热。否认腹部手术史。

诊查：腹部略胀气，肠欠蠕动，脐周轻压痛，未触及包块，可闻气过小音。X线腹部平片见液平面，血常规正常，CO_2CP正常。脉弦数，舌质红，薄黄苔。

临床诊断：急性单纯性机械性肠梗阻。

辨证：腑实热结。

治法：通腑泄热，荡涤积滞。

处方：木香槟榔汤加减。广木香10 g，槟榔12 g，枳壳皮10 g，陈皮10 g，枳壳10 g，黄连8 g，莪术10 g，大腹皮10 g，生大黄15 g（后下），炒莱菔子15 g，黑丑10 g，香附10 g，姜半夏10 g。2剂，水煎两次，取汁混合，每3小时服100 mg，于胃肠减压后鼻饲。配合禁食（中药汤剂除外），胃肠减压，输液维持水电解质平衡。

二诊：24小时内鼻饲完上方2剂。腹痛缓解，呕吐停止，已矢气，解大便少许。梗阻解除，拔鼻饲管，停胃肠减压，进流质饮食。上方去黄连、黑丑、莪术、香附，改生大黄为10 g（后下），加党参30 g，白术10 g以健脾益气。3剂，水煎服，每日2次，以善后。

【按语】本案属中医"腹痛""呕吐""便秘"范畴。饮食不节，食物壅滞于肠内，致胃肠热盛，热郁食积，腑气不通而便结腹痛无矢气。热盛伤津，燥结更甚，胃气失降，浊气上逆而呕吐。口干口苦，小便短赤，皆热盛伤津之象。脉弦数，舌红苔黄是腑实热结之症。方中广木香、槟榔、枳壳行气导滞消胀满，生大黄、黑丑、大腹皮攻积导滞，泄热通便，黄连清热解毒，枳壳皮、香附行气化积，莪术疏肝解郁，破血中之气，陈皮理气和胃，炒莱菔子、姜半夏降逆和胃止呕。二诊方加党参、白术以健脾益气，则解燥健运，胃得和降，相得益彰。

（阳一帆　廖立梅）

参 考 文 献

[1] 戴自英. 实用内科学［M］.北京：人民卫生出版社，1996：1388 – 1394.